"十三五"江苏省高等学校重点教材（编号：2020-1-068）

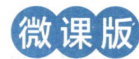

学前儿童卫生与保健

（第二版）

主　编：李海芸　刘　恋
副主编：王清风　方德兰
参　编：张淑满　林　超
主　审：曹　莉

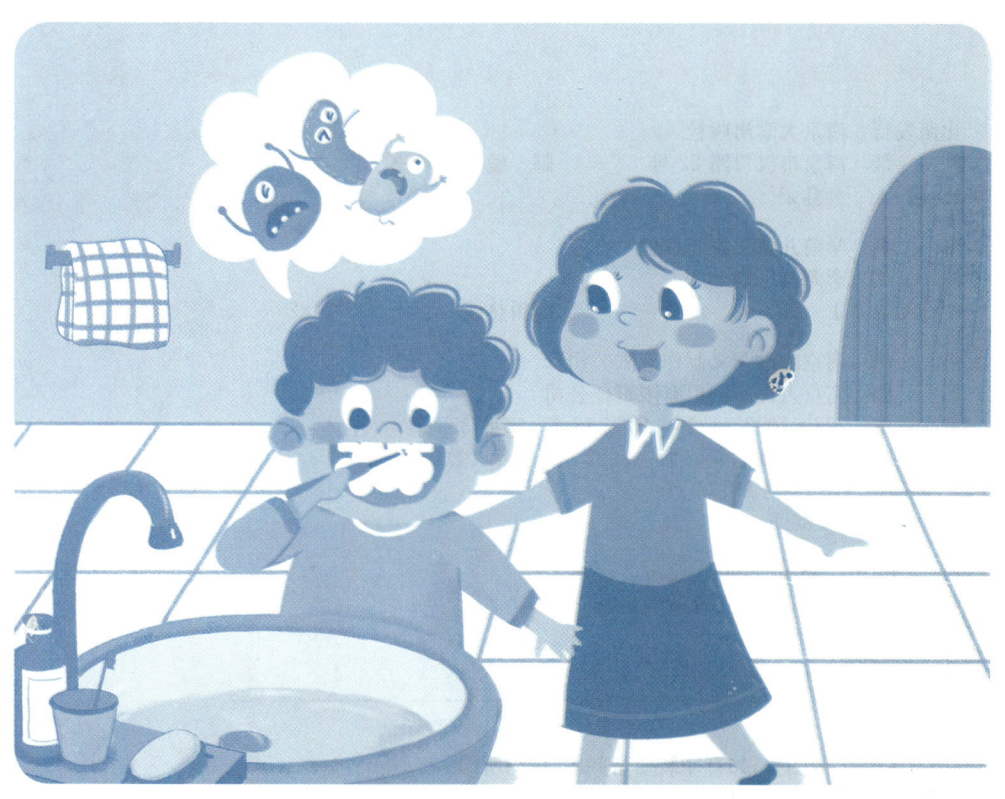

南京大学出版社

图书在版编目(CIP)数据

学前儿童卫生与保健 / 李海芸，刘恋主编. —— 2 版. —— 南京：南京大学出版社，2022.1
ISBN 978 - 7 - 305 - 25156 - 6

Ⅰ.①学… Ⅱ.①李… ②刘… Ⅲ.①学前儿童—卫生保健—高等职业教育—教材 Ⅳ.①R179

中国版本图书馆 CIP 数据核字(2021)第 233822 号

出版发行	南京大学出版社
社　　址	南京市汉口路 22 号　　邮　编　210093
出 版 人	金鑫荣
书　　名	学前儿童卫生与保健
主　　编	李海芸　刘　恋
责任编辑	丁　群　　　编辑热线　025 - 83597482
照　　排	南京南琳图文制作有限公司
印　　刷	南京人民印刷厂有限责任公司
开　　本	787×1092　1/16　印张 15.5　字数 352 千
版　　次	2022 年 1 月第 2 版　2022 年 1 月第 1 次印刷
ISBN	978 - 7 - 305 - 25156 - 6
定　　价	49.80 元

网址：http://www.njupco.com
官方微博：http://weibo.com/njupco
微信服务号：NJUyuexue
销售咨询热线：(025) 83594756

* 版权所有，侵权必究
* 凡购买南大版图书，如有印装质量问题，请与所购
　图书销售部门联系调换

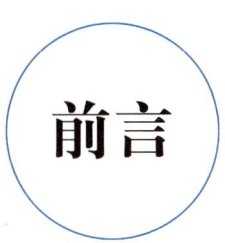

前言

　　学前儿童正处于身体、心理发育与发展的最初阶段和重要时期,维护和促进学前儿童的健康是学前教育机构工作的重中之重。

　　本教材面向高职高专学前教育专业的学生,学前儿童的卫生与保健是学前教育机构保教人员必须掌握的一项技能。教材修订基于 OBE 教育理念:目标导向、需求导向、能力导向,根据学前教育专业新标准和新理念,保留了必需的理论内容,通过理论联系实际,注重实训操练,使课程更具应用性与实用性,努力帮助教师从知识的传输者变为指导者,学生从知识的被动接受者变为知识的主动构建者,指导学前教育专业学生将所学卫生与保健的知识理论与专业技能运用到实践工作中,锻炼和培养学生的实际工作能力,并使学生具有更强的工作实践能力。

　　本教材分为三个部分,共十一个模块。第一部分介绍阐述了健康对学前儿童的重要性、学前儿童保育与教育的关系及任务(模块一);第二部分从学前儿童生理、心理特点的理论基础,介绍了不同系统相应的卫生保健要点(模块二)、学前儿童生长发育与评价(模块三)、学前儿童营养膳食(模块四)、学前儿童常见疾病(模块五)、学前儿童心理健康(模块六)、学前儿童安全管理(模块七)、幼儿园环境卫生(模块八)、托幼机构的卫生保健制度(模块九);第三部分以一日生活各个活动为依托,详细阐明了如何在活动中提供适宜的内容、教育过程中应遵循的原则,并列举了在实施卫生保健工作的实训案例等(模块十、模块十一)。

　　本教材由李海芸、刘恋主编,李海芸编写了模块二、模块七,刘恋编写了模块五、模块六,王清风编写了模块八、模块九,张淑满编写了模块一、模块十,方德兰编写了模块三,林超编写了模块四、模块十一。全书由李海芸负责统稿。

　　本教材依据《幼儿园教师专业标准》《教师教育课程标准》及幼儿园教师资格考试大纲的要求,借鉴了大量国内外优秀学前儿童卫生学与保健知识的研究成果,针对高职高专学前教育专业学生学习的特点,贯穿能力导向的职业教育理念,对幼儿园教师能力形成所必须掌握的有关知识进行取舍，编写者力图使本书呈现以下特点：

1. 案例激发学习兴趣。为了帮助学习者提高学习兴趣，更好地理解学前儿童身心特点与行为产生的背景，本教材在展开每一模块时均以案例导入。教师在对相关知识与技能介绍和解读的过程中，可以结合本教材呈现的案例进行分析，增强了本书的针对性和实用性。

2. 拓展链接扩展视野。任何学科、知识点的学习都不应是孤立的，本教材在编写中加入了"拓展链接"的板块，列举了与其相关的政策法规、学科前沿知识、保教实用技巧等内容，为学习者深入理解该理论模块提供帮助。

3. 案例分析提升知识的运用。为了进一步提高学习者的保教能力与反思意识，本教材设置了"案例分析"板块，引导学习者对相关案例、观点进行讨论，在讨论与反思中主动构建知识网络，加深对相关内容的理解。

4. 数字化资源促进主动学习。教材充分利用慕课、微课等课程形式聚集的丰富教学资源，借助智能终端、无线 wifi 等信息技术支撑，利用中国大学 MOOC 和学习通在线资源开启移动学习方式，各任务章节都可以通过中国大学 MOOC 和学习通在线资源形式，通过二维码链接，进行视频学习、实例训练与自我测试。努力探索并促进线上学习＋线下内化、理论学习＋技能训练、课内学习＋课外拓展的混合式教学模式。

5. 国考真题考核学习效果。国家教师资格证考试改革的实施对师范生的教学工作提出了更高的要求，因此，本教材在对应模块中特别增加了"国考真题"这一板块，目的是顺应新时期、新政策的要求，使得学生能够把握国考的方向与重点，学习时更有针对性，也方便老师及时检测学生的学习效果。

本教材的教学内容与体系仍有待实践检验，不足、不完善之处在所难免。深切期盼国内外专家、学前教育工作者不吝指正，提出宝贵的意见与建议。

目录

- **模块一　绪论** / 001

    探寻一　卫生保健与健康 / 001
    探寻二　学前儿童保育与托幼机构的保育工作 / 005

- **模块二　学前儿童生理特点与卫生保健** / 011

    探寻一　人体的奥秘 / 011
    探寻二　神经与内分泌系统 / 015
    探寻三　感觉器官与运动系统 / 024
    探寻四　皮肤与免疫系统 / 036
    探寻五　呼吸与消化系统 / 041
    探寻六　血液与循环系统 / 051
    探寻七　泌尿与生殖系统 / 058

- **模块三　学前儿童生长发育与评价** / 063

    探寻一　学前儿童生长发育的规律 / 063
    探寻二　影响学前儿童生长发育的因素 / 068
    探寻三　学前儿童身体健康的评价 / 070
    探寻四　学前儿童心理健康的评价 / 080

- **模块四　学前儿童营养膳食** / 087

    探寻一　营养的构成 / 087
    探寻二　学前儿童的膳食 / 098
    探寻三　托幼机构膳食管理 / 105

模块五　学前儿童常见疾病 / 116

探寻一　学前儿童患病的常见表现 / 116
探寻二　学前儿童常见的传染性疾病 / 118
探寻三　学前儿童其他常见疾病 / 127

模块六　学前儿童心理健康 / 134

探寻一　学前儿童心理健康 / 134
探寻二　学前儿童常见心理、行为问题与心理疾病 / 140

模块七　学前儿童的安全与急救 / 150

探寻一　学前儿童意外伤害与安全意识的培养 / 150
探寻二　学前儿童意外伤害的预防与安全教育 / 153
探寻三　常见意外伤害的紧急处理 / 158
探寻四　常用护理技术 / 171

模块八　托幼机构的环境卫生 / 177

探寻一　托幼机构的环境 / 177
探寻二　托幼机构的卫生与消毒 / 189

模块九　托幼机构的卫生保健制度 / 196

模块十　学前儿童生活活动环节的卫生保健 / 210

模块十一　学前儿童教育活动与游戏活动的卫生保健 / 224

参考文献 / 234

附录 / 235

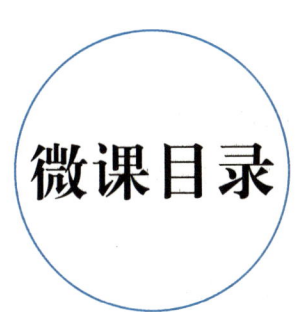

微课目录

微课 1　人体的司令部——神经系统 / 015

微课 2　人体内的"化学信使"——内分泌系统 / 021

微课 3　认识世界的通道——感觉器官 / 024

微课 4　动作的执行者——运动系统 / 028

微课 5　身兼数职的皮肤 / 036

微课 6　学前儿童免疫系统的特点与保健 / 038

微课 7　担当防御功能的呼吸系统 / 041

微课 8　不可小觑的乳牙 / 045

微课 9　生长发育的"铁"规律 / 065

微课 10　体格测量的"金"指标 / 071

微课 11　学前儿童膳食的平衡 / 099

微课 12　良好饮食习惯的培养 / 102

微课 13　幼儿园食物的烹调 / 106

微课 14　学前儿童患病的常见迹象 / 117

微课 15　学前儿童常见传染病 / 121

微课 16　学前儿童其他常见疾病 / 127

微课 17　分离焦虑 / 140

微课 18　攻击性行为 / 141

微课 19　儿童口吃及其预防 / 142

微课 20　吸吮手指 / 143

微课 21　多动症及其早期干预 / 146

微课 22　初识自闭症 / 146

微课 23　幼儿园安全教育 / 156

微课 24　幼儿异物入体的紧急处理 / 159

微课 25　心肺复苏 / 174

微课 26　体格检查及预防接种制度 / 200

微课 27　消毒及环境卫生制度 / 202

微课 28　幼儿园一日生活的安排及执行 / 210

微课 29　趣味来盥洗 / 212

微课 30　科学来喝水 / 213

微课 31　温馨进餐点 / 213

微课 32　甜蜜午睡时 / 215

微课 33　学前儿童教育活动与游戏活动的卫生保健 / 224

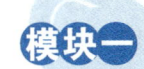

模块一 绪 论

本模块是学习"学前儿童卫生与保健"课程的入门部分,主要从两大方面展开探讨,即学前儿童健康的科学定位及其影响因素、学前儿童保育与教育的关系与托幼机构保育工作的开展。本模块阐明了健康的概念、对学前儿童健康的正确认识及影响学前儿童健康的主要因素;解释了学前儿童保育及教育的含义,对两者之间的关系进行了分析,明确了幼儿园必须要坚持保教结合的工作原则,并对托幼机构保育工作的主要任务和实施方法进行了详细阐述。通过对本模块内容的学习,相信学习者能够对健康的概念有清晰的认识,树立幼儿园保教结合工作原则的科学理念,初步建构起托幼机构保育工作开展的理论经验。

探寻一 卫生保健与健康

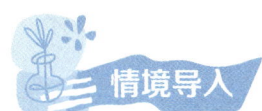

3岁的强强,身高1米,体重21千克,比正常孩子的体重超出了6千克左右。强强每天摄取的热量远远超过他所必需的。他最爱喝的是汽水,饿了喜欢用炸薯条填饱肚子,还不爱运动,最喜欢坐在沙发上看动画片,而且一坐就是很长时间。

龙龙3岁时仍然像个婴儿一样爱哭、爱闹,特别容易烦躁。随着年龄的增长,龙龙的哭闹减少了,却越来越不安分了。他从白天到晚上没有安静下来的时候,在幼儿园也是个表现"突出"的孩子,整天跑来跑去,惹怒其他小朋友,破坏别人的游戏。

一、健康与卫生保健的含义

人最宝贵的是生命,生命最宝贵的是健康。那么,如何理解"健康"这一概念?由于人们所处时代、环境和条件的不同,对健康的认识也不尽相同。

受传统观念和世俗文化的影响,长期以来人们一直认为"无痛无病就是健康",把"健康"单纯地理解为"身体无病、无残、无伤"。然而,随着人类社会的不断发展,文明的不断进步,人们不禁质疑:如果一个人的身体各器官系统发育良好、功能正常、体格健壮,但总是处于情绪紧张、焦虑、抑郁状态之中,精神恍惚,昏昏欲睡,学习和工作效率不高,人际关系不好,这样的人可否称得上是健康的呢?

1948年,世界卫生组织(WHO)在其成立时对健康下了这样的定义:健康是指生理、心理和社会适应的良好状态,而不仅仅是没有疾病或不虚弱。这里,生理的良好状态是指躯体的整体功能良好,各项生理指标正常,没有生理上的疾病、残疾,没有持续的身体不适或虚弱,生理需要能得到基本满足。心理的良好状态是指内心没有严重的矛盾冲突,情绪稳定、愉快,个体能得到自然发展,并且能够自如地应付各种紧张状态,没有不良的行为方式和生活习惯,没有明显的精神活动异常。社会适应的良好状态是指个体具有良好的人际交往和社会适应能力,能够适应社会生活的要求,对生活环境变化做出适当的反应。

经过一段时间的推行,世界卫生组织又在借鉴科学研究成果的基础上,于20世纪90年代将道德因素加入健康概念,即健康是生理、心理、社会适应及道德完善的良好状态。将道德修养纳入健康的内涵,是对健康较为全面、科学、完整、系统的定义,认为健康者应具有辨别真伪、善恶、美丑、荣辱、是非的能力,不以损害他人的利益来满足自己的需要,能够按照社会行为的规范准则来约束自己的言行。

纵观健康概念的发展和演变过程,现代的健康概念已经被赋予了相当广的含义,从一个单纯的医学概念拓展为关注个体全面发展的整体概念,包括了生理、心理、社会适应和道德四个方面的内容,四者之间密切相关、相互影响。

《幼儿园教育指导纲要(试行)》指出:"幼儿园必须把保护幼儿的生命和促进幼儿的健康放在工作的首位。"而学前儿童卫生保健就是从预防角度出发,根据学前儿童身体发育的特点和规律,采取有利的防护措施,以维护和增进学前儿童健康、生命安全,预防疾病发生,从而提高学前儿童的身体素质,确保学前儿童正常生长和发育。

二、学前儿童健康的解读

如前所述,现代健康观认为健康包含了生理、心理、社会适应和道德四个方面的良好状态,这是对一个人健康的全方位评价。那么,对于正处于成长阶段的学龄前儿童的健康状况又该如何进行评判呢?考虑到学前儿童的年龄特点,在认识和运用健康这一概念时必须注意以下几点:

(一)着重生理和心理健康

健康的人是生理状况良好、心理状态正常、社会适应能力良好和道德修养良好的综合体。需要指出的是,不宜选取道德指标来衡量学前儿童的健康。这是因为学前儿童的道德认知发展水平较低,根据皮亚杰的认知发展理论,学前儿童还处于前道德判断阶段,很难深刻地认识和区分善恶,难以具备良好的道德能力。

《3—6岁儿童学习与发展指南》指出:"健康是指人在身体、心理和社会适应方面的良好状态。幼儿阶段是儿童身体发育和机能发展极为迅速的时期,也是形成安全感和乐观态度的重要阶段。发育良好的身体、愉快的情绪、强健的体质、协调的动作、良好的生活习惯和基本生活能力是幼儿身心健康的重要标志,也是其他领域学习与发展的基础。"

学前儿童身体健康指标包括生长发育和生理机能。学前儿童身体健康指生长发育速度正常,身高、体重等发育指标符合其年龄发育水平;身体各器官构造正常,没有生理缺陷,能发挥良好功能,并能有效抵抗疾病。

学前儿童心理健康指标包括智力、情绪、交往功能和性格特征。学前儿童心理健康指智力发育正常,能胜任符合其年龄特征的各种游戏和学习活动;情绪稳定,反应适度,积极情绪多于负面情绪;乐于与人交往,与同伴合作,能较快适应新环境;性格良好,表现为乐观、自信、热情、勇敢等。

(二) 健康处于多变状态

学前儿童正处于快速生长发育阶段,生理和心理状况都处于不断发育、变化的过程中,各器官、系统及其功能尚未达到成熟状态,外界诸多因素都有可能对其身体和心理的发展产生影响。因而学前儿童的健康处于多变状态,健康与疾病之间的互相转换是学前儿童健康的常态。

(三) 具有明显的个体差异

受先天遗传因素和后天成长环境的影响,每个儿童的生长发育速度和水平并不完全相同。我们经常可以看到,即便是同年龄的一群儿童,却有明显的身体高矮胖瘦、性格内向和外向、心智发育水平高和低之分。其实,每个儿童都有其自身的成长规律,只要其发育水平与大多数同龄孩子相符,那就是正常的、健康的。

三、影响学前儿童健康的因素

对于学前儿童来说,影响其健康的因素可以概括为以下四个方面:

(一) 生物学因素

生物学因素主要包括遗传、疾病、心理因素,这是影响学前儿童健康的首要因素,也是最基本因素,对健康的影响具有依存性。在影响学前儿童健康的生物学因素中,遗传因素是决定人体健康发展与变化的先天因素,是不可变的因素,但心理因素是可控的因素。拥有积极、乐观、快乐、平和的心理状态,是保持和增进健康的必要条件。疾病因素包括由病原微生物引起的传染病和感染性疾病,是直接影响学前儿童健康的因素。

(二) 环境因素

环境是以人类为主体的外部世界,是人类赖以生存和发展的基本条件。环境因素也是影响学前儿童健康的重要因素,它包括自然环境和社会环境。

1. 自然环境

自然环境因素包括物理学因素、化学因素和生物学因素等,有些是自然界固有的,有些是人为的,但都以自然因素的形态对学前儿童的健康产生影响。良好的自然环境能维持学前儿童正常的生命活动,也会为他们提供各种精神条件,使他们清醒愉悦、积极向上。如充足的阳光不仅可以使儿童的心情愉悦,促进血液循环,同时紫外线的照射有助于维生素 D 的产生,预防学前儿童的佝偻病。然而,由于人类活动,各种物理的、化学的、生物的因素破坏了大气、水及土壤环境,过度的人类活动超过了环境的自净力,甚至破坏了生态平衡,造成了环境污染,从而影响了学前儿童的健康。

2. 社会环境

不同的时代为人们提供的生活环境和生活条件不同,特别是社会经济和政治发展水平,是影响健康的最主要的社会因素。学前儿童作为社会的成员,其身心发展必然受到错综复杂的社会因素的影响。在社会意识层面,受到道德观念、风俗习惯、文化信仰等因素的影响;在社会组织层面,受到幼儿园、家庭、社区等因素的影响。在学前期,对他们影响较大的社会环境主要有家庭、托幼机构和社区。

(三) 生活方式

生活方式是影响人类健康的极其重要的因素。世界卫生组织宣称"生活方式病"是 21 世纪威胁人类生命健康的头号杀手。高血压、肥胖症、糖尿病、癌症等发病率高,危害性极大的非感染性疾病大多与个体不良行为习惯和生活方式密切相关。据 WHO 统计,全球人类死亡因素中,不良生活方式导致的疾病占 60%,其中发达国家高达 70%~80%,我国占 40%左右。

生活方式包括生活习惯、生活制度和生活意识等。生活方式对健康的影响是一个长期的过程。儿童的生活方式通常在成人生活方式的影响下潜移默化地形成,并相对固定下来从而影响其一生。随着城市化、信息化时代的到来,人们的生活环境和生活状态发生了很大改变。现阶段影响学前儿童健康的生活方式主要包括不健康的饮食行为(过多摄入高脂肪、高蛋白质和高热量的食物,暴饮暴食,偏食挑食,过量摄入饮料、零食等)和不健康的生活行为(户外活动少,缺乏运动,睡眠不足,长时间看电视、上网,玩电脑游戏成瘾等)。

(四) 医疗卫生服务

医疗卫生服务是指社会卫生机构和专业人员为了防治疾病、增进健康,运用卫生资源和各种医疗手段,有目的、有计划地向个人、群体和社会提供必要的社会服务的活动过程。随着社会的发展和经济水平的提高,社会的医疗卫生服务逐步完善,医疗机构日益健全,卫生资源投入逐步增加,卫生服务网络的覆盖面愈来愈广泛,医疗卫生服务质量的提高有效地保障了广大人民群众的卫生条件和健康水平。

托幼机构是对学前儿童实施保育和教育的机构,也承担着为学前儿童提供卫生保健服务的重要任务。这一任务不仅体现在实施学前儿童健康体检,预防和控制学前儿童常见病、多发病,更体现在为学前儿童提供良好的生活和教育环境,合理安排保教活动,以及培养学前儿童健康的生活方式上。

需要说明的是,将影响学前儿童健康的因素分为生物学因素、环境因素、生活方式和医疗卫生服务四类,完全是人为的。事实上,在人们生存的自然环境、社会环境和文化背景下,影响健康的各种因素的作用具有综合性,健康是诸多相互交叉、渗透、影响和制约的因素共同作用的结果。

亚健康

20世纪90年代,在应对慢性病大肆流行的工作过程中,美国的一些健康教育专家提出了健康状况动态变化的观点,他们认为:"健康是人体从完好至疾病连续变化谱上所呈现的状态。"因而健康具有动态变化性,很大一部分人动态地处于"完全健康"和"完全疾病"这两者之间的某个位置。

这也就是"亚健康"的概念,特指处于疾病与健康之间的一种生理或心理功能低下状态,也称第三种状态、灰色状态、疾病的亚临床期等。亚健康的常见表现是疲劳感、体力下降、反应能力降低、适应能力减退、精神状态欠佳等,临床检查常无器质性病变。

探寻二 学前儿童保育与托幼机构的保育工作

李老师是一家有着60余年办园历史的幼儿园的园长,安排新入职的教师从事一段时间的保育工作是该园一贯坚持的对新教师保教意识培养的途径之一,每一位新教师都必须经历一个月保育岗位工作的锻炼。李园长强调:"正在学前教育专业就读的准教师们,请一定要明白书中条条目目背后的'保教结合'的真谛——不懂得照顾孩子就不可能很好地教育孩子。保育工作是幼儿园教育工作的起点,是衡量、评估和考核幼儿园教师专业技能的基本要素之一!"

一、学前儿童保育与教育的关系

"保育"就是保护和促进学前儿童的身心健康,"教育"就是幼儿园的教育教学。

学前阶段的教育常常是从保育开始的，如怎么穿衣服、怎么吃饭。因为学前儿童年龄小，许多生活习惯尚未养成，教师总是先教他们最基本的生活常识，使他们形成良好的生活卫生习惯和自我保护意识，这既是保育，也是教育。学前阶段的保育是对学前儿童进行养护和保护的教育，即在保育过程中，不仅要使学前儿童受到良好而规范的养护，而且还应受到有关保育方面的知识和能力的教育。由此可见，根据学前儿童的身心发展特点和规律，保育与教育是不可分割的，是融为一体的，教中有保，保中有教，保教并重，两者相互联系、相互依存、相互作用。

二、托幼机构保育工作的主要任务

《托儿所幼儿园卫生保健工作规范》中明确指出："托幼机构卫生保健工作的主要任务是贯彻预防为主、保教结合的工作方针，为集体儿童创造良好的生活环境，预防控制传染病，降低常见病的发病率，培养健康的生活习惯，保障儿童的身心健康。"托幼机构要为学前儿童提供舒适的生活、学习环境；为学前儿童提供营养均衡的膳食，确保饮食卫生安全；按照托幼机构卫生保健操作规范，做好日常清洁、消毒、健康检查等工作。只有这样，才能保证学前儿童的身心健康发展。

（一）为学前儿童创设良好的生活、学习环境

环境是影响学前儿童身心发展的重要因素之一。良好的环境，能让学前儿童心情舒畅，使其思维活跃，性格开朗，身心健康发展。

1. 创设良好的生活环境

生活环境主要包括幼儿园清洁、开放、丰富的物质环境和学前儿童健康安全、和谐愉快的心理环境。幼儿园的物质环境主要体现在建筑、场地、绿化、美化等各种物质条件和具体活动上。心理环境主要体现在人际关系方面，它是学前儿童亲身感受的，能影响他们对托幼机构的态度，影响他们在托幼机构生活的质量，影响他们身心的全面发展。

2. 创设良好的学习环境

所谓学习环境，是指影响学前儿童学习的多种外部因素，包括活动室设计、探索空间、师幼关系等。良好的学习环境包括采光充足、丰富多彩的活动区、适宜的环境布置以及安全的玩具、学具、游戏设备等。托幼机构要从游戏环境、艺术环境和阅读环境等几个方面入手，为学前儿童创设良好的学习环境。

（二）做好学前儿童一日生活的卫生保健

1. 学前儿童日常生活的卫生保健

学前儿童日常生活的卫生保健主要包括科学、合理地安排组织学前儿童的一日生活；培养他们良好的生活卫生习惯和基本的生活自理能力；为他们提供营养均衡的膳食；做好日常清洁、消毒、健康检查、疾病预防等工作；做好户外锻炼、游戏活动时的安全防护和对患病儿童的特殊照顾等。

2. 学前儿童学习生活的卫生保健

学前儿童学习生活的卫生保健主要包括提供明亮的光照，提供图案清晰、色彩鲜

明、卫生安全的教具和学具;教会学前儿童正确的坐姿、握笔姿势;安排动静结合、活动量适宜、活动时间科学的教学活动等。

(三) 培养学前儿童一日常规

一日常规是托幼机构一日活动中学前儿童应该遵守的基本行为规范。具体是指学前儿童什么时候应该进行什么活动,活动中应该遵守什么要求,哪些事情应该做,哪些事情不应该做,活动要采取什么方式等方面的要求。托幼机构一日常规包括:常规教育、生活常规、进餐的常规、饮水的常规、就寝的常规、盥洗的常规、如厕的常规、集体活动中与人交往的常规、劳动的常规、教育教学活动的常规等。

(四) 开展丰富多彩的体育锻炼活动、户外游戏

《幼儿园工作规程》中明确指出:"在正常情况下,幼儿户外活动时间(包括户外体育活动时间)每天不得少于 2 小时,寄宿制幼儿园不得少于 3 小时","幼儿园应当积极开展适合幼儿的体育活动……正常情况下,每日户外体育活动不得少于 1 小时"。托幼机构应严格执行此规定,多进行户外活动和体育锻炼。一方面,可以通过体育锻炼全面发展学前儿童的动作技能;另一方面,可以强健学前儿童的身体,增强他们的抗病能力,提升学前儿童之间的合作交往能力等。

(五) 做好学前儿童疾病预防、营养保健工作

1. 疾病预防

学前儿童是抗病能力薄弱的群体,抵抗能力低,容易感染疾病。托幼机构应严格本着"预防为主"的方针,重点做好经常性预防工作和传染病发生后的防护工作,根据气候特点及学前儿童身心发育特点,及时采取相应的保健措施,积极开展疾病预防工作,以确保学前儿童健康成长。

2. 营养保健

做好学前儿童的膳食管理,保证他们获得生长发育和活动所必需的营养,是托幼机构保育工作的一项重要任务。膳食营养合理是保证学前儿童正常生长发育和身心健康的物质基础。托幼机构要根据不同年龄儿童的营养需要配置营养均衡的膳食,科学安排一日餐饮,组织好学前儿童的进餐环节,使他们愉快进餐,还要确保饮食安全卫生,严防发生食物中毒事件。

(六) 做好学前儿童安全防护和安全教育工作

1. 安全防护

《幼儿园管理条例》第十九条规定:"幼儿园应当建立安全防护制度,严禁在幼儿园内设置威胁幼儿安全的危险建筑物和设施,严禁使用有毒、有害物质制作教具、玩具。"所以,幼儿园不但要建立安全防护制度,而且要严格执行,采取安全防护措施,确保学前儿童生活和学习的环境、教具、玩具的安全以及学前儿童的生命安全。

2. 安全教育

《幼儿园教育指导纲要(试行)》要求学前儿童"知道必要的安全保健常识,学习保护自己",并要求幼儿园"密切结合幼儿生活进行安全、营养和保健的教育,提高幼儿

的自我保护意识和能力"。幼儿园安全教育的内容主要包括安全意识的培养、安全知识与技能的训练等。

三、托幼机构保育工作的实施

幼儿园是实施保育工作的基本机构,为了更好地开展保育工作,促进学前儿童身心健康发展,在具体实施过程中要树立保教结合的理念,尊重学前儿童身心发展的特点和规律,严格执行学前儿童安全卫生保健制度,发挥幼儿园教师的主体作用,将保育工作融于学前儿童一日生活之中,常抓不懈,坚持保教结合,提高保教工作质量。

(一)制订科学的保育工作计划

托幼机构的管理者是保育工作的指导者和引领者,要做好托幼机构的保育工作,必须自上而下树立科学、全面的保育观念,以"促进学前儿童健康发展"为核心,制订科学的保育工作计划。科学的保育工作计划应包括目标、内容、措施等几个方面,其内容应包括日常的健康检查、环境清洁消毒、安全检查、健康教育、疾病预防、膳食卫生管理等。

(二)将保育工作贯穿于学前儿童一日生活和学习之中

幼儿园教师是保育工作的具体实施者,要充分发挥幼儿园教师的主体作用,将保育工作贯穿于学前儿童的一日生活和学习之中。在教育教学活动中,幼儿园教师要时刻注意加强对学前儿童的保育工作。比如,安排学前儿童活动要动静交替,注意活动的持续时间、方式方法、强度和难度,避免学前儿童大脑疲劳;组织学前儿童学习活动、区域活动时,应关注学前儿童的用眼卫生和安全;一日生活中不限制学前儿童的大小便,不限制学前儿童喝水,培养学前儿童良好的饮食、生活卫生习惯,真正做到保中有教、教中有保、保教并重。

(三)优化幼儿园保育环境

幼儿园保育工作的实施需要全员上下一致,协同合作,保教结合,创设良好的环境。环境的整洁、美观、方便、安全,应成为幼儿园保育环境创设的先决条件。只有兼顾了疾病预防、卫生消毒、安全防护的物质环境,才能有利于学前儿童的身心健康。当然,良好、和谐、愉快的精神环境,平等的师幼关系,亲密的同伴关系,能很好地满足学前儿童的情绪情感需要,也是保育环境创设的重要方面。

(四)幼儿园保育工作与日常工作相融合

学前儿童生长发育的特点决定了幼儿园保育工作必须是全方位的,必须与日常工作相融合,渗透于学前儿童一日生活的方方面面,而且要常抓不懈、持之以恒。一方面,要做好生活中的保育工作。比如,为学前儿童提供科学、均衡的膳食以及清洁、安全的环境;培养学前儿童的良好饮食和卫生习惯;对学前儿童的一日生活悉心照顾。另一方面,要做好学习活动中的保育工作。比如,遵循学前儿童的生长发育特点,选择适宜的玩具材料;活动中做到动静交替,注意用眼卫生并预防可能发生的意外事故等。

(五)幼儿园保育工作的评价

幼儿园保育工作评价是依据一定的标准和程序,有计划、有目的、有组织地对园所各个方面的保育工作进行科学调查并做出判断的过程。对幼儿园保育工作的评价应该坚持保教并重、保教结合的原则。评价内容包括对幼儿园环境、设施的评价,对学前儿童身体和心理发展的评价,对幼儿园卫生保健制度的评价,以及对保教人员的评价。评价应强调全面性,注意定量评价与定性评价、静态评价与动态评价相结合。通过科学合理的评价,推动幼儿园的各项工作不断提高,最终达到促进学前儿童身心全面和谐发展的目的。

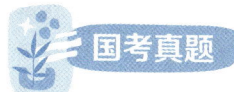

有研究者对幼儿园园长、教师做了一个调查,调查题目是"要全面真实地了解你园的保教质量,你认为最好什么时间段到你园",调查结果如图所示,请从学前儿童一日生活的意义和角度,阐述你对这一结果的看法。(2013年下半年)

参考答案

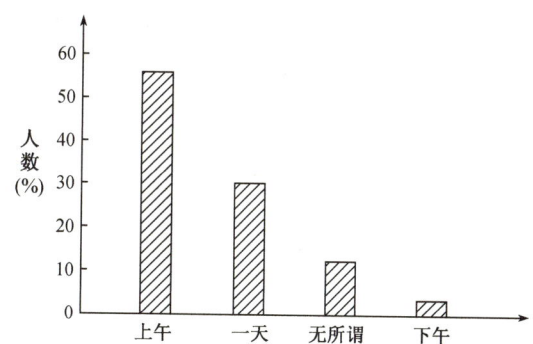

"什么时间段到你园了解保教质量"的人数百分比

幼儿的学习与发展是在一日生活中进行的[①]

在生活中学习与发展是幼儿的一个显著特点,融教育于一日生活中也由此而成为幼儿教育的一个显著特点。如《指南》"说明"所述,"幼儿的学习是以直接经验为基础,在游戏和日常生活中进行的。"幼儿的学习无论是内容还是方式,都有自己的独特

---

① 幸福新童年编写组.《〈3—6岁儿童学习与发展指南〉解读》[M].北京:人民教育出版社出版,2012.

之处。可以说,以自己的生活为主要学习对象,又以自己的生活为主要学习途径,并以更好地适应生活为学习目的,即为了学会生活、通过生活来学习生活,学习与生活相互交融,学习、生活、发展三位一体,乃是幼儿学习最大的独特之处,是与中小学生的学习不同的地方。也正因为这一特点,一日生活中的哪段时间属于纯粹的学习,哪段时间属于纯粹的生活,对幼儿来说是没法清楚划分的。

  杜威曾经有一个经典论断认为,教育即生长,教育即生活。对此他的解释是,儿童本能的生长总是在生活过程中展开的,生活是生长的条件,生长是生活的内容,生活即是发展,发展、生长即是生活。他明确反对那种教育只是为未来生活做准备的观点。这个论断尤其适合于幼儿。由于幼儿的特点,其生活蕴含的成长与发展机制对其生命完善显得尤为重要。在幼儿期,生活的过程就是学习的过程,幼儿的学习在其日常的吃、喝、拉、撒、睡、玩、交往、探究等活动之中发生着、进行着。如蒙台梭利所说:"幼儿有强烈探索环境和周围一切的本能,这种生命的冲动促使幼儿从生活中学习并发展自我。"幼儿通过在生活中实际地与成人互动,与同伴争执或合作,感知接触真实的物体,真实地体验各种情感,解决实际的问题等,逐步地学会与自己生存、发展密切相关的基本知识与技能,了解周围的世界,积累各种有益的经验,逐步形成自己的性格、习惯等。幼儿园或家庭为幼儿创造的生活越丰富,他们从中能够学到的东西就越多,所积累的经验就越多样、越广阔,幼儿的发展也会越有质量。任何脱离幼儿当前实际生活的所谓正规化课程,任何依靠教科书来教授幼儿知识的教育,都是违背幼儿学习特点和幼儿教育规律的,都不适宜幼儿期的学习与发展,也不可能真正促进幼儿的成长。

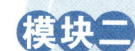

模块二 学前儿童生理特点与卫生保健

本模块主要对学前儿童生理特点进行全面的概括和阐述,使学习者了解学前儿童身体各系统的生理特点,掌握人体的形态结构特点及各种功能活动的规律,为今后从事托幼机构的卫生保健工作提供正确、科学的依据。

探寻一 人体的奥秘

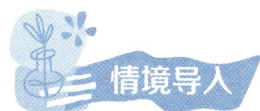

为什么有的人可以做出令人咋舌的动作?为什么有的人可以生活在难以想象的环境中,把他们的人体机能发挥到极限?这都要归功于高度进化的人体机能,人类也因此成为最高等的动物。

人体就像一个运作中的精密仪器,每一部分都发挥着不可替代的作用,配合默契。它的任何一个组成部分发生故障,都可能导致整个机体的功能障碍。

一、人体的基本结构

人体是从受精卵开始发育的,经过生长和发育,机体逐渐成熟,在各个年龄阶段都表现出不同的特点和规律,学前年龄阶段尤其突出。

(一)人体的基本形态

从外表看,整个人体可以分为头、颈、躯干和四肢等几个部分(见图2-1)。人体的表面是皮肤,皮肤下面有肌肉和骨骼。

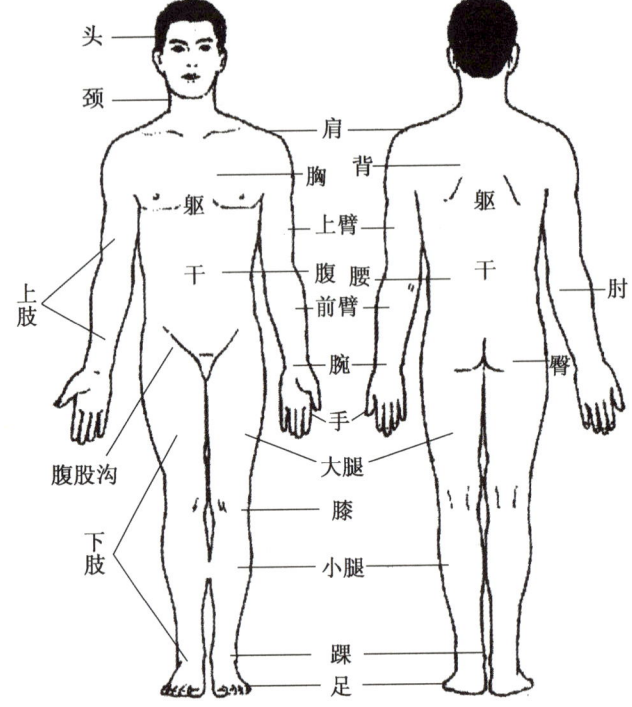

图 2-1 人体各部分的名称

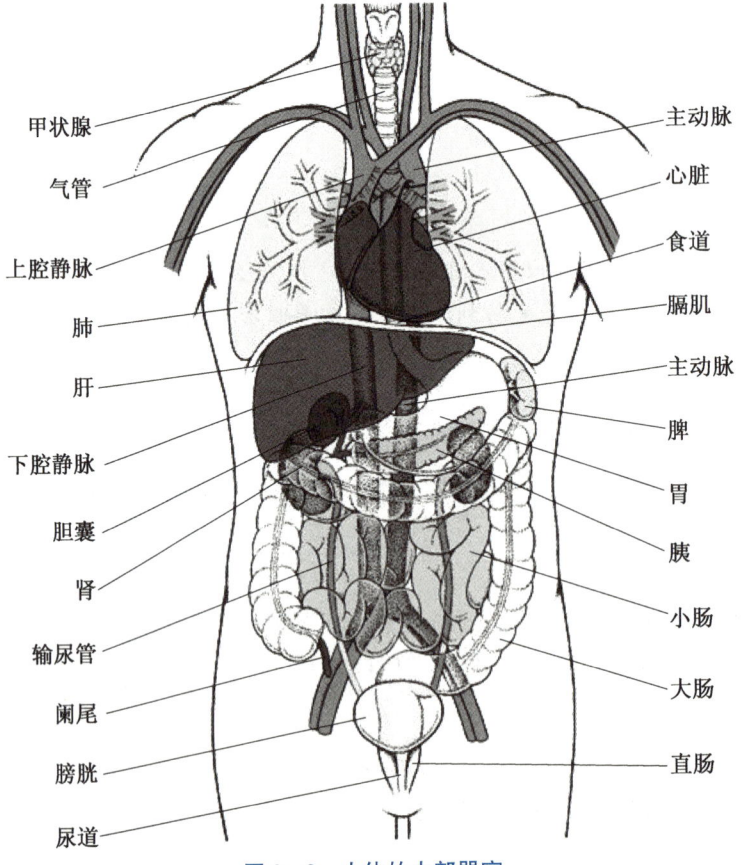

图 2-2 人体的内部器官

1. 头

头部分为脑颅与面颅。脑颅比面颅发达,颅腔内容纳脑;面部有眼、耳、鼻、口、舌等器官。

2. 颈

颈部是头与躯干的连接部分,较短且运动灵活。

3. 躯干

躯干前面可分为胸、腹两部分;后面可分为背、腰、骶几部分。躯干内部的体腔以膈肌为界分为胸腔与腹腔。胸腔中有心脏、食管、气管和肺等器官(见图2-2)。腹腔中有肝脏、脾脏、胃、小肠、大肠等器官。腹腔下方骨盆内的部分叫作盆腔,盆腔内有直肠、膀胱,还有男性、女性生殖器官。

4. 四肢

四肢分为上、下肢。上肢有肩、上臂、肘、前臂、手等部分。下肢包括髋、大腿、膝、小腿、足等部分。

(二) 人体的基本结构

人体是由细胞、组织、器官和系统构成。细胞是构成人体的基本单位,存在于细胞间的物质称为细胞间质。许多形态和功能相似的细胞和细胞间质构成人体的组织,不同的组织相互结合构成器官,能够共同完成一种或几种生理功能的多个器官构成系统。在神经和体液的调节下,人体各器官、系统协调配合,执行人体的各种生理功能。

1. 细胞

细胞是构成人体的基本结构和功能单位。细胞形态多样、大小不一,但其结构基本相似,化学成分大致相同。人体细胞的基本结构包括细胞膜、细胞质和细胞核。

2. 组织

组织是由许多形态相似、功能相同的细胞和细胞间质组成,各种组织有其自身的形态和功能特点。人体的基本组织有四大类:上皮组织、结缔组织、肌肉组织和神经组织。其中,上皮组织主要覆盖于人体内外表面,具有保护、分泌和吸收等功能;结缔组织存在于人体各处,起连接、保护和营养等作用;肌肉组织构成肌肉,与骨骼等配合完成人体活动;神经组织负责信息的传递。

3. 器官

器官是由多种组织构成的,能够执行一定的生理功能。每个器官在人体内都有一定的位置,具有各自的形态、结构和功能。各个器官之间的联系是广泛的,它们既有结构上的联络,更有功能上的联系,共同构成人体活动的整体性,使各项生理功能更和谐,对维持人体生命活动、保持健康有重要意义。

4. 系统

系统是能够完成一种或几种生理功能而组成的多个器官的总和。许多在结构和功能上有密切联系的器官,按一定顺序结合在一起,共同执行某种特定功能。人体按其功能可以分为不同系统,如运动系统、消化系统、呼吸系统、循环系统、神经系统、内分泌系统、泌尿系统和生殖系统等。

二、人体生理活动规律

人体结构是生理功能实现的物质基础,结构与功能是相适应的。人体及各个组成部分所表现出来的是各种生命活动的规律和生理活动的调节机制。

(一)生命活动的基本特征

1. 新陈代谢

新陈代谢是指机体主动与环境进行物质和能量交换的过程。新陈代谢过程包括两个基本方面:一方面,机体从外界摄取各种物质,如糖、蛋白质、脂肪、维生素及无机盐等,形成自身的物质,或暂时储存起来,这一过程称为同化作用;另一方面,机体将组成自身的物质或储存于体内的物质分解,并把分解后的产物排出体外,这一过程称为异化作用。在进行同化作用时要吸收能量,在进行异化作用时要释放能量。因此,新陈代谢又可分为物质代谢与能量代谢两个方面,两者密切联系。

新陈代谢是生命活动的最基本特征,新陈代谢一旦停止,生命也就停止。不同机体以及同一机体在不同的情况下,其代谢过程和形式都各有特点。

2. 生长和发育

生长是指细胞的繁殖、增大和细胞间质的增加。从生物学意义上说,当受精卵开始发育时,即意味着生命开始了其生长的过程。发育是指生命个体在生长的过程中,各系统、器官和组织经历从简单到复杂的变化过程,直至机体各器官系统功能完善和成熟。

3. 生殖

生命体生长发育到一定的阶段后,能够产生和自己相似的子女,称为生殖。在生殖过程中,机体会表现出另一些生命特征,即遗传变异。亲代和子代之间无论在形态结构或生理功能方面都很相似,这种现象称为遗传。亲代和子代每个个体间又不完全相同,总会产生一定的差异,这种现象称为变异。

(二)生理功能的调节

机体内各器官、系统各自进行着各种生理功能活动,而机体内、外环境又经常处于变动之中,因此机体内必须具有一套精确的调节机构,以不断地调节体内各器官、系统的活动,使它们相互协调配合,使机体形成一个统一的整体。机体的这种调节作用主要是通过神经调节、体液调节和自身调节几种方式进行的。

1. 神经调节

神经系统建立了一种相对独立活动的组织形式,能够将信息从一个部位传到另一个部位而相互独立、互不干扰。通过神经系统而实现的调节机制,不仅使机体内部联系起来,而且使机体与外部环境联系起来。神经调节主要是通过反射来实现的。

2. 体液调节

机体的某些细胞能产生某些特异性化学物质,如内分泌腺细胞分泌的激素,可通过血液循环输送到各处,调节机体的新陈代谢、生长、发育、生殖等功能活动,这种调节称为体液调节。激素在控制机体代谢、生长和生殖活动中发挥着至关重要的作用。

3. 自身调节

许多组织、细胞自身也能对周围环境的变化发生适应性反应,这种反应是组织、细胞本身的生理特性,不依赖于外来神经和体液因素的作用,因此称为自身调节。

以上三种调节,各有其重要性和特点:神经调节的特点是迅速而精确,作用部位较局限,持续时间较短;体液调节的特点是效应出现缓慢,作用部位较广泛,持续时间较长;自身调节是作用精确的局部调节,对维持机体细胞自稳态具有重要意义。

探寻二 神经与内分泌系统

冬冬入园半年了,他渐渐觉得幼儿园的生活不那么丰富多彩了。每天的作息时间都是一样的,只是换换活动,时间长了没有一点新鲜感。而且每天中午都要午睡,班里总会有几个小朋友不肯睡觉。他们想出去玩,被老师拒绝了。那么,为什么幼儿园每天都要有一样的作息时间?为什么一定要午睡呢?

一、神经系统

人体的新陈代谢能够正常进行,体内各个器官、系统能够密切配合和协调活动,使人体成为一个统一的整体,并且与外界环境相适应,这些主要是通过神经系统的调节作用完成的。因此,神经系统是人体各生理功能的主要调节者。

微课 1

人体的司令部
——神经系统

(一) 神经系统的组成和结构

神经系统由中枢神经系统和周围神经系统两部分组成。中枢神经系统由脑和脊髓组成,由脑发出的 12 对脑神经和由脊髓发出的 31 对脊神经以及植物性神经组成周围神经系统(见图 2-3)。

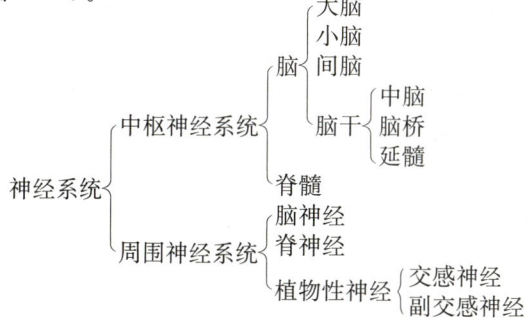

图 2-3 神经系统的组成

1. 中枢神经系统

(1) 脑

脑位于颅腔内,分为大脑、小脑、间脑和脑干四部分。

大脑:中枢神经系统的最高级部分,也是人类进行思维和意识活动的器官。

大脑分左、右两半球,表面凹凸不平,凹陷处称为"沟"(深的叫裂),隆起处称为"回","沟"与"回"大大增加了大脑的表面积。几个较大的沟裂将大脑表面分成额叶、顶叶、颞叶和枕叶四部分(见图2-4)。

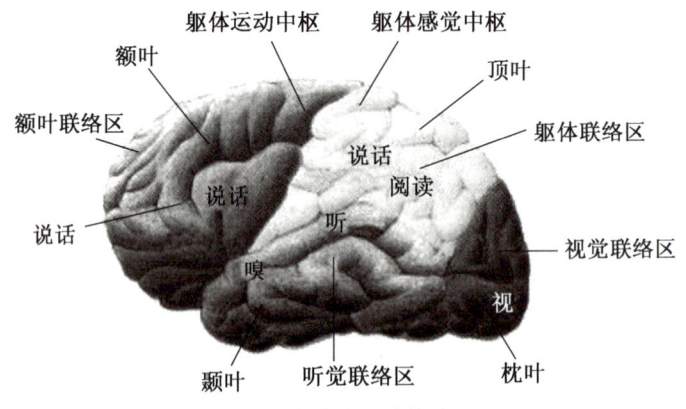

图2-4 大脑皮层功能分区图

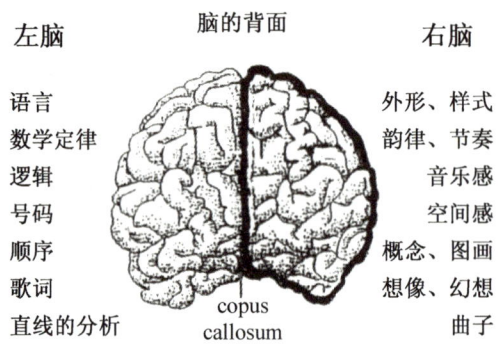

图2-5 左右脑的机能分工

大脑的表面集中了大量神经元细胞体,厚度约2~3毫米,称为大脑皮层。大脑皮层的神经元能接收刺激,整合、处理信息,并以记忆的形式贮存各种信息。

大脑皮层是调节人体生理活动的最高级中枢。身体各部分的运动和感觉等功能,分别由大脑皮层的一定部位来管理,这些一定的部位叫作功能区,或神经中枢。如额叶有记忆、思维中枢;枕叶有视觉中枢;颞叶有听觉中枢;顶叶有躯体感觉中枢。

小脑:位于大脑后下方,脑干背侧。小脑通过神经纤维与脑干、大脑、脊髓发生联系。小脑能处理大脑发向肌肉的信号,维持肌肉的紧张度,控制人体的活动,并保持人体随意运动的平衡与协调。

脑干:将脑与脊髓联结起来,它自下而上可分为延髓、脑桥和中脑。延髓中有调节呼吸、循环、吞咽等基本生理活动的神经中枢,延髓受损伤,可危及生命,因此延髓有"生命中枢"之称。

间脑:在脑干上方,大部分被大脑覆盖,主要由丘脑和下丘脑组成。丘脑能将全身各部位传入的神经冲动进行简单的分析,更换神经元后,传递到大脑皮层的相应区域。全身传入神经冲动在到达丘脑前交叉到对侧,因此,一侧丘脑受伤时,对侧肢体的感觉将会丧失。下丘脑位于丘脑前下方,体积很小,作用却很大。它有控制体温、食欲及干渴感觉的中枢,还有调节人体对环境刺激发生情绪性反应的中枢。

（2）脊髓

脊髓是中枢神经系统的低级部位。从脊髓发出许多神经,通过椎间孔,分布于躯干、四肢和内脏,称为脊神经。来自躯干、四肢及内脏器官的刺激先传到脊髓,再传到大脑。如果脊髓受到横断损伤,损伤面以下的身体各部位将失去与脑的联系,发生感觉和运动障碍,称为截瘫。

2. 周围神经系统

周围神经系统由12对脑神经、31对脊神经以及植物性神经（自主神经）组成。脑神经支配头部各器官的运动,并接收外界的信息,使人产生感觉和表情;脊神经支配躯干和四肢的运动,并感受刺激;植物性神经分交感神经和副交感神经,分布于内脏,体内各个脏器均受这两种神经的双重支配,两者交互抑制,保证了器官的协调作用,见表2-1。

表2-1　交感神经和副交感神经作用的区别

器官	交感神经	副交感神经
循环	心跳加快、加强,冠状血管舒张,血流量增多,皮肤及腹腔内脏外周血管收缩	心跳减慢、减弱,冠状血管收缩,血流量减少,部分器官（生殖器）外周血管舒张
呼吸	支气管平滑肌舒张	支气管平滑肌收缩
消化	分泌少量黏稠的唾液,抑制胃肠运动,降低紧张性,促进唾液腺分泌黏稠量少的唾液,抑制胆囊收缩	促进胃肠运动,提高紧张性,促进唾液腺分泌稀薄而量多的唾液,促进胆囊收缩
泌尿	肾脏血管收缩,膀胱逼尿肌松弛	膀胱逼尿肌收缩
眼	使瞳孔开大肌收缩,瞳孔放大,睫状肌松弛	瞳孔括约肌收缩,瞳孔缩小,睫状肌收缩,促进泪腺分泌
皮肤	立毛肌收缩,汗腺分泌	
代谢	促进异化作用,促进肾上腺分泌,升高血糖	促进同化作用,促进胰岛素分泌,降低血糖

3. 神经元

神经元即神经细胞,是神经系统结构和功能的基本单位。无数的神经元组成神经系统,仅大脑皮层就约有140亿个神经元。每个神经元由一个细胞体和与其相连的突起构成（见图2-6）。突起有两种:轴突和树突。轴突较长,只有一个,分支少,可将神经冲动从细胞体传出;树突很短,呈树状分枝,能接受刺激。一个神经元的树突可以与多个神经元的轴突相联系,一个神经元的轴突也可以与多个神经元的树突相联系。通过这种联系,构成了四通八达的神经网络。

神经元按照它的功能特点可以分为传入神经元、传出神经元和中间神经元三类。传入神经元又叫感觉神经元,主要功能是接受刺激,产生兴奋,并且将兴奋向中枢传导;传出神经元又叫运动神经元,主要功能是将神经中枢的指令传达到它所控制的组织、器官中去;中间神经元的功能是在传入神经元和传出神经元之间起联系作用。

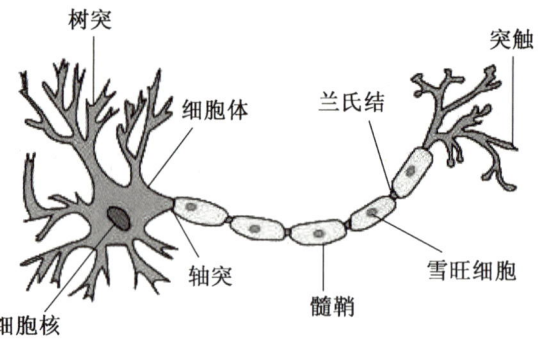

图 2-6　神经元的结构模式图

(二) 神经系统的调节功能

1. 神经系统的活动方式

神经活动的基本方式是反射。反射是人体在神经系统的参与下对外界和内部的刺激做出的反应。反射是神经系统调节人体各种活动的基本方式。参与反射活动的神经结构叫反射弧,机体中的任何反射活动都是在反射弧的基础上实现的。一个完整的反射弧由感受器、传入神经、神经中枢、传出神经、效应器五个部分组成。下面以缩手反射为例,来说明反射活动的具体过程(见图2-7)。手指皮肤接触到火焰,皮肤内的痛觉感受器受到刺激,产生神经冲动。神经冲动沿着传入神经纤维传到颈部脊髓中的神经中枢,中枢发出的神经冲动,沿着传出神经纤维传到臂部肌肉,使臂部肌肉收缩,手就缩

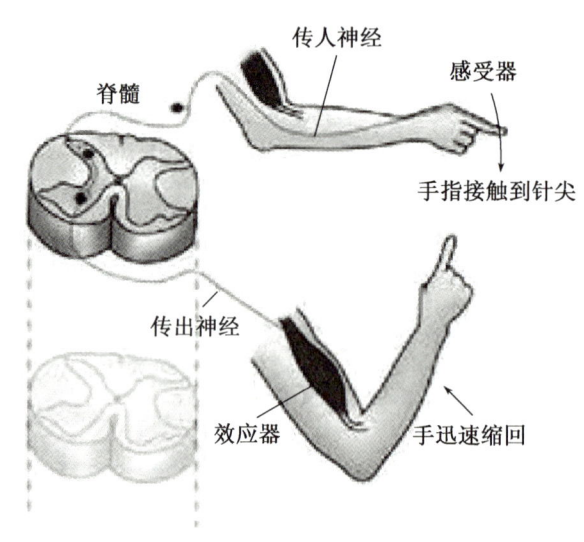

图 2-7　缩手反射示意图

回来而躲开了火焰。这是脊髓所控制的简单的反射活动。

反射分为非条件反射和条件反射两类。非条件反射是先天固有的,是较低级的神经活动,如前面所说的缩手反射就属于非条件反射。条件放射是后天获得的,是在生活过程中逐渐建立起来的,是一种高级神经活动。条件反射的建立提高了人适应环境的能力。比如,"望梅止渴"就是一种条件反射。一切学习和生活习惯的养成都是建立条件反射的过程。

2. 中枢神经系统的高级功能

中枢神经系统的高级功能主要是指大脑皮质的生理活动。大脑皮质的活动是非常有规律的,了解其中的一些规律对开发智力很有帮助。

(1) 优势原则

人们学习和工作的效率与有关的大脑皮质区域是否处于"优势兴奋"状态有关。人能从作用于自身的大量刺激中,选择出最强的或最符合本身目的、愿望和兴趣的少数刺激,这些刺激在皮层所引起的兴奋区域称为优势兴奋灶。优势兴奋灶的兴奋性高于其他区域。优势兴奋灶的形成,使机体具有良好的应激功能,条件反射容易形成,学习效率高。学前儿童大脑皮层优势兴奋灶的形成与其对活动的兴趣有关,能引起儿童兴趣的活动,儿童能保持较长时间的注意力,兴趣能促使"优势兴奋"状态的形成。

(2) 镶嵌式活动原则

当人在从事某一项活动时,只有相应区域的大脑皮质在工作(兴奋),与这项活动无关的区域则处于休息(抑制)状态。随着工作性质的转换,大脑皮质的工作区与休息区不断轮换。这种"镶嵌"式活动方式,使大脑皮质的神经细胞有劳有逸,以逸待劳,维持高效率。

(3) 动力定型

当身体内、外部的条件刺激按照一定的顺序,不变地重复多次以后,大脑皮质的兴奋和抑制过程在时间、空间上的关系就"固定"下来,条件反射的出现越来越恒定和精确,这就是动力定型。大脑皮层动力定型的形成,使神经细胞能以最经济的消耗,达到最高的工作效率。学前儿童一切技能和习惯的训练和培养,都是动力定型的形成过程。

3. 睡眠

睡眠是大脑维持正常功能的抑制状态,可以促进精力和体力的恢复。睡眠由两个交替出现的不同时相组成,即慢波睡眠和异相睡眠。慢波睡眠又称非快速动眼睡眠,在此阶段生理功能发生一系列变化:感觉功能减退,骨骼肌紧张性降低,血压下降,心率减慢,代谢率降低,体温下降等。慢波睡眠有利于促进生长发育以及体力的恢复。异相睡眠又称快速动眼睡眠,为睡眠过程中出现的一种激动状态,生理功能变化表现为:骨骼肌紧张性进一步降低,但血压上升,心率及呼吸加快,脑血流量及耗氧量增加等。在此时相内会出现快速的眼球运动、肌肉抽动等表现。慢波睡眠和异相睡眠在整个睡眠期间交替进行。在异相睡眠期间,往往出现梦境,人醒后,认为自己是否做了梦,主要看在哪种睡眠时相中醒来,如在异相睡眠状态醒来,常会说自己做梦了。

(三) 学前儿童神经系统的特点

1. 脑发育非常迅速

婴幼儿时期脑的发育非常迅速,从出生到 7 岁,脑重量增加近 4 倍,7 岁左右已基本接近成人。与此同时,脑的机能也逐渐复杂、成熟和完善起来,为建立各种条件反射提供了生理基础。

脑的迅速生长可从脑重量的变化上得到反映,不同年龄脑重量的变化见表 2-2。

表 2-2 不同年龄脑重量的变化

年龄	新生儿	6 个月	1 岁	3 岁	6 岁	成人
脑重量(g)	350	600	900	1 000	1 200	1 450

2. 中枢神经系统的发育不均衡

脊髓和脑干在出生时已发育成熟，而小脑发育则相对较晚，从1岁左右迅速发育，3～6岁逐渐发育成熟。所以，1岁左右学走路时步履蹒跚；3岁时已能稳稳地走和跑，但摆臂与迈步还不协调；到5～6岁时，就能准确协调地进行各种动作，如走、跑、跳、上下台阶，而且能很好地维持身体的平衡。

大脑皮层发育极为迅速。到8岁左右，儿童大脑皮层发育已基本接近成人。

脑的发育是否完善，主要受两种因素的影响，其一为遗传基础，即发展的潜力；其二为个体生长环境中各种刺激的作用，丰富的、适度的刺激可促进脑细胞结构和机能的发育。

3. 大脑皮层的兴奋与抑制过程发展不平衡

学前儿童大脑皮层发育尚未完善，兴奋占优势，抑制过程形成较慢，但兴奋持续时间较短，容易泛化，主要表现为对事物保持注意的时间不长，常随兴趣的改变而转移注意，动作缺乏准确性等。

4. 植物性神经发育不完善

交感神经兴奋性强而副交感神经兴奋性较弱。比如，学前儿童心率及呼吸频率较快，但节律不稳定；胃肠消化能力极易受情绪影响。

（四）学前儿童神经系统的保健要点

1. 提供合理的营养

营养是脑进行生理活动和生长发育的物质基础。婴幼儿正值脑细胞发育的高峰期，如果缺乏必需的营养物质，如优质蛋白质、脂类、无机盐等，将影响神经细胞的数量及质量。所以要保证学前儿童合理膳食，饮食中要提供丰富的优质蛋白质、磷脂、维生素和无机盐等营养物质。

2. 保证空气新鲜

成人脑的耗氧量约占全身耗氧量的1/4；婴幼儿脑耗氧几乎占全身耗氧量的1/2。因此，学前儿童生活的环境应空气新鲜。新鲜空气含氧多，可以确保学前儿童发育对氧气的需求。

学前儿童对缺氧的耐受力不如成人，如果居室空气污浊，脑细胞受害首当其冲。所以学前儿童用房一定要定时通风，保证学前儿童脑力活动对氧的需要。

3. 保证充足的睡眠

睡眠可使全身各系统、器官，特别是神经系统得到充分休息，消除疲劳，积蓄养料和能量。睡眠时脑垂体分泌的生长激素多于清醒时的分泌量。长时间睡眠不足，会影响学前儿童身体和智力的发育。睡眠时间有明显的个体差异，总的要求是年龄越小，睡眠时间越长。

4. 制订和执行合理的生活制度

托幼机构应根据学前儿童的年龄特点，合理地制订生活制度，安排好不同年龄班一日活动的时间和内容。生活有规律，形成良好习惯，可以更好地发挥神经系统的功能。

5. 创设良好的生活环境,使学前儿童保持愉快的情绪

托幼机构保教人员要热爱、关心学前儿童,为学前儿童创设良好的生活环境与社会环境;与学前儿童建立良好的师生关系,帮助和引导学前儿童与同伴友好相处;坚持正面教育,不伤害学前儿童的自尊心;不歧视有缺陷的儿童;更不能体罚及变相体罚,以保证儿童在托幼机构中生活愉快。

6. 安排丰富的活动及适当的体育锻炼

丰富的活动,特别是适合学前儿童年龄特点的体育锻炼,能促进脑的发育,能提高神经系统反应的灵敏性和准确性。为使大脑两半球均衡发展,应使学前儿童的动作多样化,如两手同时做手指操、攀爬及各种基本体操等。日常活动中注意让儿童多动手,尽早用筷子进餐,学会使用剪刀,玩串珠子游戏等。让学前儿童在活动中"左右开弓",能更好地促进大脑两半球的发育。

二、内分泌系统

内分泌系统是人体的调节系统,它由许多内分泌腺、内分泌组织和内分泌细胞组成,释放的化学物质称为激素。激素对人体的新陈代谢、生长发育、性成熟以及免疫力的增强都起着很大的作用。

微课 2

人体内的"化学信使"
——内分泌系统

(一) 人体的主要内分泌腺

人体内主要的内分泌腺有脑垂体、甲状腺、胸腺、肾上腺、胰岛和性腺等(见图2-8)。

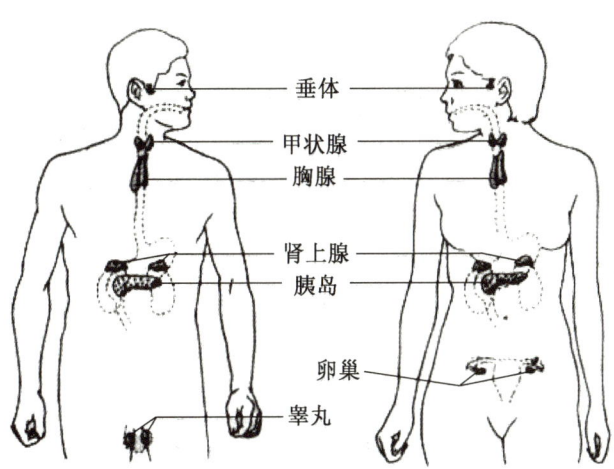

图 2-8 人体主要的内分泌腺

1. 脑垂体

脑垂体是人体最重要的内分泌器官。脑垂体受下丘脑控制,能分泌多种激素,支配着甲状腺、肾上腺、性腺的活动,同时维持这些腺体的正常发育。脑垂体分泌的生长素,是从出生到青春期影响生长最重要的激素,能起到控制人体生长、促进蛋白质合成、抑制组织对糖的利用等作用。

2. 甲状腺

甲状腺位于颈前部,喉与气管的两侧,重 20～40 克,是人体最大的内分泌腺。甲状腺能分泌甲状腺素,碘是合成甲状腺素的主要成分。

甲状腺素可调节机体的新陈代谢,促进儿童的生长发育;可调节营养物质与氧气在体内的代谢速度,并调节体温;能促进脑细胞的生成与成熟,促进骨骼与生殖器官的发育。甲状腺分泌甲状腺激素,碘是合成甲状腺激素的原料。甲状腺激素的主要生理功能是促进新陈代谢,提高神经系统的兴奋性,具有促进组织分化、生长和发育成熟的作用,对维持骨的生长和脑的发育非常重要。

3. 胸腺

胸腺位于胸骨的后面,分左、右两叶,胸腺在出生后两年内生长很快,以后随年龄的增长而继续增长,至青春期后逐渐退化,成人胸腺组织被脂肪组织代替。胸腺与机体的免疫功能有密切关系。胸腺具有造血功能,能产生淋巴干细胞,并运送到淋巴结和脾脏等处。

4. 性腺

女孩的性腺是卵巢,位于盆腔中。男孩的性腺是睾丸,出生时自腹腔下降至阴囊。性腺既是生殖器官,又是内分泌器官。性腺在性成熟之前发育缓慢,直到性成熟时,性腺才迅速发育。性腺的活动决定两性的特征,促进肌肉的发育,对脑垂体的活动有抑制作用,因而可抑制骨骼的生长。

(二)学前儿童内分泌系统的特点

1. 脑垂体分泌的生长激素较多

脑下垂体是人体最重要的内分泌器官,出生时已发育良好,其重量有很大的个体差异。一般在 4 岁以前及青春期生长最为迅速,机能也较活跃。脑下垂体受下丘脑控制,能分泌多种激素,支配着甲状腺、肾上腺、性腺的活动,同时维持这些腺体的正常发育。

在一昼夜间,生长激素的分泌并不均匀。夜间入睡后,生长激素才大量分泌。由于学前儿童的睡眠时间较长,脑垂体分泌的生长素较多,加速了骨骼的生长发育。如果儿童睡眠时间不够,睡眠不安,生长激素的分泌减少,就会影响身高的增长。

儿童期若生长激素分泌不足,则生长迟缓,身材矮小(但身体各部分比例匀称),甚至患侏儒症,而智力发育一般正常;反之,儿童时期若由于脑垂体机能亢进,生长激素分泌过多,则生长速度过快,甚至患巨人症。

2. 缺碘会影响甲状腺的功能

出生时甲状腺已经形成,以后逐渐生长,到 14～15 岁时腺体发育最快,重量可达 20 g 左右,其机能也达到最高峰。孕期若缺碘,可致使甲状腺机能不足,婴儿出生后易患克汀病,又称呆小症,表现为智力低下、身材矮小、耳聋。

3. 幼年时胸腺发育不全会影响免疫功能

由骨髓造的淋巴干细胞在胸腺素的作用下才具有免疫功能。幼年时如果胸腺发育不全,会影响机体的免疫功能,以致反复出现呼吸道感染或腹泻等疾病。

(三)学前儿童内分泌系统的保健要点

1. 制定和执行合理的生活制度

组织好学前儿童的睡眠,使睡眠时间充足,睡得踏实。根据学前儿童的身心发展特点合理安排一日生活制度,劳逸结合,能有效促进学前儿童内分泌系统的正常发育。

2. 安排科学合理的膳食

合理的营养,能促进学前儿童内分泌腺功能的提高。如饮食缺碘,可使甲状腺功能不全,引起疾病。学前儿童膳食中应根据实际需求使用加碘食盐。婴儿补碘应在医生指导下进行。

3. 不乱服营养品,防止性早熟

有些儿童营养品的成分并不十分明确,有的虽然只含微量激素,但若长期服用也有可能在体内累积,引发儿童"性早熟"。对生长发育正常的儿童,不必吃营养保健品。

国考真题

参考答案

1. 举例说明如何在幼儿园一日生活中实施"动静交替"的原则。(2015年下半年)

2. 人体各大系统中,发育最早的是(　　)。(2019年上半年)
   A. 淋巴系统　　B. 生殖系统　　C. 神经系统　　D. 消化系统

拓展链接

食物激素如何避免

对于只吃母乳和营养米粉的小婴儿来说,其实他们接触到激素的概率是非常低的。如果担心牛奶或奶粉中可能会有激素残留,可以采取加热的方式。因为雌激素的活性在 37 ℃左右最强,用高温或者微波灭活都可以减少其活性,降低危害。总体而言,孩子的食物煮熟了吃,牛奶加热了喝,或许能对食物里可能含有的雌激素起到防范作用。

一些本身就含有激素的食物不要给儿童食用,例如蜂王浆、雪蛤、人参、花粉、鹿茸等,也不要让孩子使用成人化妆品。对于一些因非正常原因残留激素的食物,也要尽量避免。如被催熟的水果蔬菜,激素可以促进其发育、生长和早熟,比较典型的是乙烯利、催红素等,所以这些水果蔬菜中会残留激素。因此在购买水果的时候,一定要注意时令,买应季的蔬菜水果,那些没有到成熟期却颜色鲜艳、个大的水果,既不好吃,营养价值也低。

此外,有些禽畜在饲养时会采用生长激素刺激其早熟,肉中所含有的激素对孩子

也有"催熟"作用,而激素会残留在特定的部位,例如禽肉中的激素残留主要集中在家禽头颈部分的腺体中,因此,少年儿童要少吃鸡脖和鸭脖,还有一些动物的内脏也要避免食用。因此,在购买时不妨选择相对安全的绿色食品或有机食品。

除了以上食品,洋快餐、油炸类膨化零食等高热、高脂肪的垃圾食品会导致孩子的内分泌紊乱,也会引发性早熟。

探寻三 感觉器官与运动系统

嘟嘟小朋友最近戴了一副眼镜,班里的小朋友都好奇地围着她问东问西,嘟嘟不开心地说:"妈妈说一定要戴,不然以后我就再也看不到东西了。"原来嘟嘟体检中检查出来裸眼视力低下,要配镜矫正视力。而且,幼儿园体检中检查出来很多小朋友的视力有问题,都需要到眼科医院进行进一步检查和矫正。

乐乐是班级里很活跃的小朋友,但这两天却没有来幼儿园。张老师很担心,询问后才知道,原来乐乐前两天跑步时摔倒,结果骨折了。听乐乐妈妈说,乐乐特别容易骨折,这两年他已经骨折三次了。

一、感觉器官

感觉是人认识世界的最基本方式。感觉器官是感受器中带有辅助装置和附属结构的器官,主要包括视觉器官和听觉器官等。

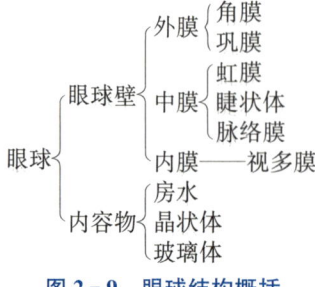

微课 3

认识世界的通道
——感觉器官

(一)视觉器官

1. 视觉器官的结构和功能

视觉器官即眼,是由眼球及其附属结构组成。眼球由眼球壁和内容物构成,结构比较复杂,见图 2-9 和图 2-10。

```
          ┌ 外膜 ┬ 角膜
          │     └ 巩膜
     ┌ 眼球壁 ┬ 中膜 ┬ 虹膜
     │       │     ├ 睫状体
眼球 ┤       │     └ 脉络膜
     │       └ 内膜 ── 视多膜
     │       ┌ 房水
     └ 内容物 ┼ 晶状体
             └ 玻璃体
```

图 2-9 眼球结构概括

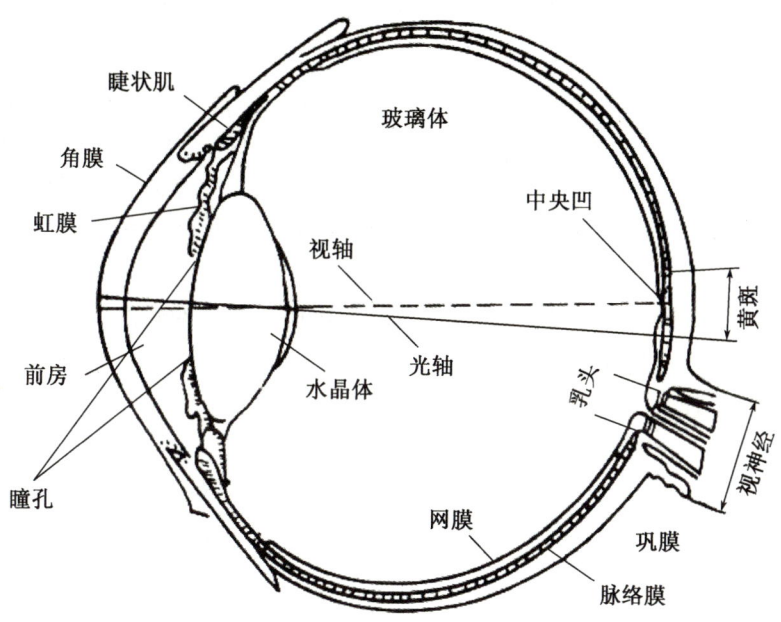

图 2-10 眼球的基本结构

(1) 眼球壁

眼球壁分为外、中、内三层膜。

外膜分前后两部分,前 1/6 部分是角膜,角膜无色透明,可以透过光线;与角膜相连接的后 5/6 部分叫巩膜,巩膜呈乳白色,坚韧不透明,俗称白眼珠。

中膜在外膜的内面,可分为三部分。在角膜内面的部分叫虹膜,其颜色就是眼珠的颜色。由虹膜围成瞳孔,光线由此进入眼内。瞳孔的大小可随着光线的强弱自行调节(强光时缩小,弱光时放大)。中膜的后 2/3 部分为脉络膜。

内膜即视网膜,含有许多感光细胞,能感受光的刺激,并形成物像。其中视锥细胞能感受强光和色光的刺激,视杆细胞主要在弱光下起作用。

(2) 内容物

内容物是眼内透光的物质,包括房水、晶状体、玻璃体,它们和角膜共同构成眼的折光系统。房水是透明的液体,充满在眼房内,营养角膜和晶状体,并保持一定的眼内压。晶状体位于瞳孔之后,有弹性,形状为双凸透镜形的透明体。玻璃体在晶状体的后面,充满透明的胶状物,除有折光作用外,还能支撑眼球呈球形。

眼的附属部分主要包括眼睑、结膜、泪器、眼外肌等结构,另外还有眉和睫毛。眼睑时开时闭,使泪液润湿眼球表面,保持角膜光泽,保护眼球。结膜是一层黏膜,薄而透明,覆盖在眼睑内面和巩膜上,容易发炎。

2. 视觉的形成

人的眼睛像一架照相机。我们可以将角膜、房水、晶状体、玻璃体看成是一系列的透镜,其中,晶状体是可以改变曲度的透镜,它们组成一个折光系统。外界物体发出的光线,通过折光系统而发生折射,在视网膜上形成清晰的物像。瞳孔相当于照相机的光圈,巩膜、虹膜和脉络膜组成了暗箱的外壁,而视网膜则似一张可以反复使用的感光胶片。

物体发出的光线经折光系统的折射,在视网膜上形成物像。视网膜上的感光细胞感受光的刺激以后,产生神经冲动。神经冲动通过视神经传到大脑皮层的视觉中枢,产生视觉,从而使人感觉到物体的存在。当所形成的物像恰好落在视网膜上时,物像是清晰的,称为正视眼。当物像没有落到视网膜上时,物像是模糊的,视力就不好,称为非正视眼。非正视眼包括近视、远视、散光(视)眼。

近视:有人看远处物体时不清楚,这是因为物像落在视网膜的前面,这就是近视眼,矫正的方法是配戴合适的凹透镜。

远视:有人看近处物体时不清楚,这是因为物像落在视网膜的后面,这是远视眼,矫正的方法是配戴合适的凸透镜。

散光:指眼球表面,特别是角膜面上经线或纬线曲度异常,通过角膜不同方位的光线在眼内不能同时聚焦而使物像变形和视物不清。纠正的方法是用适当的柱面镜,使角膜的曲率异常得到纠正。

(二)听觉器官

人耳有双重感觉功能,即既是听觉器官又是机体位置和平衡感觉器官。

1. 耳的结构和功能

耳由外耳、中耳和内耳组成(见图2-11)。

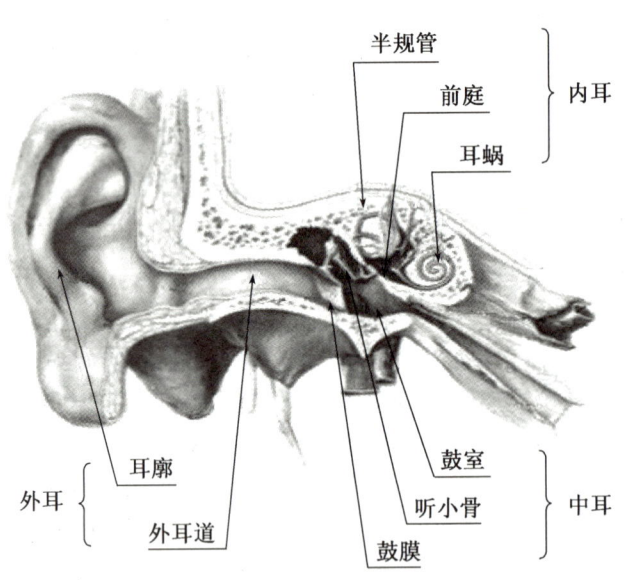

图2-11 耳的结构

外耳包括耳廓及外耳道。耳廓的功能是聚集声波。外耳道是外界声波传入中耳的通道,它的内侧端与中耳交界处有一层膜,叫鼓膜。外耳道皮肤耵聍腺的分泌物叫耵聍(俗称耳屎),具有保护作用。

中耳包括鼓膜、鼓室和听小骨。鼓膜是椭圆形的、中央向内凹陷的薄膜。鼓膜的内侧是一个很小的空腔,称为鼓室。鼓室内有三块相连的听小骨,分别叫锤骨、砧骨和镫骨。中耳的功能是传导声音。鼓室的前下方有条咽鼓管,它与鼻咽腔相通,平时是闭合的,当吞咽或打呵欠时开放,借此调节鼓室内外气压的平衡,保证鼓膜正常振动。

内耳由耳蜗、前庭和半规管组成,由于它们的结构极为复杂,所以又叫迷路。耳蜗形似蜗牛壳,内有听觉感受器。当听小骨振动时,引起内耳淋巴液振动,进一步引起耳蜗神经兴奋,传入大脑听觉中枢,产生听觉。

前庭和半规管内有感受头部位置变动的感受器,它们的主要功能是感受头部的位置、人体的姿势和运动状态。它们在人体位置变化的刺激下产生神经冲动,传入大脑,通过一系列调节来保持身体平衡。前庭和半规管过于敏感的人,乘车、船、飞机时,由于颠簸会发生头晕、恶心、呕吐等现象。

2. 听觉的形成

外界的声波经外耳道传到鼓膜,引起鼓膜振动,鼓膜的振动引起了三块听小骨的振动,听小骨的振动将声音传到内耳,刺激耳蜗内听觉感受器发生兴奋,兴奋由前庭蜗神经传导给大脑皮质的听觉中枢,从而使人感知声音。一旦这些传导系统发生障碍,如鼓膜穿孔,中耳炎使听小骨损坏等,听力就会下降,甚至丧失听力。

(三) 学前儿童感觉器官的特点及保健

1. 学前儿童眼的特点及保健

(1) 学前儿童眼的特点

学前儿童眼球前后轴较短,呈生理性远视。随着眼球的发育,眼球前后距离变长,逐渐转为正视。学前儿童晶状体的弹性好,具有很强的调节能力,所以学前儿童即使把图画书放在离眼睛很近的地方看,也不觉得眼睛累。但长此以往,容易形成习惯,如长时间看近距离的东西,会使睫状肌过度疲劳,引发近视。

(2) 学前儿童眼的保健要点

① 养成良好的用眼习惯

活动室的光线要适中,光线应来自左上方,以免造成暗影。不要在阳光直射或过暗处看书、画画;不在走路或乘车时看书;看电视要有节制。

② 注意眼的安全和卫生

平时应注意不要让学前儿童玩有可能伤害眼睛的危险物品,如竹签、弹弓、小刀、剪刀等。远离放鞭炮、沙子飞扬等场所。教育学前儿童不要用手揉眼,保持专用毛巾、手帕的清洁卫生。

③ 定期进行视力检查

定期检查学前儿童的视力,以便及时发现视觉异常,及时治疗。学前期是视觉发育的关键时期,也是预防和治疗视觉异常的最佳年龄。

2. 学前儿童耳的特点及保健

(1) 学前儿童耳的特点

婴幼儿由于耳廓皮下组织很少,血液循环差,易生冻疮。

由于外耳道比较狭窄,皮下组织少,加之骨膜和软骨膜发育尚不完全,若眼泪、脏水流入外耳道,或掏耳屎损伤外耳道,可使外耳道引起炎性肿胀,往往导致剧烈疼痛。

学前儿童的咽鼓管较成人的短,管腔宽,位置水平。一方面,鼻咽部的细菌容易沿咽鼓管侵入鼓室,引发中耳炎;另一方面,鼓室内的脓液也容易进入鼻咽腔。另外,学前儿童鼓膜血管与硬脑膜血管相连,中耳的炎症可导致脑膜炎。

学前期基膜纤维的感受力比成人强,所以学前儿童的听觉较成人敏锐,故而对噪音也更敏感,若长期处在嘈杂环境中,将导致烦躁不安、听觉迟钝。

(2) 学前儿童耳的保健要点

① 禁止用锐利的工具挖耳

重视听觉器官的卫生,不能用锐利的工具给学前儿童挖耳,以免划破鼓膜,造成外耳道感染,引起疼痛,严重时甚至会发生听觉障碍。

② 避免噪声的影响

噪声是一种环境污染,婴幼儿经常接触噪声会影响听力的发展。要防止婴幼儿受噪声的影响,平时说话声音要适中,电视、音响音量不要太大。

③ 避免药物的影响

一些耳毒性抗生素,如链霉素、卡那霉素、庆大霉素等会损害耳蜗,可致感音性耳聋。

二、运动系统

微课 4
动作的执行者
——运动系统

人体的运动系统由骨、骨连结和骨骼肌组成。骨和骨连结构成人体的支架(见图 2-12),称骨骼。骨骼肌跨过关节,附着在关节两端的骨面上,在神经系统的支配下,当肌肉收缩时,牵动骨骼产生各种运动。运动系统具有维持人体形态、支持机体运动、保护内脏器官等功能。

(一) 骨骼

人体的骨骼由 206 块骨连接而成,约占体重的 20%。每一块骨都有一定的形态结构,并有血管、神经分布,故每块骨都是一个器官。骨骼分为颅骨、躯干骨和四肢骨三大部分。

1. 骨骼的形态结构特征

(1) 骨的形态

骨的形态多样,其形态与所担负的功能相关,一般可分为长骨、短骨、扁骨和不规则骨四类。

长骨呈长管状,中部细长称骨干,两端膨大称骨骺。主要分布在四肢,如肱骨、股骨等。在运动中起杠杆作用。

短骨呈立方形,位于连接牢固、运动较复杂的部位。主要分布在手和足,如腕骨、跗骨等。

扁骨呈板状,主要参与构成颅骨、胸腔和盆腔的壁,如顶骨、胸骨等。

不规则骨形状不规则,如椎骨、颧骨等。

(2) 骨的结构

以长骨为例,一般由骨膜、骨质和骨髓三部分构成(见图 2-13)。

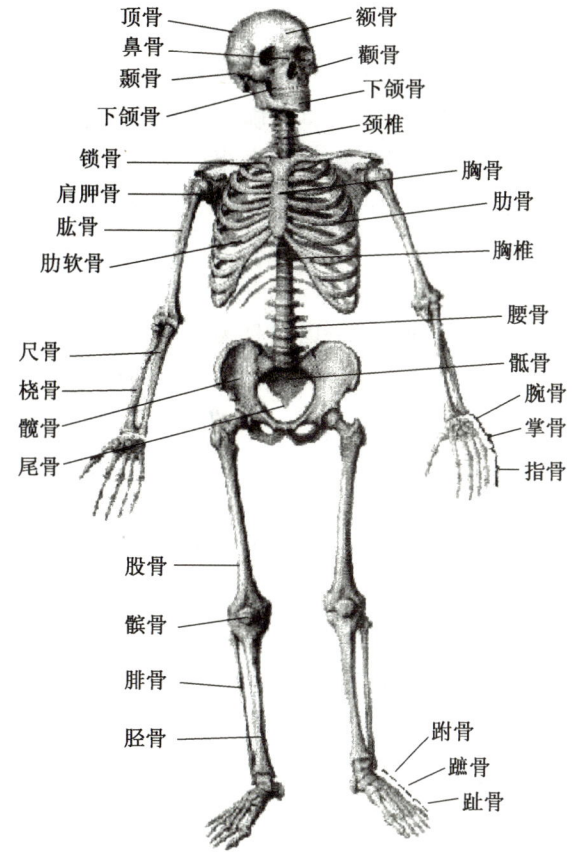

图 2-12　人体骨骼

骨膜是一层结缔组织膜,覆盖在关节以外的骨面上。骨膜含有骨细胞、血管、淋巴管和神经,对骨的营养、生长及损伤后的修复等有重要作用。

骨质即骨组织,分为骨密质和骨松质两种。骨密质质密坚硬,抗压力强,大部分集中于骨的表面。骨松质结构疏松,主要分布于骨的内部。

骨髓分红骨髓和黄骨髓两种。胎儿和婴儿的骨髓都是红骨髓,大约从 6 岁开始,骨髓腔内的红骨髓逐渐被脂肪组织代替变成黄骨髓,黄骨髓无造血功能。但在大量失血和患贫血症时,黄骨髓又可以暂时恢复造血功能。

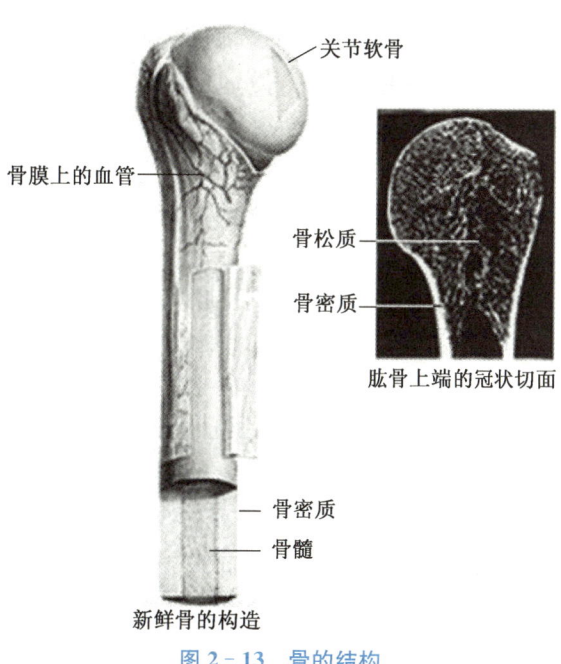

图 2-13　骨的结构

(3) 骨的成分

骨的化学成分包括有机质和无机质。有机质主要是骨胶原纤维,使骨具有韧性和弹性;无机质主要是钙盐,使骨坚硬并具有脆性。骨的化学成分可因年龄、营养状况等因素的影响而变化。幼儿骨的有机质含量相对较多,韧性较大,不易骨折,但易弯曲或变形;青、壮年的骨有机质约占 1/3,无机质约占 2/3;老年人的骨无机质含量较多,骨的脆性较大,易骨折。

(4) 骨的生长

骨的生长有加长和加粗两种方式。以长骨为例说明骨的生长过程:在骨干和骺的交界处有一层软骨称骺软骨,骺软骨不断增殖,又不断地骨化,因此骨的长度不断增加,到成人骺软骨才完全骨化、消失,遗留一条骺线。在长度不断增加的同时,骨膜深层的成骨细胞在骨干周围也不断形成新的骨质,使骨逐渐加粗。

2. 骨连接

骨与骨之间的连接称骨连接。骨连接有直接连接和间接连接两种。

(1) 直接连接

直接连接是骨与骨之间以结缔组织膜或软骨直接连接。如颅骨之间的骨缝、椎骨之间的椎间盘等。直接连接的活动范围很小。

(2) 间接连接

间接连接称为关节,是骨的主要连接方式。关节由关节面、关节囊、关节腔构成(见图 2-14)。此外,还有一些辅助结构,如韧带、关节盘等。

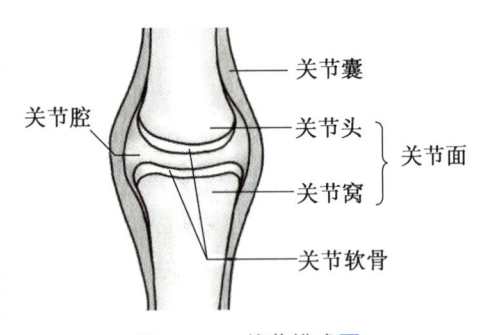

图 2-14 关节模式图

关节面是相邻两骨的接触面,其中一个略呈球形的称关节头,另一个略凹的称关节窝。关节面上覆盖一层关节软骨,可减少两骨的摩擦。

关节囊是附着在关节面四周的结缔组织囊,非常坚韧,能分泌滑液,可润滑关节,减少摩擦。

关节腔是关节囊围成的空腔,含少量滑液。关节腔内是负压,有助于关节的稳固。

婴幼儿关节的伸展性及柔韧性超过成人,故关节的活动范围大于成人。但关节的牢固性较差,如外力作用不当,容易发生脱臼,特别是肘关节、髋关节,脱臼时常伴有关节囊撕裂及韧带损伤,脱臼部位出现肿胀、疼痛,并失去运动能力。

(二) 骨骼肌

运动系统的肌肉都是骨骼肌,附于骨骼,受意志支配,故又称随意肌。全身肌肉有 600 多块,成人约占体重的 40%。骨骼肌的形态多种多样,根据其外形可分为长肌、短肌、阔肌和轮匝肌(见图 2-15)。长肌主要分布于四肢,短肌多位于躯干浅部,轮匝肌分布在孔裂周围。全身肌肉分为头颈肌、躯干肌和四肢肌(见图 2-16)。人体肌肉的分布与直立姿势、劳动、情感和语言有密切的关系。

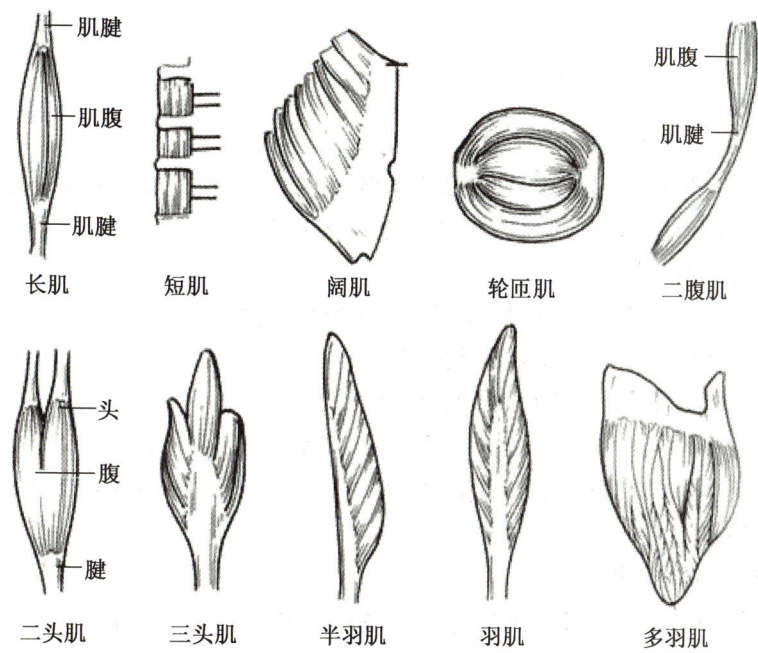

图 2-15 骨骼肌的形态

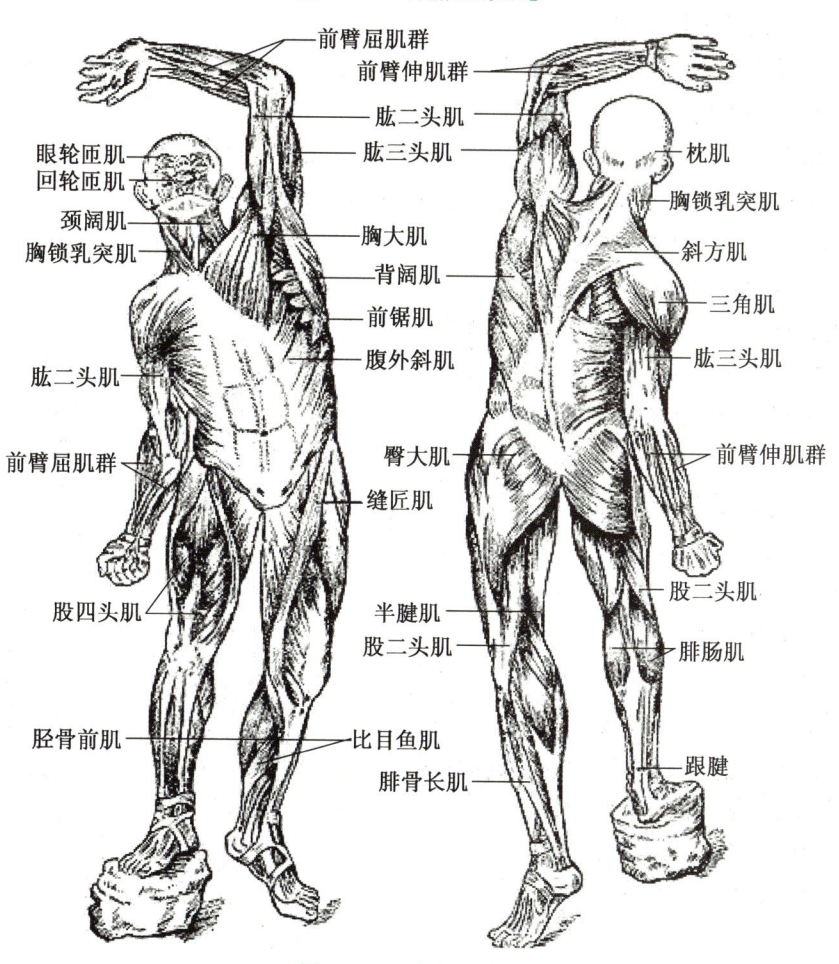

图 2-16 全身骨骼肌

(三) 学前儿童运动系统的特点及保健

1. 学前儿童骨骼的特点

(1) 骨骼生长迅速

学前儿童的骨含有较厚的骨膜及丰富的血管，骨膜内的成骨细胞会影响骨的生长及再生。学前儿童新陈代谢旺盛，骨愈合能力较强。

(2) 骨骼柔软易弯曲

与成年人相比，儿童的骨组织中含有较多的有机物和较少的无机物。儿童的骨成分中有机物大于 1/3，比较柔软，易变形。

由于有机物赋予骨骼弹性，而无机物赋予骨骼硬度，所以学前儿童的骨骼弹性大、硬度小，好比鲜嫩的柳枝。他们可以做许多成人无法做到的动作，如婴幼儿能吃到自己的脚，但同时骨骼也很容易出现变形、弯曲。维生素 D 和钙的缺乏易导致"O"形腿或"X"形腿。

(3) 腕骨未完全钙化

腕骨共 8 块，新生儿没有腕骨，出生时全部为软骨，以后逐渐钙化，到 10 岁左右才能全部钙化。所以学前儿童的手部力量小，不能拿重物。

(4) 骨盆尚未长结实

婴幼儿时期，髋骨由髂骨、坐骨和耻骨借软骨连接起来，一般在 18～25 岁才骨化成为一块完整的骨。

学前儿童的骨盆和成人不同，还没长结实。在蹦蹦跳跳时，要注意安全。比如，幼儿从高的地方往硬地上跳，就可能损伤骨盆的骨头，使骨盆变形。

(5) 脊柱的生理弯曲还未固定

脊柱是人体的主要支柱。是成人脊柱有 4 个生理弯曲(见图 2-17)，这些弯曲的形成对保持身体平衡、缓冲对大脑的震荡有利。随着动作的发展，儿童逐渐形成脊柱的生理弯曲。新生儿的脊柱较平直，只有最下方的骶部有弯曲；3 个月左右会抬头了，逐渐形成颈前曲；6 个月左右能坐，形成胸后曲；1 岁左右开始站立行走时，形成腰前曲，以维持行走时身体的平衡。婴幼儿时期，脊椎的生理性弯曲虽已出现，但未完全固定，一般在 18～25 岁才能完全固定。

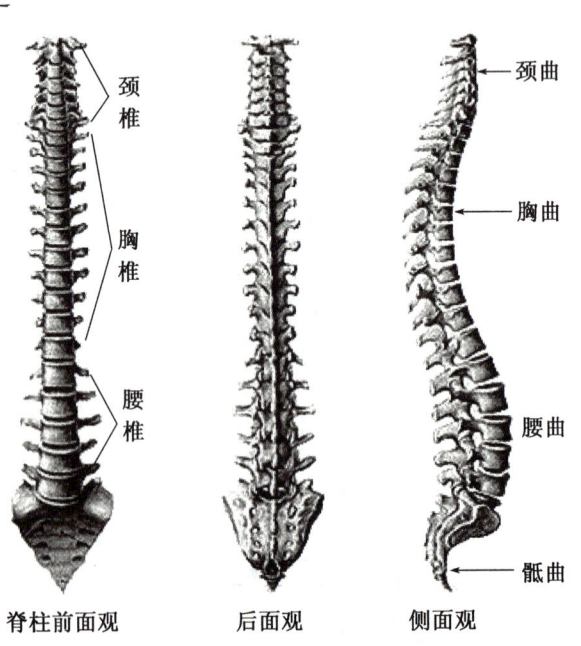

图 2-17 成人脊柱模式图

2. 学前儿童肌肉的特点

（1）肌肉容易疲劳

新生儿肌肉的重量仅占体重的 1/5，随着年龄的增长，肌肉占体重的百分比逐渐上升，至 5 岁的比例达 1/3 左右，而青春发育期比例近 1/2。学前儿童肌肉中水分较多，蛋白质及储存的糖原较少，因此肌肉柔嫩，收缩力较差，力量小，易疲劳。但由于儿童新陈代谢旺盛，疲劳后恢复较快。年龄越小的孩子，这些特点越是明显。

（2）大肌肉发育早，小肌肉发育晚

婴幼儿时期，支配大肌肉群活动的神经中枢发育较早，故大肌肉动作发育较早，躯干及上下肢活动能力较强。3~4 岁时上、下肢的活动已比较协调，但支配小肌肉群活动的神经中枢发育较晚。手部腕部小肌肉群活动能力较差，难以完成精细的动作。5~6 岁时才能初步做些精细的动作，比如，幼儿会跑、会跳了，可是画条直线却很费劲，这与不同的肌肉发育早晚有一定的关系。

3. 学前儿童关节和韧带的特点

（1）关节窝较浅，周围韧带较松

学前儿童的关节窝较浅，周围韧带较松，关节的活动性及伸展性较强，但牢固性较差。在较强外力作用下，容易脱臼。

学前儿童的肘关节较松，当肘部处于伸直位置时，若被猛力牵拉手臂，就可能造成"牵拉肘"。发生"牵拉肘"，常常是大人领着孩子上楼梯、过马路或给孩子穿脱衣服时，用力过度，牵拉了他们的手臂所造成的。

（2）足部肌肉、韧带还不结实

足弓的作用在于缓冲行走时身体所产生的震荡，保护足底的血管和神经免受压迫。学前儿童足弓周围韧带较松，肌肉细弱，若长时间站立、行走，足底负重过多，易引起足弓塌陷，特别是肥胖儿更易发生扁平足（见图 2-18）。但是，如果缺乏运动，脚底的肌肉、韧带得不到锻炼，也不会结实。因此，要有适度的锻炼。

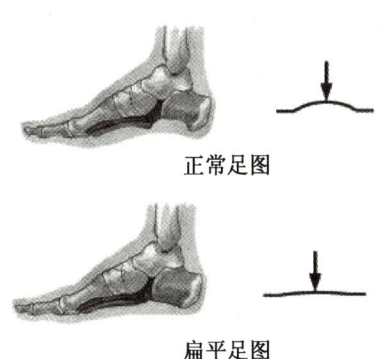

图 2-18　正常足和扁平足

4. 学前儿童运动系统的保健要点

（1）教育学前儿童保持正确姿势，防止脊柱和胸廓畸形

保持正确姿势，形成良好体态，即"坐有坐相，站有站相"，不仅是为了美观，更是为了保证学前儿童身心健康发育。为防止骨骼变形，形成良好体态，需注意以下几点：婴儿不宜过早坐、站，不宜睡软床和久坐沙发。负重不要超过自身体重的 1/8，更不能长时间单侧负重。托幼机构应配备与学前儿童身材合适的桌椅。教师要随时纠正学前儿童坐、立、行中的不正确姿势，并为学前儿童做出榜样。

（2）科学组织体育锻炼和户外活动

体育锻炼和户外活动，可使肌肉更健壮有力；可刺激骨的生长，使身体长高，并促进骨中无机盐的积淀，使骨更坚硬。户外活动时适量接受阳光照射，可使身体产生维生素D以预防佝偻病。锻炼时血液循环加快,可为骨骼、肌肉提供更多的营养。

要根据学前儿童的年龄特点,选择运动方式及运动量,使学前儿童全身得到充分锻炼。组织活动时应注意以下问题:

① 要全面发展动作

学前儿童的动作正处于迅速发生和发展阶段,在组织活动时应让儿童的两臂交替使用,上下肢均参与活动。避免经常单一地使用某些肌肉、骨骼。幼儿园不宜开展拔河、长跑等剧烈运动。

② 要保证安全,防止伤害事故

要做好运动前的准备活动和运动后的整理运动,不要在坚硬的水泥地面上进行较长时间的跑、跳运动等。

(3) 衣服要宽松适度

学前儿童不宜穿过于紧身的衣服,以免影响血液循环,鞋过小会影响足弓的正常发育。衣服、鞋宽松应适度,过于肥大会影响运动,易造成意外伤害。

(4) 供给充足的营养

骨的生长需要大量蛋白质、钙和磷等,还需要维生素D促进钙、磷的吸收;肌肉生长及"能量"的贮存,需要大量蛋白质和葡萄糖。合理膳食是保证骨骼、肌肉发育的重要条件,儿童应多摄取富含钙、磷、维生素D、蛋白质的食品,如小虾皮、蛋黄、牛奶、动物肝脏、豆制品等,以促进骨的钙化和肌肉的发育。

(5) 注意保护好关节和韧带

成人不要猛力牵拉儿童的手臂,以防伤着肘关节、肩关节;教育儿童不要从高处往硬地上跳,避免伤着骨盆。另外,教师在组织学前儿童进行体育锻炼和户外活动时,尽量避免在硬的地面上做跳跃运动。

早操或课间操的组织

一、保教目标

1. 喜欢参加体育锻炼活动,能和老师一起完成基本动作、律动和集体舞。
2. 动作协调、灵活,能随各种口令进行队形变化。
3. 能在音乐的伴奏下完成各种动作和队形变化。
4. 体验团体活动的集体荣誉感,乐于参加集体活动。

二、工作程序

(一) 准备部分

1. 准备好做操需要的相关器械,放置于学前儿童易于拿取的位置。
2. 检查场地及器械安全设施。
3. 检查学前儿童服装。

4. 主班、配班老师一前一后,组织学前儿童有序进入户外活动场地。

5. 示范教师精神饱满,有活力,保持良好的情绪感染力。

（二）运动部分

1. 主班教师在队伍前方为学前儿童做镜面示范或其他肢体提示;根据学前儿童活动情况,及时给予合适的指导语;观察学前儿童的活动情况,如出汗、动作不到位、突发状况等,与配班老师合作处理。

2. 配班老师组织学前儿童拿取和整理活动器械;观察学前儿童的活动情况,如出汗、动作不到位、突发状况等,与主班老师合作处理。

（三）整理部分

1. 主班老师带领学前儿童做整理放松运动。

2. 配班老师组织学前儿童收拾器械,并将其放回原处。

1. 由于幼儿的肌肉中水分多,蛋白质及糖原少,不适合他们的运动项目是（　　）。（2013年上半年）

　　A. 长跑　　　　　　　　B. 投掷

　　C. 跳绳　　　　　　　　D. 拍球

参考答案

2. 保护幼儿听觉器官的正确做法是（　　）。（2021年上半年）

　　A. 引导幼儿遇到噪音时捂耳、张嘴　　B. 经常帮助幼儿掏耳、去耳屎

　　C. 要求幼儿捏住鼻翼两侧擤鼻涕　　　D. 经常让幼儿用耳机听音乐、故事

3. 体育活动中与活动后,教师分别可以从哪些方面判断幼儿的活动量是否合适?（2021年上半年）

怎样判断学前儿童体育活动量是否适宜

判断学前儿童体育活动量是否合适的方法有二:

方法一:成人的细致观察。看学前儿童在锻炼时的反应,如面色苍白、面红耳赤、出汗过多、动作缓慢,显出疲劳的样子,这情况可能是锻炼量大。平日,当学前儿童身体健康,运动量又合适时,会表现出精神充沛,学习时注意力较集中,食欲良好,睡眠沉熟,积极参加各种体育活动。但当学前儿童运动量过大时,会出现大脑皮层兴奋

和抑制过程失调,多数是抑制过程削弱,表现为睡眠不好、食欲下降、不愿多动、精神萎靡不振等现象。

方法二:测量幼儿运动前后的脉搏变化。在正常情况下,运动后脉搏相应加快,但应在三分钟内恢复运动前的水平,这说明心肌的能力较强,能够在很短时间内补定细胞在运动中所负的"氧债",表示该项运动量适合于该儿童的身体。

探寻四　皮肤与免疫系统

冬天,户外活动时孩子们跑来跑去,出了很多汗。实习老师婷婷怕小朋友们太热,就帮助他们把外套脱了,让他们继续玩。没想到,过了几分钟,冬冬留着鼻涕跑回来了。婷婷连忙帮冬冬穿上外套,给他在背后垫了块干毛巾。婷婷很疑惑:冬冬刚刚还大汗淋漓的,怎么一会儿就流鼻涕了呢?

一、皮肤

皮肤覆盖在人体的表面,可以保护机体免受外界环境的直接刺激。身体各部位皮肤的厚度不同,手掌心和足底处的皮肤最厚,约有 4 毫米,眼皮等处的皮肤最薄,只有 0.5 毫米。

微课 5

身兼数职的皮肤

(一) 皮肤的构造

皮肤由表皮、真皮、皮下组织和皮肤衍生物构成(见图 2-19)。

表皮是皮肤的最表层。表皮的最外层是角质层,表皮细胞不断地衰亡、角化和脱落成为皮屑。表皮的最内层是生发层,生发层的细胞具有很强的增殖能力,形成表皮的各层细胞,生发层内还有能产生黑色素的细胞,决定皮肤颜色的深浅,日光照射有助于黑色素的增加。

真皮位于表皮的下面,由致密结缔组织构成,含有大量弹性纤维和胶原纤维,所以,弹性和韧性都比较强。真皮中含有丰富的血管和神经末梢。

皮下组织在真皮的下面,主要由疏松结缔组织构成,并含有大量的脂肪组织。人体的胖瘦决定于皮下组织的厚薄。皮下组织具有保温和缓冲机械压力的作用,它还是皮下注射时药物进入的部位。

皮肤附属结构主要是毛发、汗腺、皮脂腺和指(趾)甲。毛发包括毛干和毛根两部

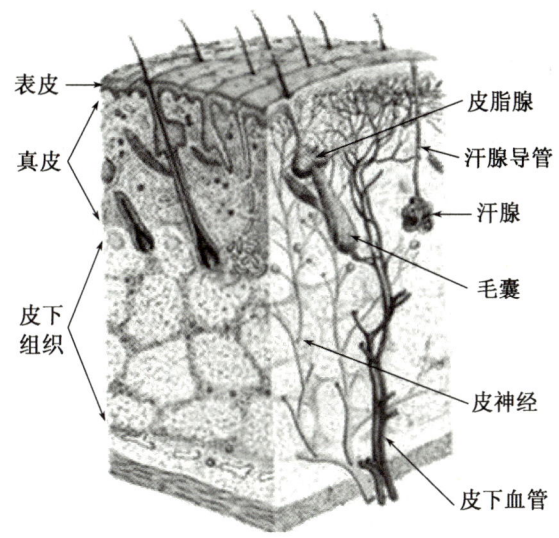

图 2‑19　皮肤的构造

分,毛干是暴露在皮肤表面的部分,毛根则藏于皮肤内。毛根的周围包着毛囊,最下面是毛乳头,里面有丰富的血管,供给毛发营养。毛囊底部的上皮细胞分裂繁殖,可以使毛发不断生长。毛根的旁边有立毛肌,收缩时可使毛发竖立,如因受冷而出现的"鸡皮疙瘩",就是立毛肌收缩的结果。汗腺可以分泌汗液,人体代谢产生的一部分废物、一部分多余的水分和无机盐,就是随汗液排出体外的。汗液排出的多少,与气温和人体活动的强度有关。皮脂腺分泌皮脂,开口于毛囊,再沿毛干排到体表,可以滋润皮肤和毛发。指(趾)甲是表皮角质层的变形物,其根部的生发层不断增生,使其不断生长。

(二) 皮肤的主要生理功能

1. 保护功能

皮肤的结构坚韧、柔软、富于弹性,能防御和缓冲外力打击、摩擦和挤压等机械性损伤。皮肤可以形成某些具有抗菌作用的物质,抑制和杀死细菌。同时,皮肤中的色素可吸收阳光中的紫外线,可以避免紫外线穿透皮肤而损伤内部组织。

2. 体温调节功能

体温的相对恒定是维持生命活动的重要条件,皮肤在体温调节方面起着重要的作用。皮肤受到冷刺激,血管收缩,减少热量的散失;皮肤受到热刺激,血管舒张,汗液分泌增多,促进体内热量的散发。

3. 分泌与排泄功能

皮脂腺分泌皮脂,能滋润皮肤和毛皮。汗腺分泌汗液,其中大部分是水分,还有少量的无机盐、尿素等废物,有些药物也经过汗腺排泄。

4. 感觉功能

真皮中有丰富的感觉神经末梢,能感受冷、痛、热、痒等各种刺激。婴幼儿由于表皮、真皮肌的发育均不够完善,对刺激的反应不够敏感,容易造成皮肤损伤。

皮肤还有吸收、分泌、排泄和代谢等功能。

(三)学前儿童皮肤的特点

1. 皮肤的保护功能差

婴幼儿皮肤细嫩,表皮的角质层比较薄,真皮的结缔组织和弹性纤维发育差,皮下脂肪也较少。随着年龄的增长,表皮和真皮的发育才逐渐完善。因此,婴幼儿皮肤的保护功能较差,对来自外界的冲击、紫外线辐射、细菌侵蚀等的抵抗力远不如成人,容易受到损伤和感染。

2. 调节体温的功能差

皮肤在体温调节方面起着重要的作用,婴幼儿皮肤的调节功能比成人差。一方面,由于婴幼儿皮肤中的毛细血管丰富,通过皮肤的血量相对比成人多,散热较快;另一方面,学前儿童皮肤的表面积相对比成人大,散热多;加之汗腺的发育不够完善,神经系统对血管运动的调节作用不够稳定,所以,婴幼儿往往不能很好地适应外界环境温度的变化,容易受凉或过热,进而生冻疮、长痱子。

3. 吸收功能强

婴幼儿皮肤薄嫩,通透性较强,有些物质可以完全通过皮肤吸收,如化妆品、外用药、农药、酒精等都可经皮肤被吸收到体内,引起中毒。

(四)学前儿童皮肤的保健要点

1. 养成良好卫生习惯,保持皮肤清洁

应教育学前儿童养成爱清洁的习惯。给儿童洗头时,要避免皂沫进入眼睛。学前儿童以留短发为宜。给儿童修剪指甲时,手指甲应剪成圆弧形,脚指甲则应剪平,边缘稍修剪即可。

2. 加强锻炼

经常组织学前儿童进行户外活动,坚持冷水洗脸,可以改善皮肤的血液循环,提高皮肤调节体温的能力,遇到冷、热的刺激反应灵敏,使体温保持相对的恒定,增强对冷热变化的适应性。

3. 注意衣着卫生

当季节、气候变化时,应提醒学前儿童及时增减衣服。平日着装不宜过多,以提高机体的适应能力。衣服应安全舒适、式样简单、便于穿脱。内衣以棉织品为好。

4. 不用刺激性强的洗涤、护肤品

学前儿童皮肤嫩,皮脂分泌少,不宜用刺激性强的洗涤用品,洗脸洗手后应使用儿童护肤品,不宜用成人的护肤品或化妆品,儿童不要烫发和戴首饰。

二、免疫系统

免疫系统是人体抵御病原菌侵犯最重要的保卫系统。这个系统由免疫器官、免疫细胞以及免疫活性物质组成。

免疫器官包括中枢免疫器官(骨髓、胸腺)和外周免疫器官(扁

微课 6

学前儿童免疫系统的特点与保健

桃体、淋巴结、脾),是免疫细胞生成、成熟或集中分布的场所。免疫细胞是人体内发挥免疫作用的细胞,包括吞噬细胞和淋巴细胞(T淋巴细胞和B淋巴细胞)。免疫活性物质是由免疫系统细胞或细胞产生的发挥免疫作用的物质,包括抗体、淋巴因子、溶菌酶等。

免疫系统是机体防卫病原体入侵最有效的武器,它能发现并清除异物、外来病原微生物等引起内环境波动的因素。但其功能的亢进会对自身器官或组织产生伤害。

(一)免疫系统的功能

免疫系统具有以下功能:

1. 保护

使人体免于病毒、细菌、污染物质及疾病的攻击。

2. 清除

新陈代谢后的废物及免疫细胞与"敌人"打仗时遗留下来的病毒死伤尸体,都必须借由免疫细胞加以清除。

3. 修补

免疫细胞能修补受损的器官和组织,使其恢复原来的功能。

(二)免疫的种类

人体抵抗病原体入侵有三道防线。第一道防线:皮肤、黏膜及分泌物;第二道防线:体液中杀菌物质和吞噬细胞;第三道防线:特异性免疫。

1. 非特异性免疫

非特异性免疫是与生俱来的、可遗传的,是一般的抵抗力。人体抵抗病原体入侵的第一、第二道防线属于非特异性免疫。

2. 特异性免疫

特异性免疫是后天获得的,有很强的针对性,如小孩得过麻疹,有了抗体便不再得。预防接种是人工方法获得特异性免疫能力的一种方式。

表 2-3 非特异性免疫和特异性免疫的区别

	非特异性免疫	特异性免疫
范围	机体对体内外异物都可以发生免疫反应	机体仅对某一异物(抗原)产生免疫反应
特性	非专一性	专一性
形成	生来就有的	后天逐渐形成的
作用	弱	强

(三)学前儿童免疫系统及功能的特点

1. 学前儿童免疫系统的特点

(1)胸腺

胸腺是胎儿最早出现的淋巴器官,在新生儿及幼儿时期较大,为10~15克,性成熟期最大，为25~40克，以后则开始萎缩，逐渐变小。

（2）脾脏

脾脏是最大的免疫器官，是产生致敏淋巴细胞和抗体的场所，是滤过和储存血的器官，同时也是清除生物和衰老的细胞。胎儿脾脏始发育于胎儿5周，免疫功能出生后才发育健全。

（3）淋巴结

淋巴结开始发育在胎儿7周左右，20周后产生免疫反应，青春期时发育到最大。

（4）淋巴细胞

淋巴细胞具有免疫功能，参与免疫反应在胎儿7周左右开始，出生后淋巴细胞数量减少，12岁的淋巴组织发育达到最高水平。

2. 学前儿童免疫功能的特点

（1）非特异性免疫功能尚未完善。学前儿童皮肤、黏膜薄嫩，屏障作用差。白细胞、淋巴细胞免疫力不强。

（2）容易得传染病。学前儿童缺乏特异性免疫力，是传染病易感者，预防接种是重要措施。

（3）过敏。过敏也称变态反应性疾病，免疫力过高，与遗传有关。引起学前儿童过敏的因素有先天和后天之分。先天因素有家族遗传等；后天因素有饮食、环境、身体状况等。有的学前儿童是过敏体质，表现为头皮上结痂，脸上有红点、湿疹，经常揉眼睛耳朵。

（四）学前儿童免疫系统的保健要点

为了学前儿童的健康成长，加强对免疫系统的保健尤为重要。免疫系统的保健应注意如下事项：

1. 皮肤保洁

皮肤是人体的第一道防线，皮肤通过汗液和皮脂排泄的脂肪酸形成的酸性环境能抑制致病菌的生长，它好比前沿阵地的战士，时刻阻击着各种来犯"敌人"，而只有清洁的皮肤才能成为防线，因此学前儿童的皮肤一定要保持清洁且不要弄破，保持皮肤的完整性。

2. 不轻易切除扁桃体

扁桃体是一个具有免疫功能的淋巴组织，在机体防御疾病中起着"门卫"作用。由于解剖位置和结构方面的特点，它极易受到感染。目前医学界对扁桃体切除存在不同意见，有的专家主张单纯扁桃体炎一般情况下不必切除，如有反复化脓性感染、过度肥大或出现风湿、肾炎等疾病时，再考虑做扁桃体切除。

3. 打防疫针

这种防疫方法可以使孩子体内产生特异性免疫力。许多传染病被控制，也主要靠打防疫针，如麻疹、白喉、小儿麻痹症、流行性脑脊髓膜炎、乙型脑炎等。每一种防疫药都有其特定的应用范围和时间，家长应在防疫部门的指导下按规定给孩子打防疫针。

4. 不滥用免疫抑制剂和免疫增强剂

免疫抑制剂主要包括抗肿瘤药、某些抗生素、肾上腺皮质激素等。这些药物必须在医生指导下根据病情适当使用，切忌滥用。有些家长当孩子稍有不适就立刻使用抗生素，甚至为了预防疾病，孩子没病也给他服用抗生素，这是很不妥当的。因为有些抗生素对人体的免疫功能有抑制作用，长期大量使用可造成继发性免疫缺乏症，使人体的抵抗力下降。

免疫增强剂主要包括卡介苗、转移因子、胸腺素、干扰素、左旋咪唑等。这些制剂也应在医生指导下合理使用，否则会造成免疫功能紊乱、病情加重等恶果。

5. 不要把丙种球蛋白当成补药和预防百病的药使用

丙种球蛋白只对体液免疫缺陷者有效，对细胞免疫缺陷者无效。如果孩子有急性传染病接触史，可注射 1～2 支以预防被传染。身体健康的儿童，大可不必用这些药物，因为使用不当，只会适得其反。

6. 加强营养和体育锻炼

营养和体育锻炼可增强人体免疫功能，提高抗病能力。

7. 注意自我防护

自我防护是防止变态反应（过敏反应）的根本措施。应注意观察寻找哪些是"刺激源"或"过敏源"，确认后即应采取"避、忌、替、移"的自我防护措施。"避"，即躲避过敏诱因；"忌"，即忌用过敏物品，忌食过敏食物和药品；"替"，即用不过敏的食物、药品替代过敏物；"移"，即将过敏源移离过敏者的生活学习工作环境。如支气管哮喘者（过敏性），应自觉避开香烟、煤烟、粉尘等。

探寻五　呼吸与消化系统

情境导入

秋冬交替季节，班里经常有小朋友打喷嚏、流鼻涕。王老师及时联系这些孩子的家长，建议他们带孩子去医院。冬冬妈妈觉得这未免有点小题大做，小感冒不用去医院看。王老师告诉冬冬妈妈，不要小看感冒，在幼儿园里感冒特别容易流行，一定要积极预防。另外，如果感冒治疗不及时，还会引发其他部位的感染。

一、呼吸系统

人体在新陈代谢过程中，不断地消耗氧气并产生二氧化碳。机体吸入氧气和排出二氧化碳的过程称为呼吸。呼吸系统正是执行着机

微课 7
担当防御功能的呼吸系统

体与外界的气体交换,吸入氧气、排出二氧化碳的功能。

呼吸系统由呼吸道和肺组成(见图 2-20)。呼吸道包括鼻、咽、喉、气管和支气管,是气体进出肺的通道。通常把鼻、咽、喉称为上呼吸道,把气管和支气管称为下呼吸道。肺是进行气体交换的场所。

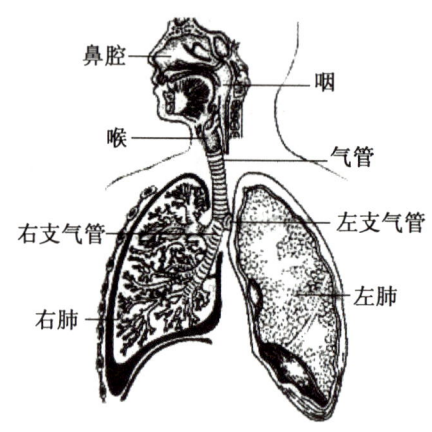

图 2-20 呼吸系统结构模式图

(一) 呼吸道

1. 上呼吸道

鼻是呼吸道的起始部分,是保护肺的第一道防线。鼻腔对吸入的空气起着清洁、湿润和加温的作用。鼻腔表面的黏膜能分泌黏液,鼻腔发生炎症时,分泌的黏液增多,"鼻涕"就是由黏液和它所粘连的灰尘、细菌组成的。

咽是呼吸和消化系统的共同通道,分别与鼻腔、口腔和喉腔相通。

喉是呼吸道最狭窄的部位,空气经咽、喉进入气管。喉也是发音器官,婴幼儿声带短而薄,不够坚韧,所以婴幼儿声调比成人高。

2. 下呼吸道

气管位于食管前方,为后壁略扁平的圆筒状管道。上与喉相连,向下进入胸腔。气管向下分成左、右两侧支气管,分别进入两肺,支气管在肺内形成树枝样的分支。右侧支气管短而粗,比较直,就像是气管的直接延伸,左侧支气管细而长,因此,有异物误入气管时,最易坠入右支气管内。气管、支气管的黏膜也能分泌黏液,具有进一步清洁空气的作用。人们咳出的"痰"就是这些黏液和它所粘连的灰尘和细菌组成的。

(二) 呼吸器官

1. 肺和气体交换

肺是呼吸系统的主要器官,位于胸腔内,左右各一,由胸膜包裹着。肺组织呈海绵状,质软而轻,富有弹性。左右肺均近似圆锥形,上端为肺尖,下端为肺底。

组成肺的最小单位叫肺泡,成人肺泡约有 3 亿~4 亿个。肺泡是进行气体交换的场所(见图 2-21)。经呼吸而吸入的氧气,通过肺泡膜和毛细血管壁,由肺泡弥散到血液内;体内的二氧化碳则通过毛细血管壁和肺泡膜,由血液弥散到肺泡内,再经过呼气而排出体外,这就是肺泡内的气体交换。

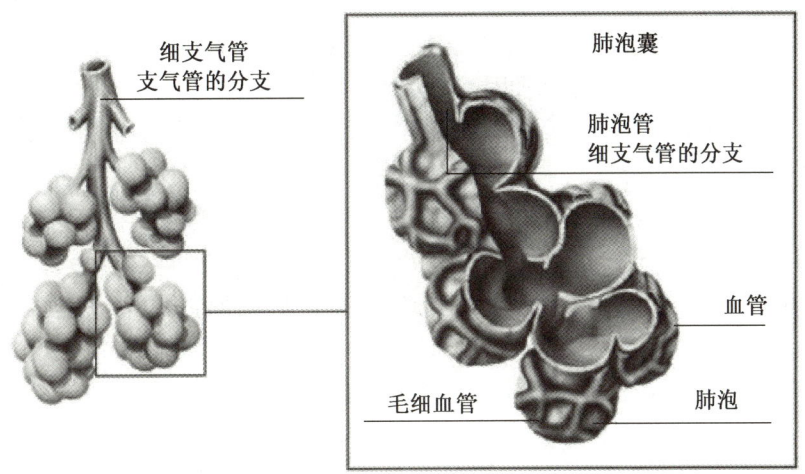

图 2-21 肺泡

2. 呼吸运动

呼吸运动是呼吸肌在神经系统控制下,进行有节律的收缩和舒张所形成的。吸气时,肋间外肌收缩,使肋骨和胸骨向上向外移动,胸廓扩大,肺的容积增大,肺内气压下降而低于大气压,外界空气进入肺。呼气时,肋间外肌舒张,使胸廓缩小,肺的容积缩小,肺内压升高而高于大气压,迫使肺内的部分气体排出体外。

呼吸运动在中枢神经调节下有节奏地进行。氧气从外界进入肺泡,然后进入血液,再进入组织;体内的二氧化碳从组织进入血液,再到达肺泡,排出体外。

(三) 学前儿童呼吸系统的特点

1. 学前儿童呼吸器官的特点

(1) 鼻腔

学前儿童头面部发育不完全,鼻和鼻腔相对短小狭窄。新生儿几乎无下鼻道,以后随着面部颅骨、上颌骨的发育,鼻道逐渐加长、增宽,直至 4 岁左右才开始形成。婴儿时期鼻黏膜柔嫩,富有血管,缺少鼻毛,容易受感染。感染时可引起鼻黏膜充血、肿胀,分泌增多,造成鼻腔堵塞。另外,婴儿时期鼻黏膜下层缺乏海绵组织,以后随年龄增长逐渐发育,到性成熟期最为发达。

学前儿童鼻窦尚未发育完全,随着年龄的增长,面骨和上颌骨逐渐发育,鼻窦才逐渐发育完善。因此,学前儿童虽然容易发生上呼吸道感染,但极少出现鼻窦炎。鼻中隔前下方血管丰富,容易因干燥、外伤等原因出血,称为"易出血区"。

学前儿童鼻泪管较短,开口于眼内眦,瓣膜发育不全,因此,如果上呼吸道感染,病菌可以通过鼻泪管侵及眼结膜,引发泪囊炎、结膜炎等。

(2) 咽

鼻咽部及咽部由软腭分隔,在婴儿期相对狭小,方向垂直。学前儿童咽鼓管较宽、短,而且平直,故上呼吸道感染时,容易侵及中耳,并发中耳炎,损伤听力。

(3) 喉

学前儿童喉腔狭窄,黏膜柔嫩,有丰富的血管和淋巴组织。如果感染,可因黏膜充血、肿胀使喉腔更狭窄,致呼吸困难。

学前儿童喉部的保护性反射机能尚不完善,吃食物时说笑,容易将未嚼碎的食物呛入呼吸道。

学前儿童声带容易疲劳,若发生肿胀充血,可造成声音嘶哑。

(4) 气管、支气管

学前儿童气管和支气管管腔较成人狭窄,管壁柔软,肌肉发育不完善,缺乏弹性组织;黏膜血管丰富,黏液腺分泌不足而较干燥,黏膜纤毛运动较差,不能很好地排出微生物及黏液,因而若发生感染易造成呼吸困难。

(5) 肺

在胎儿时期肺脏已发育,出生后随年龄的增长而进一步发育,主要是肺泡的分化。肺泡数量在出生时约 200 万个,8 岁时增至 1 400 万,成人为 3 亿;肺泡面积的增长比体表面积明显,从出生至成年,气体交换面积增加了 20 倍;自出生到生长发育停止,肺的重量大约增加了 20 倍。

学前儿童肺弹力组织发育较差,血管丰富。整个肺脏含血多,含气少,肺间质发育旺盛,肺泡数量较少,因而感染时容易导致黏液堵塞,并易引起肺不张、肺气肿及肺淤血等。

2. 学前儿童呼吸运动的特点

学前儿童新陈代谢旺盛,在新陈代谢的过程中,机体需氧量相对比成人多,只能加快呼吸频率以满足需要,所以年龄越小,呼吸频率越快。新生儿每分钟呼吸 40~44 次,1 岁以内约 30 次,1~3 岁约 24 次,4~7 岁约 22 次。不同年龄的呼吸频率见表 2-4:

表 2-4 不同年龄的呼吸频率

年龄	新生儿	1~3 岁	4~7 岁	10~14 岁	成人
呼吸频率(次/分)	40~44	25~30	22 左右	20 左右	16~18

因调节呼吸运动的神经中枢发育尚未完善,婴幼儿呼吸节律常不稳定。因呼吸肌较弱,以腹式呼吸为主。

(四) 学前儿童呼吸系统的保健要点

1. 培养儿童良好的卫生习惯

日常生活中要注意培养儿童以下卫生习惯:

(1) 养成用鼻呼吸的习惯,充分发挥鼻腔的保护作用。若儿童白天张口呼吸,睡眠时打鼾,可能是由于鼻咽后壁的增殖腺肥大所致,应去医院诊治。

(2) 教育儿童不挖鼻孔,以防鼻腔感染或引起鼻出血。

(3) 教育儿童咳嗽、打喷嚏时,不要面对他人,用手帕捂住口鼻。教给儿童正确的擤鼻涕方法。

(4) 不要让儿童蒙头睡眠,以保证吸入新鲜空气。

2. 保持室内空气新鲜

新鲜空气里病菌少并有充足的氧气,能促进人体的新陈代谢,还可以增强学前儿童对外界气候变化的适应能力,室内应经常开窗通风换气。

3. 科学组织体育锻炼和户外活动

经常参加户外活动和体育锻炼,可以加强呼吸肌的力量,促进胸廓和肺的正常发育,增加肺活量。户外活动还能提高呼吸系统对疾病的抵抗力,预防呼吸道感染。

在组织学前儿童体育游戏、体操、跑步时,应注意配合动作,自然而正确地加深呼吸,使肺部充分吸进氧气,排出二氧化碳。

4. 严防呼吸道异物

培养学前儿童安静进餐的习惯,不要边吃边说笑。教育儿童不要边玩边吃小食品,更不可抛起来"接食"。

不要让儿童玩玻璃球、硬币、扣子、豆类等小东西,教育他们不要把这些小物件放入鼻孔。婴幼儿不要玩塑料袋,以防他们套到头上。

5. 保护幼儿声带

选择适合学前儿童音域特点的歌曲或朗读材料,每句不要太长,每次练习时,发声时间最多在4～5分钟。鼓励儿童用自然、优美的声音唱歌、说话,避免高声喊叫。练习发声的地点应保持空气流通,温度湿度适宜。冬季不要在室外练声,要避免儿童在温度骤变的情况下练习发声。当咽部有炎症时,应减少发音,直到完全恢复。

二、消化系统

微课 8

不可小觑的乳牙

消化是指在消化道内将食物分解为可以被吸收的成分的过程。吸收则是指经过消化的食物成分通过消化道壁进入血液循环的过程。食物的消化和吸收都是由消化系统完成的。

(一) 消化系统的组成与功能

消化系统由消化管和消化腺两部分组成(见图2-22)。消化管包括口腔、咽、食管、胃、小肠和大肠。消化腺主要有唾液腺、胃腺、肠腺、胰腺和肝脏。

消化系统的主要功能是消化食物,吸收营养,并把食物残渣(粪便)排出体外,另有内分泌和免疫等功能。这里主要讨论食物的消化、吸收过程。

1. 消化管的特征

(1) 口腔

口腔内有牙齿和舌。通过牙齿的咀嚼,可将食物磨碎,磨碎的食物和唾液在舌的搅拌下形成食团。舌具有协助咀嚼、吞咽、发音和感受味觉的功能,舌系带过短可影响舌的活动,不利于发音。

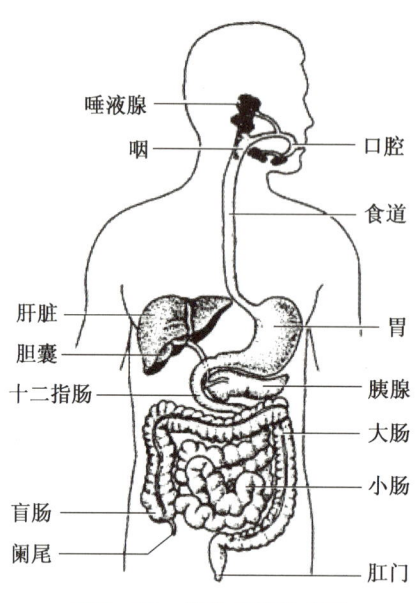

图 2-22 消化系统模式图

牙是人体最坚硬的器官。人的一生中先后出现两副牙齿,在出生后 6 个月左右开始长出乳牙(见图 2-23),2~3 岁乳牙全部萌出,共 20 个。自 6 岁左右开始出现第一颗恒牙(即第一磨牙,又称六龄齿),7~12 岁乳牙脱落,恒牙逐渐长出,共 32 个。12 岁左右出第二恒磨牙,第三恒磨牙(又称智齿)一般在 18 岁以后才长出,也可终生不出,因此,人的恒牙 28~32 个均为正常(见图 2-24)。

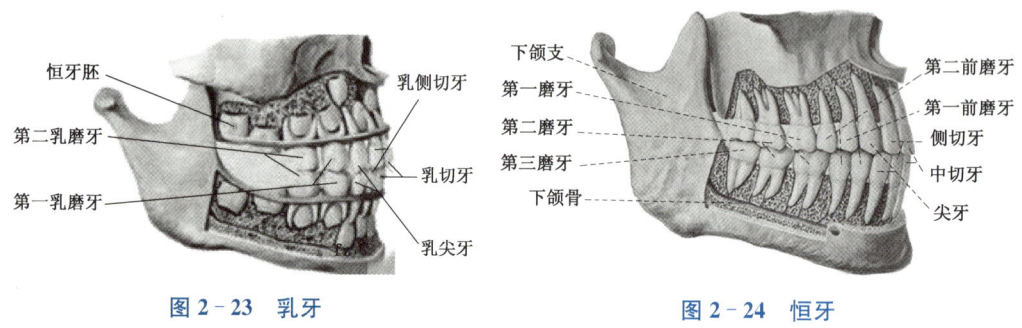

图 2-23 乳牙　　　　　　　　　图 2-24 恒牙

根据牙的形态和功能,可把牙分为切牙、尖牙、前磨牙和磨牙。牙由牙本质、牙釉质、牙骨质和牙髓构成(见图 2-25)。

由于乳牙的结构和钙化程度都不成熟,牙釉质和牙本质的致密度不高,牙齿的咬合面的窝沟又较多,容易受致龋因素的影响。故要早发现、早治疗,防止乳牙早失造成恒牙错位畸形。乳牙是婴幼儿的咀嚼器官,食物通过乳牙咀嚼,帮助消化,为婴幼儿提供丰富的营养;随着咀嚼的刺激,下颌骨正常生长,使脸型逐渐拉长,面容和谐、自然;乳牙正常萌出,有助于正常发音;乳牙齐整对恒牙顺利萌出有重要作用。每一颗乳牙和恒牙的萌出都有固定的时间,见表 2-5、表 2-6。

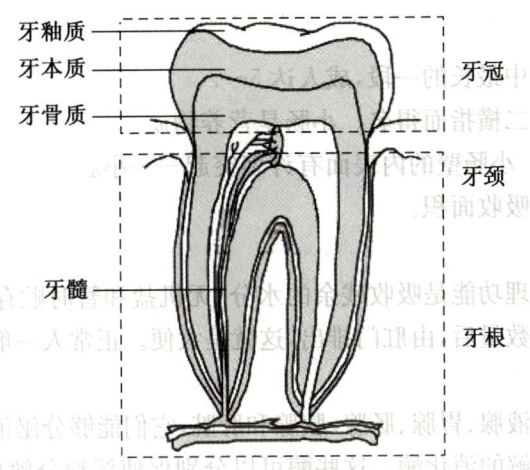

图 2-25 牙的构造

表 2-5 乳牙萌出时间表

乳牙	年龄（月）	乳牙	年龄（月）
中切牙	6～8	第一磨牙	12～16
侧切牙	7～10	第二磨牙	18～24
尖牙	17～20		

表 2-6 恒牙萌出时间表

恒牙	年龄（岁）	恒牙	年龄（岁）
中切牙	6～8	第二前磨牙	11～12
侧切牙	7～8	第一磨牙	6～7
尖牙	10～13	第二磨牙	11～14
第一前磨牙	10～11	第三磨牙	18～22

（2）食管

食管为肌性管道，全长 25 厘米，有三个狭窄部。第一狭窄部可阻止在吸气时空气从咽进入食管，第二狭窄部是异物嵌顿滞留及食管癌的易发部位，第三狭窄部防止胃内容物逆流入食管。

（3）胃

胃位于左上腹部，上端开口贲门与食管连接，下端开口幽门与十二指肠相通。胃是由平滑肌构成的囊性器官，内层黏膜有许多皱襞，使胃容量可以随内容物的多少而适当扩大或缩小。食物进入胃之后，通过胃的蠕动，胃液与食物充分混合，有利于消化酶发挥作用。最终胃内容物以食糜的状态慢慢地进入十二指肠。食糜由胃进入十二指肠的过程叫胃的排空，一般情况下，水需要约 10 分钟，糖类需要 2 小时以上，蛋白质较慢，需要 2～3 小时，而脂肪需要 5～6 小时。通常饮食为混合食物，胃的排空时间需要 4～5 小时。

(4) 小肠

小肠是消化管中最长的一段,成人达5～7米。小肠分十二指肠、空肠和回肠,十二指肠长度约为十二横指而得名。小肠是营养物质主要的吸收部位,食糜在小肠一般停留3～8小时。小肠壁的内表面有许多突起——小肠绒毛,小肠绒毛的存在,显著地增加了小肠的吸收面积。

(5) 大肠

大肠的主要生理功能是吸收残余的水分、无机盐和暂时贮存粪便。食物残渣在直肠聚集到一定的数量后,由肛门排出,这就是大便。正常人一般每天排大便一次。

2. 消化腺的特征

消化腺包括唾液腺、胃腺、肠腺、胰腺和肝脏,它们能够分泌消化液。消化液中含有促使食物消化分解的消化酶。这些酶可以分别促使淀粉分解成麦芽糖,再分解成葡萄糖;将蛋白质分解成氨基酸;将脂肪分解成甘油和脂肪酸等,然后被人体吸收利用。肝脏分泌的消化液——胆汁,虽然不含消化酶,但是它可以使脂肪乳化成细小的颗粒,有利于酶对脂肪的消化。

(1) 唾液腺

唾液腺分泌的唾液可以滋润口腔并溶解食物,便于吞咽;唾液中含有唾液淀粉酶、溶菌酶,具有分解食物和杀菌作用,可以清洁和保护口腔。唾液腺在出生时已形成,但发育不完全,分泌唾液较少。出生3～4个月时唾液腺分泌量明显增加,随着年龄增长,唾液的分泌量和淀粉酶的含量也在增多。

(2) 肝脏

肝脏是人体最大的消化腺。肝脏具有许多重要的功能,如分泌胆汁、物质代谢、储存能量、解毒等作用。肝脏分泌胆汁,将脂肪分解成甘油和脂肪酸;肝脏可以储存糖原,维持血糖浓度的恒定;肝脏还具有屏障及抗毒作用,当一些有毒物质,如酒精、药物等随血液流经肝脏时,将它们氧化分解或变成无毒或毒性较小的物质排出体外。

(3) 胰腺

胰腺具有外分泌和内分泌的双重功能,对机体的新陈代谢起到重要作用。外分泌功能为分泌胰液消化食物,内分泌功能为分泌胰岛素,调节体内血糖浓度,保持血糖相对稳定。婴幼儿的胰腺已具有成人所有的各种消化酶,能够完成消化作用。

(二) 食物的消化与吸收

消化的方式有两种:一种是机械性消化,即通过消化管的运动,将食物磨碎,并使其与消化液充分混合,同时将其向消化管远端推送;另一种方式是化学性消化,即通过消化液的各种化学作用,将食物中的营养成分分解成小分子物质。通常两种消化方式同时进行,相互配合。食物经过消化后,透过消化管黏膜上皮进入血液循环的过程为吸收。消化和吸收是以摄取营养为目的、相辅相成、紧密联系的两个过程。

1. 食物的消化

(1) 口腔消化

消化过程是从口腔开始的,主要是指食物被咀嚼磨碎,并与唾液混合湿润形成食团,便于吞咽。

(2) 胃内消化

食物在胃内将受到胃液的化学性消化和胃壁肌肉运动的机械性消化。

(3) 小肠内消化

小肠内的消化极为重要。在这里食糜受到胰液、胆汁和小肠液的化学性消化,以及小肠运动的机械性消化。食糜通过小肠后,消化过程基本完成。

(4) 大肠内消化

人类大肠没有重要的消化活动。大肠的主要生理功能是吸收残余的水分、无机盐和暂时储存粪便。

2. 营养物质的吸收

食物经过消化以后,营养物质才能被人体吸收利用。口腔和食道基本上没有吸收作用,胃也只能吸收少量的水、无机盐和酒精。小肠是营养物质吸收的主要部位,葡萄糖、氨基酸、甘油、脂肪酸,以及大部分的无机盐、维生素和水等营养物质是由小肠吸收的。食物在小肠一般停留3~8小时,而后随血液输送到全身。大肠能吸收水分和少量剩余的营养物质(如无机盐和维生素)。

(三) 学前儿童消化系统的特点

1. 口腔

口腔是消化道的开始部分。学前期,尤其是婴儿期,口腔较小,黏膜柔嫩,血管丰富,容易破损和感染。

2. 牙齿

婴幼儿乳牙牙根浅,牙釉质也不如恒牙坚硬。

3. 唾液腺

唾液腺在出生时形成,新生儿及小婴儿,由于唾液腺未发育成熟,分泌唾液较少,因此口腔较干燥。生后三四个月,唾液腺逐渐发育,分泌增多,唾液常流出口外,称为"生理性流涎",随着生长可逐渐消失。随着唾液量的增加,儿童消化淀粉类食物的能力也逐步增强。

4. 食道

新生儿的食道长为10~11 cm,1岁时约12 cm,婴幼儿的食道呈漏斗状,黏膜纤弱,腺体缺乏,弹力组织及肌层尚不发达,容易溢乳。学前儿童的食道比成人的短而狭窄,黏膜薄嫩,管壁肌肉组织及弹性纤维发育较差,易于损伤。

5. 胃

婴幼儿的胃呈水平位,当开始会走时,其位置逐渐变为垂直。由于贲门括约肌发育较弱,幽门括约肌发育较好,所以低龄乳儿吃奶时如果吸入空气或喂奶后振动胃部,容易漾奶。

学前儿童胃壁肌肉薄,伸展性较差。年龄越小,胃的容量越小。由于胃腺数目少,分泌的胃液在质和量上均不如成人,其酸度和酶的效能也没有达到成人的标准,所以消化能力较弱。给学前儿童提供的食物以及每餐的间隔时间,应考虑到年龄特点。

6. 肠

（1）吸收能力较强

学前儿童肠管的总长度相对地比成人长。新生儿肠的长度约为身长的 8 倍,婴幼儿超过 6 倍,而成人仅为身长的 4 倍。学前儿童肠黏膜细嫩,富有血管及淋巴管,小肠的绒毛发育良好,因此有很强的吸收能力。

（2）消化能力较差

学前儿童肠壁肌层及弹力纤维发育不完善,肠的蠕动功能比成人弱,容易发生肠道功能紊乱。再加上小肠内各种消化液的质量较差,所以小儿的消化能力较差。

（3）肠的位置固定较差

学前儿童的肠系膜柔软而细长,黏膜下组织松弛,所以肠的位置固定较差,如坐便盆或蹲的时间过长容易出现脱肛现象。由于肠壁薄、固定性差,若腹部受凉、饮食突然改变、腹泻等,可使肠蠕动加强并失去正常节律,从而诱发肠套叠及肠扭转。

7. 肝脏

新生儿肝脏相对成人较大,10 个月时为出生时重量的 2 倍,3 岁时则增至 3 倍。肝脏富有血管,结缔组织较少,肝细胞小,再生能力强,不易发生肝硬化。

学前儿童肝细胞发育不全,肝功能也不完善,胆囊小,分泌胆汁较少,对脂肪的消化能力较差。糖原储存较少,饥饿时容易发生低血糖。肝解毒能力差,损害肝功能的药物要慎用。

8. 胰腺

婴幼儿时期胰腺对淀粉类和脂肪类的消化能力较弱,主要依靠小肠液的消化。随着年龄增长,胰腺功能日趋完善。

（四）学前儿童消化系统的保健要点

1. 保护牙齿,注意口腔卫生

（1）定期检查牙齿

至少每半年为学前儿童检查一次牙齿,以便及时发现问题,及时矫治。

（2）培养学前儿童早晚刷牙、饭后漱口的习惯

从两岁半开始即应养成早晚刷牙的习惯。指导学前儿童学会正确的刷牙方法,为其选择头小、刷毛较软、较稀的儿童牙刷,每 3 个月左右更换一次。每次刷牙后将牙刷清洗干净、甩干,刷头向上放在干燥的地方。

学前儿童进食后应及时漱口,及时清除掉口腔内的食物残渣。

（3）教育学前儿童不用牙齿咬坚硬的东西

牙齿受忽冷忽热的刺激或咬核桃等坚硬的东西,牙釉质可能会产生裂缝或脱落,从而损伤牙齿。

（4）合理营养

婴幼儿饮食中应供应充足的钙。常吃含纤维素较多的食物,如蔬菜、水果、粗粮等,可以清洁牙齿。

(5) 纠正某些不良习惯

注意纠正儿童的不良习惯,如托腮、咬舌、咬唇、咬指甲、吃手指等,以预防牙列不齐。若乳牙该掉不掉影响恒牙萌出,应及时拔除滞留的乳牙,以保证恒牙正常萌出。

2. 培养良好的进餐习惯

养成细嚼慢咽的习惯。细嚼慢咽有利于食物与消化液充分混合,能减轻肠胃负担,促进人体对营养素的吸收。细嚼慢咽还可使食欲中枢及时得到饱的信号,避免过量饮食。

饮食定时定量,不暴饮暴食。少吃零食,不挑食。

不要边吃边说笑,更不要边玩耍边进食。

3. 饭前饭后不要组织学前儿童进行剧烈运动

饭前应安排学前儿童进行室内较安静的活动。饭后宜轻微活动,如散步,1～2小时后方可进行体育活动。

4. 培养良好的排便习惯

让学前儿童养成定时排便的习惯。不要让儿童憋着大便,以防形成习惯性便秘。适当运动,多吃蔬菜水果等含粗纤维较多的食物,多喝开水,都可促进肠道蠕动,预防便秘。

教师引导幼儿擤鼻涕的正确方法是(　　)。(2017年上半年)

  A. 把鼻涕吸进鼻腔

  B. 先捂一侧鼻孔,再轻擤另一侧

  C. 同时捏住鼻翼两侧擤

  D. 用手背擦鼻涕

参考答案

探寻六　血液与循环系统

为什么小孩子受伤出血后,凝血较慢?为什么学前儿童的扁桃体容易发炎?为什么学前儿童年龄越小,心率越快?要想了解这些问题,就必须了解学前儿童血液与循环系统的特点。

循环系统包括血液循环系统和淋巴系统,淋巴系统是血液循环系统的辅助部分。血液循环系统由心脏和血管组成。在心脏的泵动作用下,血液在血管内川流不息地流动,将氧气和营养物质运输到全身各组织细胞,还将体内的二氧化碳和代谢废物运输到排泄器官而排出体外。

一、血液

血液是一种黏稠的液体,它在心血管系统中循环往复地流动,把氧和各种营养物质运送到身体各处,同时又把全身各处细胞的代谢废物排出体外。血液由血浆和血细胞组成,血浆占血液总量的一半多一些,其余为血细胞。血细胞包括红细胞、白细胞和血小板,其中红细胞约占血液总量的45％。一个健康成年人的血量占体重的7％～8％。血液按含氧量的多少分为两种,一种叫动脉血,颜色鲜红,含氧量较高;另一种叫静脉血,颜色暗红,含氧量较低。

(一) 血浆

血浆由大约90％的水和100多种溶质组成。血浆溶质主要包含蛋白质、葡萄糖、磷脂和钾、钠、钙等无机盐类。血浆是血细胞生存的环境,血浆中各种成分的相对恒定,是维持血细胞正常功能的重要条件。

(二) 血细胞

血细胞包括红细胞、白细胞和血小板。

1. 红细胞

红细胞(又称红血球)没有细胞核,呈中央双凹的圆盘状,因含有血红蛋白而呈红色,其主要成分是血红蛋白。红细胞的主要功能是通过血红蛋白为机体运输氧气和二氧化碳。

2. 白细胞

白细胞呈圆形,比红细胞大,有细胞核。白细胞的数量随不同生理状态的改变而发生较大的波动。例如在运动失血、妊娠及炎症等情况下,白细胞的数量均会增加。白细胞具有吞噬病原性细菌的能力,当病菌侵入人体时,白细胞急剧增加,并将病菌吞噬、消化。白细胞参与机体的免疫反应,在抵御病毒、细菌等微生物及毒素和肿瘤细胞等病原体的作用中发挥着极其重要的作用。

3. 血小板

血小板是小块的细胞碎片,形状不规则,无细胞核。血小板的功能主要是促进止血和加速凝血,当血小板缺少时,血液凝固就会发生障碍,皮肤上会出现瘀点、紫斑。当血小板数量太少时,将导致出血倾向。

二、血液循环

血液循环是指血液在心血管系统中周而复始地、不间断地沿一个方向流动。心脏是血液循环的动力器官,血管是血液循环的管道。

(一)心脏

心脏位于胸腔内,膈肌上方的两肺之间而偏左(见图2-26)。心脏分为互不相通的左右两半,共有四个腔,分别为左心房、左心室、右心房、右心室(见图2-27)。心脏左右两半不直接相通,但同侧的心房可通过房室口通向心室。这些瓣膜像门一样,可以开启和关闭,但是只能向一个方向开启,正常情况下血液只向一个方向流动,而不能倒流。心脏主要由心肌构成,有很强的收缩和舒张能力,心脏收缩和舒张的力量是血液流动的动力。

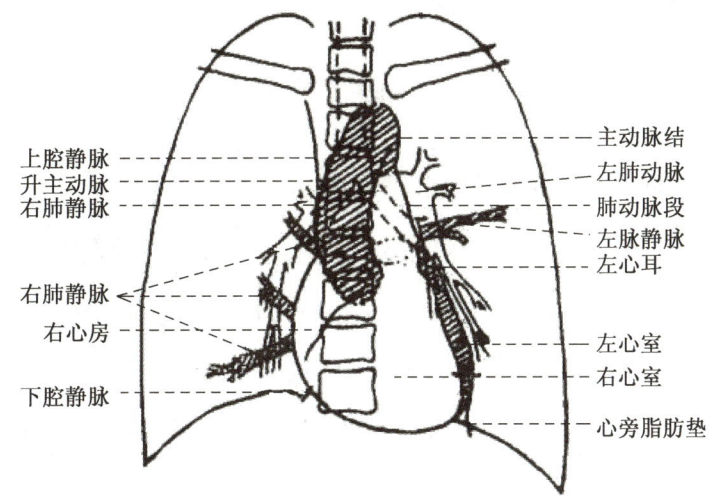

图2-26 心脏的位置

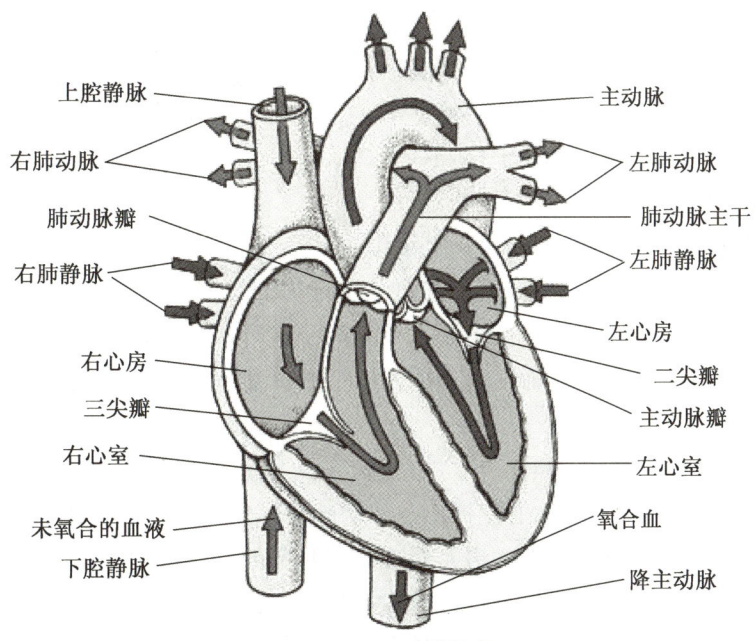

图2-27 心脏的结构

(二) 血管

血管分为动脉、静脉和毛细血管三类。

1. 动脉

动脉是将血液从心脏输送到全身各器官、组织的血管,它的管壁厚,弹性纤维多,弹性大。

2. 静脉

静脉是将血液由各器官、组织送回心脏的血管。静脉管壁的构造与动脉相似,但管壁较薄,弹性纤维和平滑肌较少,弹性小。

3. 毛细血管

毛细血管是连通于最小的动脉和静脉之间的血管。它非常细,差不多只能允许一个红细胞通过。它的管壁非常薄,只由一层扁平上皮细胞构成,具有极大的通透性,是血液与组织液之间进行物质交换的场所。

(三) 体循环和肺循环

人体的血液,借助心脏节律性搏动,经动脉、毛细血管、静脉,最后返回心脏。根据血液循环的路线不同,血液循环分为体循环和肺循环两类(见图2-28)。

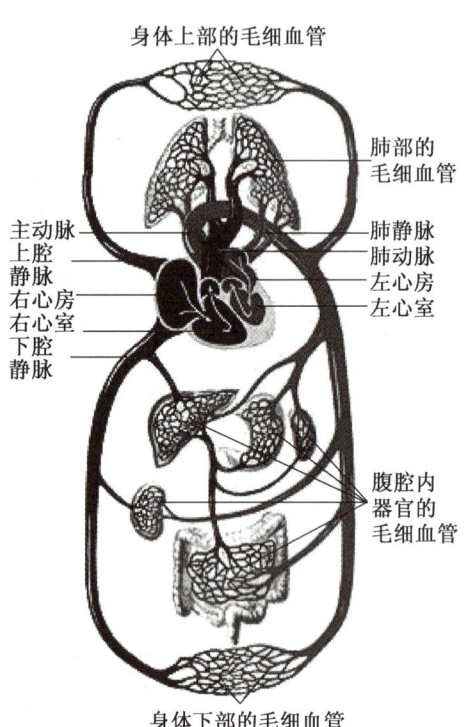

图 2-28 血液循环示意图

1. 体循环

体循环的路线:血液由左心室搏出→主动脉及各级动脉→全身各组织的毛细血管(进行物质、气体交换后)→各级静脉→上、下腔静脉→右心房。在体循环中,血液流经全身各部组织细胞周围的毛细血管网时,一方面将营养物质送给组织细胞,并且带走组织细胞代谢作用所产生的废物;另一方面,红细胞中的血红蛋白把它所结合的氧释放出来,供细胞利用,并带走细胞产生的二氧化碳。这时,含氧较多的鲜红的动脉血就变成了含氧少的暗红的静脉血。由于体循环中血液流经全身,流经的路程长,所以又叫大循环。

2. 肺循环

肺循环的路线:血液由右心室搏出→肺动脉及其分支→肺泡毛细血管(释放二氧化碳,携带氧气)→肺静脉→左心房。血液流到肺部的毛细血管后,血液中二氧化碳进入肺泡内,肺泡中的氧则进入血液。经过肺泡内的气体交换,血液中含氧量增多,静脉血又变成了动脉血。应该注意的是,肺动脉中流的血是静脉血,而肺静脉中流的血是动脉血。由于肺循环中血液只流经两肺,流经的路程短,所以又叫小循环。

血液就是这样由体循环到肺循环,由心脏经各级、各类血管,再回到心脏,周而复始地流动着。体循环和肺循环这两条循环途径在心脏内相互连通,组成了人体的一条完整的循环途径。

(四) 心率、脉搏和血压

1. 心率

心脏的收缩和舒张是交替进行的。心脏收缩时将血液射入动脉;心脏舒张时上、下腔静脉的血则流入心脏。心脏每收缩和舒张一次,就搏动一次。心脏每分搏动的次数叫心搏频率,简称心率。

2. 脉搏

心脏收缩,左心室射血入主动脉,主动脉壁先行扩张。主动脉这种一张一缩的搏动,像波浪一样沿着动脉管壁向远处传播,就形成了脉搏。简单地说,脉搏就是动脉的搏动。正常情况下心率与脉搏是一致的。

3. 血压

血液在血管内向前流动时对血管壁造成的侧压力叫血压。一般所说的血压是指动脉血压,血压是促进血液循环的重要因素。血压的高低与心脏收缩或舒张有关,心脏收缩时血液流动对血管壁的最高压力,称为收缩压;心脏舒张时血液流动对血管壁的最低压力,称为舒张压。

三、学前儿童血液与循环系统的特点及保健

(一) 学前儿童血液的特点

学前儿童的血量及成分和成人不同。具体来说,有以下几个方面:

1. 血量相对比成人多,年龄越小,血液量与体重的比例越大

学前儿童血液量与体重的比例大于成人,占体重的8%～10%。年龄越小,比例越大(见表2-7)。

表2-7 不同年龄的血液量与体重的百分比

年　　龄	新生儿	1岁	14岁	成人
血量与体重的百分比(%)	15	11	9	7～8

2. 血浆含水分较多,含凝血物质较少

学前儿童血液中含水分及浆液较多,凝血物质及盐类较缺乏。血液中血小板数目与成人相近,但血浆中的凝血物质(纤维蛋白、钙等)较少,因此学前儿童出血时血液凝固得较慢,如新生儿出血需要8～10分钟才能凝固,幼儿需要4～6分钟,成人只需3～4分钟。

3. 白细胞吞噬病菌能力较差,发生感染容易扩散

白细胞主要分两种类型,即粒细胞和淋巴细胞。学前儿童白细胞吞噬病菌的能力较差,因此一旦发生感染,很容易扩散。

4. 血液循环量增加很快，容易发生贫血

学前儿童的血液循环量增加很快，喂养不当或孩子严重挑食、偏食，容易发生贫血。

(二) 学前儿童心脏的特点

1. 心脏相对大于成人

心脏是动力器官，它的收缩推动血液在血管中奔流不息。新生儿心脏约占体重的0.8%，成人为0.5%。初生时，心脏重20～25g。1岁时心脏重60～75g，为出生时的2～3倍，5岁时为出生时的4倍，9岁时为6倍，青春期达到成人水平。

新生儿心房较宽大，左心房较右心房小；出生后第一年，心房较心室增长速度快；出生后第二年，两者速度相等；10岁后心房较心室增长速度落后。

2. 心排血量较少

儿童心肌纤维细，弹性纤维少，心脏的收缩力差，每搏输出量少，负荷力较差，因此学前儿童不宜做时间较长或剧烈的运动。

3. 心率快

由于婴幼儿心排血量少，而新陈代谢旺盛，为满足需要，只有加快心率来补偿。年龄越小，心率越快（见表2-8）。

表2-8 不同年龄的平均心率

年龄	新生儿	1～2岁	3～4岁	5～6岁	7～8岁	成人
平均心率（次/分）	140	110	105	95	85	72

(三) 学前儿童血管的特点

1. 血管管径粗，毛细血管丰富

学前儿童血管内径相对较成人宽，毛细血管非常丰富，因此血流量大，供给身体各部分的营养物质和氧气充足。

2. 血管比成人短

学前儿童的血管比成人短，血液在体内循环一周所需的时间短，如3岁为15秒，14岁为18秒，成人为22秒。供血充足，有利于机体的新陈代谢。

3. 血管的管壁薄，弹性小

儿童年龄越小，血管壁越薄，血管弹性也越小。随着年龄的增加，血管壁加厚，弹性纤维增多，弹性加强。到12岁时，已具有成人动脉的构造。

4. 血压低

儿童血压比成人低得多，年龄越小，血压越低。随着年龄的增长，血压也逐渐升高。目前，学前儿童的血压正常值尚无统一标准，一般认为4岁前婴幼儿血压与4岁时大致相等。

(四) 学前儿童淋巴系统的特点

淋巴系统在出生时尚未发育完善，但在学前期淋巴组织发育最快。但学前期淋巴结的屏障功能较差,感染易于扩散。新生儿的淋巴结不易摸到,正常学前儿童的颈部、颌下、腋股沟可触及黄豆大小的单个淋巴结,无压痛。2岁以后,扁桃体增大较快,在4～10岁时发育达高峰,14～15岁时逐渐退化,故学前期常见的扁桃体肥大往往是生理现象。

(五) 学前儿童循环系统的保健要点

1. 要注意预防缺铁性贫血

学前儿童正处在生长发育时期,要供给充足的营养,多进食含铁和蛋白质丰富的食物,如瘦肉、蛋黄、动物肝脏等。还要注意纠正小儿挑食、偏食的毛病,预防缺铁性贫血。

2. 服装要宽松适度

过紧的服装、鞋帽会影响血液循环的速度,不能使学前儿童及时地从外界得到氧气,也不能及时把体内产生的二氧化碳排出体外。因此,学前儿童的服装、鞋帽要宽松适度,有利于血液循环的通畅。

3. 合理组织体育锻炼,增强体质

组织学前儿童进行适合其年龄特点的体育锻炼,可以促进血液循环,增强造血机能;提高心脏的工作能力,增加每搏输出量。

组织学前儿童锻炼应注意以下几点:

（1）对不同年龄、不同体质的儿童应安排不同时间、不同强度的活动。避免长时间的剧烈活动以及要求憋气的活动(如拔河比赛等)。

（2）运动前做好准备活动,结束时做整理活动,尤其在比较剧烈的运动后不宜立即停止。

（3）剧烈运动后不宜马上喝大量的开水。如果运动时大量出汗,水盐流失较多,最好喝少量淡盐水。但是,饮用大量的水会增加心脏的负担。

4. 预防动脉硬化应始于儿童

预防动脉硬化应从幼年开始,使学前儿童形成有利于健康的饮食习惯。儿童膳食应控制胆固醇和饱和脂肪酸的摄入量,同时,宜少盐,口味"淡"。

3～6岁幼儿运动时,正常脉率高峰区间应是(　　)。(2020年下半年)

  A. 90～110次/分　　　　B. 110～130次/分
  C. 130～150次/分　　　　D. 150～170次/分

探寻七　泌尿与生殖系统

情境导入

冬冬最近在幼儿园经常去厕所,一天要去十多次。唐老师觉得有些异常,向家长反映了这个情况。于是,家长带冬冬去了医院,经过检查发现冬冬是患了尿路感染。

成成最近老是蹲在小马桶前看女生小便,唐老师走过去问他:"成成你在看什么呢?"成成眨眨眼说:"老师,为什么男生站着小便,而女生是蹲着小便呢?"

一、泌尿系统

人体在新陈代谢的过程中,不断产生二氧化碳、尿素、尿酸、无机盐等代谢产物,这些物质在体内积累多了,对人体有害,必须及时排出。人体内代谢终产物排出体外的过程叫排泄。绝大部分的代谢产物是通过泌尿系统,以尿的形式排出体外的。泌尿系统包括肾、输尿管、膀胱和尿道(见图2-29、图2-30),它们的功能分别是泌尿、输尿、贮尿和排尿。

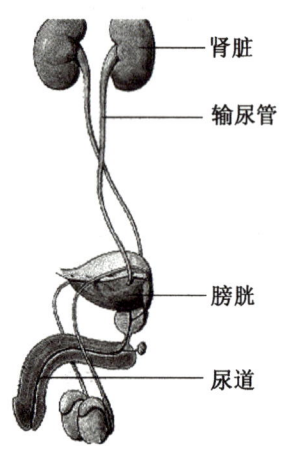

图2-29　男性泌尿系统

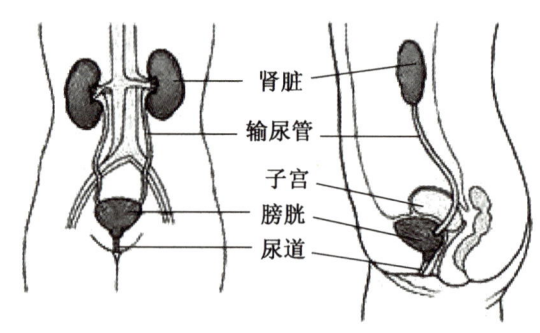

图2-30　女性泌尿系统

(一)泌尿系统的结构

1. 肾

肾就是平常说的"腰子",位于腹后脊柱的两侧,左右各一个。肾单位是肾的基本功能单位,每个肾约有100万~130万个肾单位。每个肾单位由肾小体和肾小管组成。肾脏的主要功能是形成尿液。

2. 输尿管

输尿管是一对肌性管道,上端与肾盂相连,下端与膀胱相通。输尿管壁将尿液从肾盂向下送入膀胱。

3. 膀胱

膀胱位于盆腔内,是暂时储存尿液的囊状器官,伸缩性很强,成年人膀胱可储尿 350~500 毫升。

4. 尿道

尿道是尿从膀胱排出体外的通道。男性尿道细长,长约 20 厘米,兼有排精的功能。女性尿道短而粗,长 3~5 厘米。排尿是一个复杂的受意志控制的反射活动,当尿液在膀胱内贮存达一定量时,导致排尿活动。

(二) 尿液的生成

当血液流经肾脏时,除血液中的红细胞、白细胞、血小板和大分子蛋白质外,血浆中的部分水分、无机盐类、葡萄糖、尿素、尿酸等物质,都可以通过肾小球的滤过作用,滤出形成原尿。原尿流经肾小管和集合管时,通过肾小管和集合管的重吸收作用,将人体有用的物质重新吸收入血,而剩下的尿素、尿酸、部分无机盐和水,进入肾盂形成终尿。原尿量很大,大约每天 180 升,而排出的终尿量一般每天仅 1~2 升,约为原尿量的 1‰左右。

(三) 学前儿童泌尿系统的特点

1. 肾脏

新生儿肾脏相对较大,出生时两肾约重 25 g,约占体重的 1/120,以后逐渐增长至成人水平,达 300 g,约占体重的 1/200。出生后肾脏位置较低,以后随着躯体长高,肾脏位置逐渐升高,最后到达腰部。肾脏不仅是重要的排泄器官,也是维持机体内环境稳定的重要调节器官和内分泌器官。

足月儿在出生后肾脏已能发挥一定的生理功能,但是儿童肾脏的储备能力差,调节机制不够成熟,在喂养不当、疾病或应急状态时易出现肾功能紊乱。

年龄越小,肾小管越短,其吸收和排泄功能越差,肾小球滤过率越低,尿浓缩能力越差。就整体而言,学前期肾发育不完善,浓缩尿及排泄毒物的功能较差。

2. 输尿管

婴幼儿输尿管较长且弯曲,管壁肌肉及弹力纤维发育不良,容易扩张并易受扭曲而导致梗阻,造成尿潴留,从而诱发感染。

3. 膀胱

婴幼儿膀胱位置较高,尿充盈时易升入腹腔,随年龄增长逐渐下降至盆腔内。

学前儿童新陈代谢旺盛,尿总量较多,而膀胱容量小,黏膜柔弱,肌肉层及弹性组织不发达,储尿功能差,所以年龄越小,每天排尿次数越多。生后 1 周的新生儿,每天排尿 20~25 次,1 岁时每天排尿 15~16 次,2~3 岁每天 10 次左右,4~7 岁每天 6~7 次左右。

由于儿童神经系统发育不健全,对排尿的调节能力差,当膀胱内尿液充盈到一定量时,就会发生不自觉的排尿。年龄越小,表现得越突出,时常会出现遗尿的现象。

4. 尿道

婴幼儿尿道短,尤其女婴更短。新生男孩尿道长5~6厘米,生长速度缓慢,直至青春期才显著增长;女孩刚出生时尿道仅长1~3厘米,15~16岁时才增长至3~5厘米。

学前儿童尿道黏膜柔嫩,弹性组织发育也不完全,尿路黏膜容易损伤和脱落。而且,女孩的尿道开口接近肛门,不注意保持外阴部的清洁就容易发生尿道感染而引起炎症。感染后,细菌可以经尿道上行到膀胱、输尿管、肾脏,引起膀胱炎、肾盂肾炎等,称"上行性泌尿道感染"。

(四)学前儿童泌尿系统的保健要点

1. 培养学前儿童及时排尿的习惯

3个月起,就应有意识地培养婴儿定时排尿的习惯,若训练得当,1岁左右即能表示要大小便,并能主动自己去小便,2~3岁后夜间不小便,4~5岁后不尿床。

6个月左右的婴儿,可在成人帮助下训练坐盆,1岁时即可主动坐盆排尿。不要让婴幼儿长时间坐便盆,以免影响正常的排尿反射

教师应注意培养学前儿童及时排尿的习惯,不要让儿童长时间憋尿。如果经常憋尿,不仅难以及时清除废物,还容易发生泌尿道感染。可在活动前及睡眠之前提醒儿童排尿,养成习惯。但不要频繁地提醒儿童排尿,以免形成尿频,影响膀胱正常贮尿机能。

2. 保持会阴部卫生,预防泌尿道感染

(1)让学前儿童养成每晚睡前清洗外阴的习惯。要有专用毛巾、洗屁股盆,不要用洗脚水洗外阴,毛巾要经常消毒。

(2)1岁以后活动自如的儿童就可穿封裆裤。教育学前儿童不要坐在地上。

(3)教会儿童大便后擦屁股要从前往后擦,以免粪便中的细菌污染尿道。

(4)托幼机构的厕所、便盆应每天消毒。

3. 供给充足的水分

学前儿童每天适量喝水,既可满足机体新陈代谢的需要,及时排泄废物,又可通过排尿起到清洁尿道的作用,减少泌尿道感染。

二、生殖系统

(一)生殖系统的结构和功能

生殖系统分内生殖器和外生殖器两部分。男性内生殖器由睾丸、附睾、输精管、精囊、射精管和前列腺等组成,外生殖器包括阴囊和阴茎(见图2-31)。睾丸是男性的主要性器官,有分泌雄性激素和产生精子的功能。

女性内生殖器由卵巢、输卵管、子宫和阴道组成。女性外生殖器官又叫外阴,由阴阜、大阴唇、小阴唇、阴道口等组成。卵巢是女性的主要性器官,位于盆腔内子宫两侧的前上方,左右各一个,呈扁卵圆形,它能够产生卵子和分泌雌性激素、孕激素。子

宫位于盆腔内,子宫壁很厚,有丰富的肌肉,妊娠过程中子宫可以逐渐扩展,以利于孕育胎儿(见图 2-32)。

婴儿出生时已具有基本的生殖器官,但在青春期以前,生殖系统的发育非常缓慢,直到青春期开始才迅速发育。

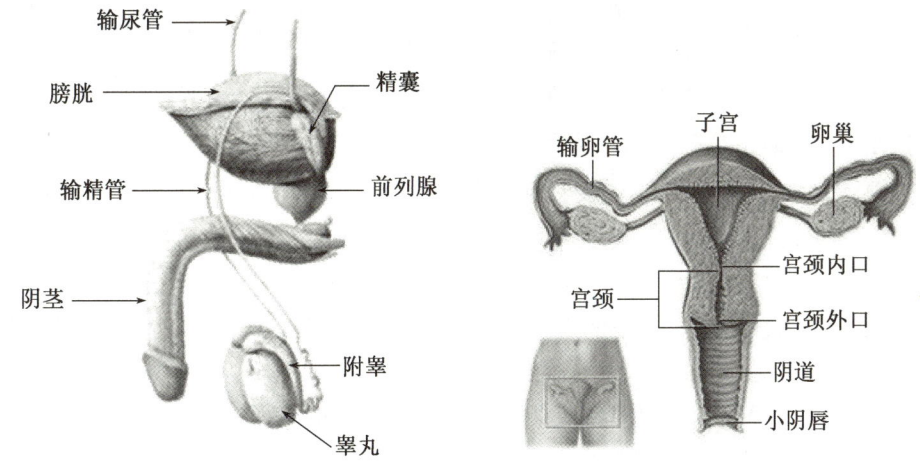

图 2-31　男性生殖系统　　　　图 2-32　女性生殖系统

(二) 人类的生殖

人类的生命必须依靠生殖过程来延续,生殖过程的实现需要雌雄个体良好的生殖状态来保障。人类的生殖过程包括受精、着床、妊娠、分娩、授乳等。

1. 受精

受精是精子和卵子结合形成合子的过程,受精的实质是把父本精子的遗传物质引入母本的卵子内,使双方的遗传性状在新的生命中得以表现。

2. 着床

精子和卵子的结合标志着妊娠的开始。着床是胚胎植入子宫内膜的过程。受精后的 7~8 天,子宫内膜在雌激素和孕酮的作用下处于分泌期,这是胚泡着床的最好时期。

3. 妊娠

受精卵着床成功就意味着胎儿与母体之间已经建立了实质性的联系结构,这种关系的维系是由妊娠期的临时器官胎盘来实现的。

4. 分娩

分娩是成熟的胎儿从子宫经阴道排出体外的过程,通常分为三个时期:即子宫颈扩张、娩出胎儿、娩出胎盘。整个过程是通过胎儿和母体间的相互作用,调节子宫肌的收缩而完成的。人类的妊娠期为 270±14 天,一般是从最末次月经的第一天开始计算,严格说应该从受精那一刻开始计算。

5. 授乳

授乳虽然是生殖的最后阶段,但对个体发育具有重要的作用。在妊娠期由于大量激素的作用,乳房的体积可增长约一倍,乳房发育但并不泌乳。分娩后由于胎盘类固醇激素水平下降,启动了泌乳功能,婴儿吸吮乳头刺激引起乳汁分泌。

(三)学前儿童生殖系统的特点

学前儿童生殖系统的发育是非常缓慢的,到青春期时才迅速发育。男性儿童1~10岁时睾丸长得很慢,其附属物相对较大。女性儿童的卵巢滤泡在胎儿时期最后几个月已经成熟,在性成熟后才开始正规排卵。

新生儿出生后,母体性激素下降,而幼儿本身性腺未发育,没有或很少有雌激素的刺激作用,因而生殖系统没有特殊的发育。

(四)学前儿童生殖系统的保健要点

1. 早发现学前儿童生殖器官发育异常情况

学前儿童生殖器官发育异常较多见于男孩,男孩常见的生殖系统疾病有隐睾、包茎和包皮过长等。睾丸是重要的生殖器官,它产生雄激素和精子。一般,胎儿期睾丸位于腹腔中。随着孕期增长,睾丸逐渐下降,孕9个月时可降入阴囊内,因此,出生后大多都能在孩子的阴囊内触摸到两个状如花生米大小的东西,这就是睾丸。只有极少数(约占3%)阴囊里空空如也,但也会在生后1~2个月摸到。假如生后3个月阴囊仍是空的,就应诊断为隐睾症。切莫小看隐睾症,不仅不能产生精子,成年后丧失生育能力,而且可能癌变,危及人的生命,故宜及早发现并予以手术治疗。

2. 注意生殖器官的清洁卫生

要注意保持学前儿童生殖器官的清洁卫生,经常用流动水清洗外阴,女孩要注意从前向后清洗,最后清洗肛门。勤换洗内裤,内裤要宽松,洗外阴和内裤最好用个人专用的盆。

3. 衣服要宽松适度

学前儿童着装应宽松适度,内衣以纯棉为好。男孩内裤外裤都要宽松,尽量避免穿紧身牛仔裤,特别是高温季节,过紧的衣裤容易导致局部温度过高,影响睾丸发育。

1. 绘本推荐《小威向前冲》
2. 视频《新生命孕育全过程》
3. 视频《美国儿童防性侵动画》
4. 视频《婴儿抚触》

资源链接

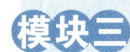

学前儿童生长发育与评价

本模块阐述了生长发育的概念、学前儿童生长发育的规律以及影响学前儿童生长发育的先天因素和后天因素，介绍了评价学前儿童生长发育状况的指标、评价学前儿童身体健康和心理健康的方法，以帮助幼教工作者和家长正确分析和指导学前儿童的生长发育保健工作。

探寻一　学前儿童生长发育的规律

大班的豆豆今年6岁。在幼儿园的例行体检中，保健医生发现豆豆长得太快了，身高和体重都超出同龄儿童很多，而且双乳也比同龄儿童大很多，建议家长带她去医院检查诊断。医院拍了片子，显示豆豆的骨龄已有8周岁，医生建议打一种延缓发育的针剂，每月一针。医生为什么要建议豆豆延缓发育呢？长得高、长得快，有什么不好吗？

一、生长和发育的概念

人的生长发育是指从受精卵到成人的成熟过程。生长和发育是儿童区别于成人的重要特点，有着不同的概念和内涵。

生长是指细胞的繁殖、增大和细胞间质的增加，表现为组织、器官、身体各部以及全身的大小、长短和重量的增加以及身体成分的变化，是机体在量的方面的改变。可以观测到，如个子变高、体重增加等。

发育是指细胞和组织的分化及功能的不断完善，如心理、智力的发展和运动技能的获得，是机体在质的方面的改变。

生长和发育二者紧密相关。生长是发育的物质基础,生长的量的变化可在一定程度上反映身体器官、系统的成熟状况。有些场合两个词可以相互替代,通常用发育替代生长的情况较为常见。

二、生长发育的年龄分期

根据生长发育不同阶段的特点,一般将出生到成熟划分为以下7个时期:

1. 胎儿期

从受精卵形成到胎儿出生为止,这一阶段称为胎儿期,一般约40周,共280天。这个时期胎儿生长发育极为迅速,完全依靠母体生存,孕妈妈的健康状况、营养和情绪等对胎儿的生长发育起着非常关键的作用。这个时期的母亲应该多加强孕期的保健和胎儿的保健,做到合理饮食,起居有规律。

2. 新生儿期

自胎儿娩出后脐带结扎起至生后28天止,这一阶段称为新生儿期。这个时期,新生儿要适应新的外界环境,开始呼吸,依靠自己的消化系统和泌尿系统摄取营养和排泄代谢产物。体重增长迅速,大脑皮质主要处于抑制状态,兴奋性低。由于生理调节和适应能力不够成熟,易发生窒息、溶血、感染等疾病,患病后反应性差,因而死亡率比其他时期高,占婴儿死亡率的1/3~1/2。胎儿期需要加强保暖、防止感染、合理喂养等护理工作。

3. 婴儿期

自出生后到满1周岁之前,这个阶段为婴儿期。这个时期是生长发育最迅速的时期,1周岁时体重为出生时的3倍,身长为1.5倍,因此婴儿对热能和营养素的需求量相对较大,尤其是蛋白质的需要量,应注意合理喂养。由于消化吸收功能尚未完善,易发生消化紊乱和营养不良的情况。婴儿期从母体获得的免疫力逐渐消失,容易发生感染性疾病,提倡母乳喂养和合理地添加辅食,多晒太阳,要有计划地接受预防接种,重视培养良好的卫生习惯。

4. 幼儿期

自满1周岁到3周岁之前,这个阶段为幼儿期。这个时期生长发育速度较前3个时期有所减慢,乳牙逐出齐,生理功能日趋完善,活动范围渐广,智力发育较为突出,语言、思维和社会适应能力增强,自主性和独立性不断发展,但对危险的识别能力不足,应注意防止意外伤害和中毒,要注意按时断奶及断奶后的合理喂养,重视对幼儿的早期教育。

5. 学龄前期

自3周岁开始到入小学前(6~7岁),这个阶段为学龄前期。这个时期儿童体格发育处于稳步增长状态,速度进一步减慢,抗病能力较前增强,智力发育迅速,语言和思维能力进一步发展,喜欢问问题,自理能力增强。此时期儿童具有较大的可塑性,托幼机构应做好有计划的教养,开展适应他们特点的文体活动,培养其良好的道德品质和生活自理能力,并继续做好预防保健工作。

6. 学龄期

从入小学起到进入青春期前(12~14岁)为止,这个阶段为学龄期。这个时期体格生长稳步进行,至学龄期末除生殖系统外其他器官的发育已接近成人水平,智能发育较前更成熟,理解、分析、综合能力逐步增强,已能适应复杂的学校和社会环境。这段时期家庭和学校应重视德、智、体三方面教育,应该注意保护孩子的视力;预防龋齿,端正坐、立、行姿势;安排有规律的生活、学习和锻炼;保证充足的营养和休息;防治精神、情绪和行为等方面的问题。

7. 青春期

从第二性征出现到生殖功能基本发育成熟、身高停止增长的这一阶段称为青春期,一般女孩从11~12岁到17~18岁,男孩从13~14岁到18~20岁,也有个体差异。这个时期由于性激素的作用,生长发育明显加快,第二性征逐渐明显,生殖系统迅速发育。这个时期的孩子还可能出现心理、行为、精神方面的问题,除了要保证供给足够的营养,加强体格锻炼和注意充分休息外,还应及时进行生理、心理卫生和性知识的教育,保证身心健康。

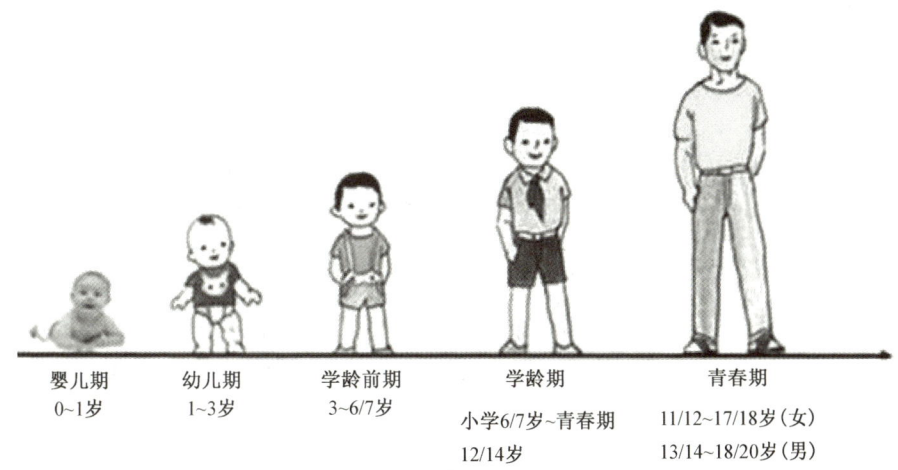

图3-1 婴儿期至青春期身体外形图

三、学前儿童生长发育的规律

虽然儿童在生长发育过程中,会受到环境、营养、体育锻炼、疾病等因素的影响而出现个体差异,例如有的孩子说话早,有的孩子说话晚,但一般的规律还是存在的。学前儿童生长发育的规律是指群体儿童在生长发育过程中所表现出来的普遍现象,包括:连续性和阶段性、程序性、身体与组织器官生长发育的不均衡性、相互关联性和个体差异性。

1. 生长发育的连续性和阶段性

学前儿童的生长发育是一个连续的过程,在这一过程中有量的变化,也有质的变化,因而形成了不同的发展阶段,各个阶段均有一定的特点,但任何年龄阶段的划分,都是人为的,实际上相邻年龄阶段之间并没有明显的界限。

儿童的生长发育是有阶段性的,每个阶段各有特点,各阶段按顺序衔接,不能跳跃。前一阶段的发育为后一阶段奠定必要的基础。例如,会走路之前必先经过抬头、直坐、站立等发育步骤,其中任何一个环节出现障碍,都会影响下一个环节甚至整个儿童期的发育,导致发育延迟。

2. 生长发育的程序性

生长发育的程序性是指生长发育有一定的程序,各阶段按顺序衔接,一般遵循由上到下、由近到远、由粗到细、由低级到高级、由简单到复杂的规律。例如,幼儿期身体各部的形态发育依照"下肢先于上肢,四肢早于躯干的顺序,呈现自下而上,自肢体远端向中心躯干"的规律性变化,这被称为生长发育"向心律"。再如,婴儿期的动作发育的顺序,首先是头部的运动(抬头、转头),以后发展到上肢动作(取物),再发展到躯干的活动(翻身与直坐),最后发展到下肢的活动(爬立行)(见图3-2)。这个由头部开始逐渐延伸到下肢的发展趋向也叫"头尾发展规律"。手部动作发育的规律性更明显,新生儿只会上肢无意识乱动;4～5个月开始有取物动作,但只能全手一把抓;10个月时才会用手指拿东西;2岁时左、右手的动作更准确,会用勺子吃饭;要到6～7岁手部精细动作(如写字、画图等)才基本发育完善。这说明动作是由整个上肢逐渐发展到手指,由身体正中向侧面发展,这称为"正侧发展规律"。

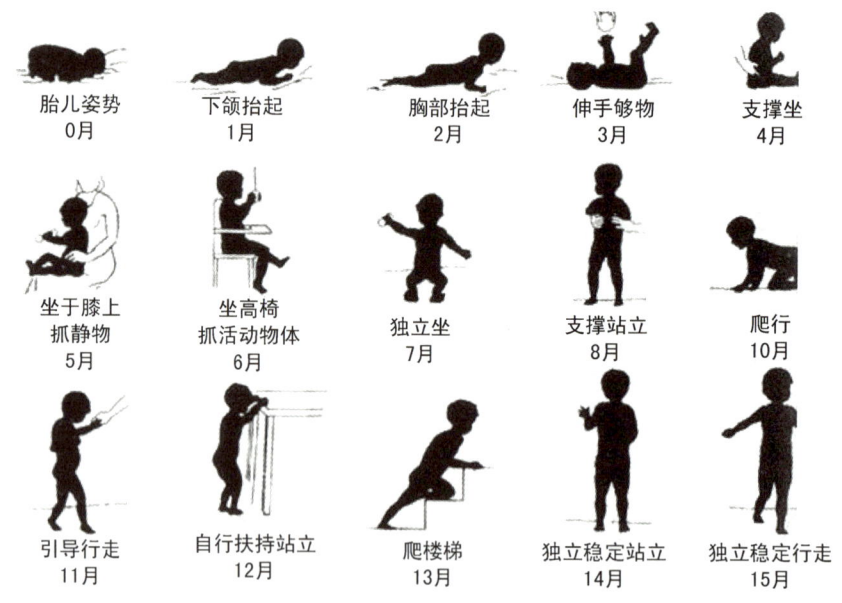

图3-2 婴幼儿运动发育"里程碑"

3. 身体与组织器官生长发育的不均衡性

在整个生长发育期间,个体的生长速度是不均衡的,有时快,有时慢,发育速度曲线呈波浪式上升。从胎儿到成人,身体和大多数器官、系统先后会出现两次生长突增高峰:从4个月至出生后1年和青春发育早期(女孩青春期较男孩早2年左右)。

身体各部的生长速度并不完全相同,因此,身体各部分的增长幅度也不一样。例如,在出生后的整个生长发育过程中,头颅增加1倍,躯干增加2倍,上肢增加3倍,下肢增加4倍。身体形态从出生时的头颅特大、躯干较长和四肢短小,发育到成人时的头颅较小、躯干较短和四肢较长。

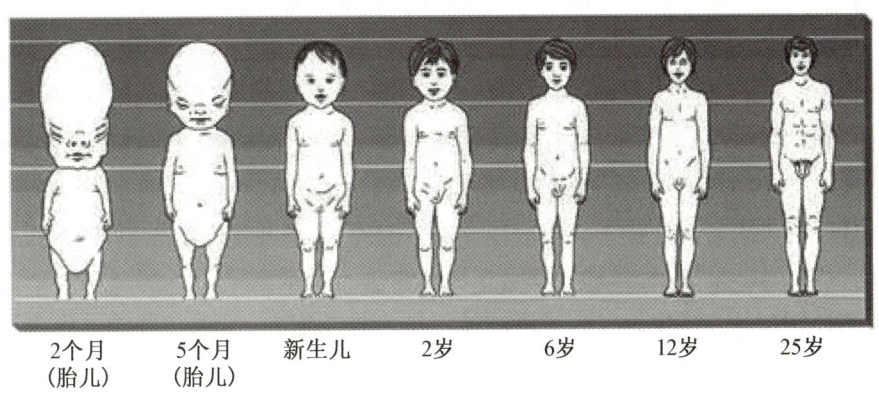

图3-3 胎儿期至青春期身体各部分比例变化图

学前儿童各系统也呈现出不同的发育趋势:

(1) 神经系统领先发育

出生时婴儿脑重已达成人脑重的25%,而此时体重仅为成人的5%左右;6岁时脑重约1 200克,达成人脑重的90%。因此,头围测量在评价婴幼儿(尤其是3岁前)神经系统发育方面有着重要的意义。在这段时间里,伴随着大脑的迅速发育,儿童的各种身体机能、语言和动作的发展也是比较快的。

(2) 淋巴系统发育得最快

因为儿童时期机体对疾病的抵抗力弱,需要淋巴系统来保护,因而,在新生儿至10岁期间,淋巴系统生长非常迅速,12岁左右生长素约为成人的2倍。其后,伴随免疫系统的完善和对疾病抵抗力的增强,淋巴系统逐渐萎缩。

(3) 生殖系统发育较晚

新生儿至10岁左右,生殖系统外形几乎没有发展;青春期开始后迅速发育,并通过分泌性激素,促进机体的全面发育成熟。

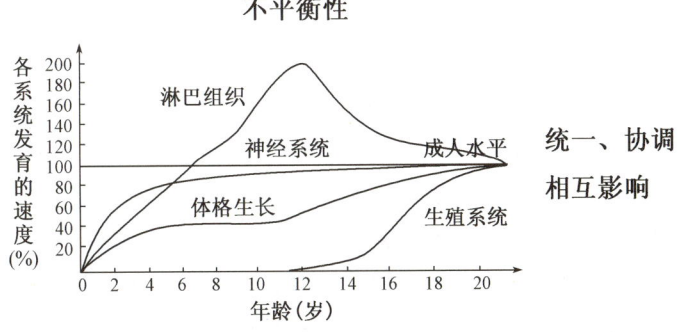

图3-4 淋巴组织、神经系统、生殖系统、体格生长发育模式比较图

4. 生长发育的相互关联性

尽管学前儿童身体各系统的发育时间和速度各有不同,但机体是统一的整体,各系统的发育并非孤立地进行,而是互相联系、互相影响、互相适应的。因此,任何一种对机体起作用的因素,都可能影响到多个系统。例如,适当的体育锻炼不仅能促进骨骼肌肉的发育,而且能促进呼吸系统、循环系统和神经系统的发育。

5. 生长发育的个体差异性

由于儿童的先天遗传素质与后天的环境条件并不完全相同,每个儿童的体形、生理功能和心理特点也是各不相同的,没有两个幼儿的发育水平和发育过程是完全一样的,即使在一对同卵双生子之间也存在微小的差别。先天因素决定一个孩子发育的可能性,后天因素决定孩子发育的现实性。因此,学前儿童在遵循生长发育一般规律的前提下,身体形态、机体功能都会存在着明显的个体差异。

一般情况下,儿童生长发育经历的过程是比较稳定的,呈现一种轨迹现象,称为生长轨迹现象。该生长轨迹具有动态的、复杂的调控系统,其中遗传基因起关键作用。它尽力使正在生长中的个体在群体范围中保持有限的上下波动幅度。如果发生较大的波动,应及时观察,严格检查。一旦发现异常,应尽快寻找原因以纠正或治疗,尽可能使每个儿童都能充分发挥他们的遗传潜能,使他们的生长发育达到应有的水平。

探寻二 影响学前儿童生长发育的因素

盼盼和望望是小班的一对双胞胎兄弟。小王老师发现这兄弟俩不仅长得一样,说话、走路也都很像,很难区分他们。相处不久,刘老师发现了能够快速区别他们的一些特点,如盼盼笑起来有个小酒窝,望望的性格更加活泼开朗。为什么双胞胎长得像,动作也很像?

学前儿童在整个生长发育过程中受多种因素的影响,主要包括内在的先天因素和外在的后天因素。遗传基因是重要的先天因素,一般是不会改变的,而后天因素是可以改变的。遗传基因决定了机体发育的可能性和生长发育的潜力,而环境和教育条件等后天因素则影响了遗传潜力的发挥,最后决定发育的速度和进程。学前儿童的生长发育,是个体与环境、遗传性与适应性的对立统一过程。

一、先天因素

遗传因素是影响学前儿童生长发育的内因。学前儿童生长发育的特征、潜力、趋向、限度都受父母双方遗传因素的影响，各项形态指标和生理指标，如身高、体重、皮下脂肪、血压等都有不同程度的遗传倾向，其中是身高的遗传倾向更为明显。遗传不仅能预测子女的身高或体重，甚至在一定程度上决定着子女的体型。遗传性疾病对生长发育也有影响。

性别和内分泌也是影响学前儿童生长发育的重要先天因素。一般情况下，男孩要比女孩重而高，而女孩青春发育期比男孩早。此外，脑垂体、甲状腺、肾上腺等内分泌器官及激素都与儿童身体形态、智力发育等密切相关。

二、后天因素

1. 营养

新陈代谢的正常进行离不开各种营养物质的摄取，合理而充足的营养是保证学前儿童生长发育的物质基础。儿童必须不断从外界摄取足够的各种营养素，尤其是优质蛋白质、铁、钙和各种维生素等，作为其生长发育的物质基础。营养丰富而且平衡的膳食能促进儿童生长发育，反之，营养缺乏或不合理的膳食，不仅影响他们正常的生长发育，还会导致各种营养缺乏症。

儿童年龄越小，受营养的影响越大，从胎儿中后期到出生后 6 个月，是脑细胞数量大量增加、脑组织生长的关键期，如果此时出现严重的蛋白质—热量营养不良，细胞的分裂、增殖速度会急剧减慢，脑细胞数量远远低于应有水平，儿童智力将受到影响，对其以后的学习不利。

2. 疾病和药物

疾病对学前儿童生长发育的影响不言而喻。不同疾病对生长发育的影响程度不同，这和疾病的发生部位、病程的长短与严重程度有关。疾病可以干扰正常的能量代谢，尤其在体温过高时，不仅使酶系统的正常功能受损，还能增加各种营养物质的消耗。某些器官的器质性改变，必然影响其本身乃至全身的机能，破坏新陈代谢的正常规律，从而影响生长发育。如胃、肠道疾病影响儿童的消化吸收，导致营养不良、体重减轻，甚至推迟动作和语言的发展；一些急性传染病，如流脑、乙脑、灰质炎等，不仅会造成严重的后遗症，还会威胁儿童的生命。因此，积极防治儿童常见病、传染病，对保证儿童的正常发育至关重要。

药物也可影响儿童的生长发育，如果用药不当或过量，对生长发育有不良的影响。孕妇在妊娠中期服用四环素，可导致乳牙发黄、牙质发育不良，甚至引起骨生长障碍。过敏体质儿童使用磺胺药、青霉素等，可发生过敏反应。链霉素可导致听力下降，严重者耳聋。

3. 气候和季节

气候和季节对儿童生长发育有明显的影响。通常，春季身高增长最快，秋季体重增长最快,这就是俗话说的五月长高、十月长膘。有研究发现:在身高增长较快的月份,新的骨化中心出现要多于身高增长较慢的月份。在1～3月份,基础代谢率和血清蛋白结合碘达到高峰,而在7～9月份则会达到最低值。

4. 体育锻炼

体育锻炼是促进儿童身体发育和增强体质的有效方法。体育锻炼可以加快机体的新陈代谢,提高呼吸、运动和心血管系统的功能,尤其能促进骨骼和肌肉的发育。儿童经常参加体育锻炼,不仅可使肌纤维变粗,肌肉重量增加,而且还能促进骨骼的生长发育和韧带的发育,增加关节的牢固性和灵活性。

体育锻炼还可以使人精神饱满、心情愉快、食欲增加,促进营养物质的消化吸收,减少疾病,增强体质。体育锻炼和运动活动是生长发育的源泉,通过调节机体的新陈代谢、神经内分泌系统的作用机制,对儿童形态发育产生不同程度的影响。但这是一个长期积累的过程,希望通过参加短期的体育锻炼而使体格发育水平明显提高是不切实际的。

5. 生活制度

长期执行有规律、有节奏的生活制度,可以保证儿童进行足够的户外活动,适当的学习和劳动、定时定量的进餐和充足的睡眠,有利于促进儿童的生长发育。因为在合理的生活制度下,儿童身体各部分能得到适当的活动与休息,可消除疲劳;身体的营养消耗也可得到及时的补充,保证机体的正常代谢。

6. 社会因素

社会因素对学前儿童生长发育的影响是综合性的、多方面的。其中,决定性因素是社会经济地位,以及与之有关的营养、居住、医疗、体育等条件。如贫困、食物缺乏、文化落后、疾病流行、居住拥挤、缺乏必要的卫生设施等都严重影响着儿童的身心发育。父母的职业和家庭收入也起着重要作用。在同样的经济条件下,家庭人口的多少、家庭的凝聚力和亲和力,对儿童生长发育有一定的影响。

大气、水和土壤中有害物质的污染,以及噪声的危害,对儿童生长发育也有不良的影响。

探寻三 学前儿童身体健康的评价

童童已经3岁整,爸爸妈妈准备送童童上幼儿园。按照幼儿园的要求,需要进行入园体检,看能否适应幼儿园集体生活。医生为童童量完身高、测过体重后,严肃地告诉爸爸妈妈,童童的身高正常,但体重严重超标,已经到达肥胖的标准。医生是如何判断童童达到肥胖标准的?除入园体检外,学前儿童还需要做哪些健康检查?

定期健康检查是按要求的时间,对 0~6 岁儿童进行定期或不定期的体格检查,系统地了解其生长发育和健康状况,以期早发现异常、早发现疾病,以便及早采取相应措施。从出生至 6 岁,每个孩子定期健康检查的次数约为 10 次,进行定期健康检查是保障学前儿童健康成长的重要手段之一。

一、学前儿童身体健康的检查

(一)学前儿童健康检查的时间

我国卫计委规定,定期健康检查的时间是:

儿童出生后第一年,每 3 个月检查一次,分别在 3 个月、6 个月、9 个月、12 个月时进行,1 周岁时做一次总的健康评价。出生后第二年、第三年,每半年检查一次,分别在 18 个月、24 个月、30 个月、36 个月时进行。3 岁以后每年检查一次。如果发现异常,应增加检查的次数。

(二)学前儿童健康检查的内容

健康检查的内容主要包括询问个人现状及既往病史、体格测量及评价、全身体检、实验室检查等。

1. 询问个人现状及既往病史

通过询问家长,能够获得有关儿童生长发育的资料,询问内容一般包括:出生史、喂养史;饮食、睡眠、户外活动情况;日常生活习惯;智力发展情况;预防接种情况;患病情况,尤其是传染病。

2. 体格测量及评价

体格测量包括身长(高)、体重、头围、胸围、坐高、上臂围及皮褶厚度,前三项为必测项目。每次测量均要求在固定时间进行,测量用具和测量方法要求统一,保证测量结果准确。测量后要根据测量结果,对各项指标的测量所得数值加以评价。

3. 全身体检

全身体检包括:

(1)头部。头颅大小、前囟大小及闭合情况、有无方颅及颅骨软化。

(2)眼。眼睑形状、巩膜颜色、视力、眼距等是否正常。

(3)耳。有无外耳畸形,耳道结构、听力等是否正常。

(4)口腔。口腔颜色和形状、口腔黏膜、牙齿数目是否正常、是否有龋齿等。

(5)胸部。胸廓有无畸形、听诊有无心脏杂音及肺内啰音。

(6)腹部。腹部有无异常包块、肝脾有无异常肿大。

(7)外生殖器。外生殖器有无畸形。

(8)脊柱和四肢。脊柱和四肢有无畸形或其他异常。

(9)淋巴结。全身表浅淋巴结有无异常肿大。

4. 实验室检查

通常情况下,需要检查的项目包括:出生后 6 个月或 9 个月尿常规检查;每半年检查一次血红蛋白,1岁后每年检查一次;1岁、2岁时各做一次大便寄生虫卵检查;血液中钙、磷等常量元素以及铁、铜、锌、碘等微量元素含量的测定。

(三) 学前儿童体格检查的测量方法

1. 测身长(身高)

0~3岁的婴幼儿,建议使用量床测量身长(见图3-5)。婴幼儿脱去鞋袜,卧于量床底板中线上,测量者扶住婴幼儿头部,使婴幼儿面向上,两耳在一水平线上,颅顶接触头板,另一测量者位于婴幼儿右侧,左手握住双膝,使腿伸直并紧贴量床床板,右手移动足板,使足板接触两侧足跟,读取量床上的刻度。

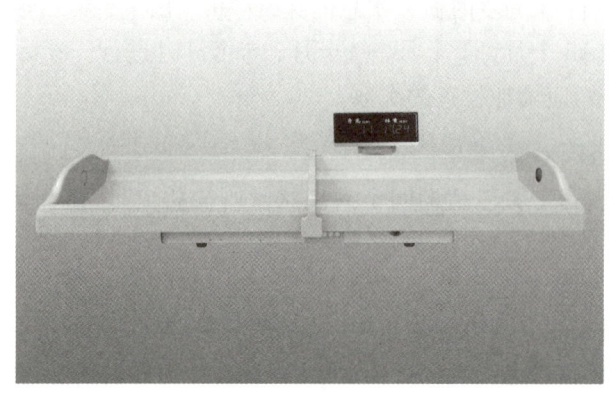

图3-5 量床

3岁以上儿童,建议用身高计测量身高(见图3-6)。儿童呈立正姿势站在身高计的底板上,头部保持正直,两眼平视前方,挺胸收腹,手臂自然下垂,手指并拢,脚跟靠拢,脚尖稍分开,脚跟、臀部、肩胛三点同时靠在身高计的垂直立柱上。测量者将滑侧板轻轻移动,直至接触受测者头顶,读立柱上的数字。身长(高)以厘米为单位,精确到小数点后一位。

2. 测体重

测量体重应在晨起空腹排便后进行,未进食前测量为佳。测量前要对秤进行校零。

0~1岁的婴幼儿建议卧位测量;1~3岁的幼儿可以坐位测量;3岁以上的幼儿站立测量。测量时,调整砝码至杠杆平衡,记录读数,以千克为单位,精确到小数点后两位。儿童可裸体或穿背心、短裤,也可在测后扣除衣服重量。

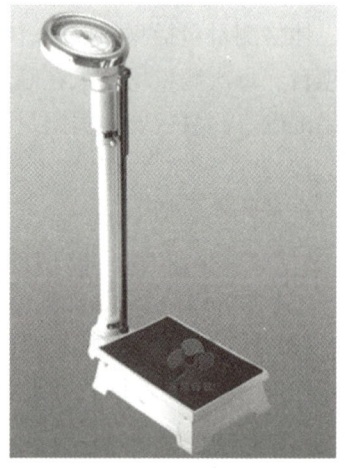

图3-6 身高计

3. 测头围

采用坐位测量,测量者站在被测者身侧的前方或右侧,用软尺,以儿童额部眉间为起点,将尺从右侧经过枕骨粗隆,绕至左侧,然后回至原起点,读数即为头围。头围测量以厘米为单位,精确到小数点后一位。

4. 测胸围

在儿童呼吸处于平静状态下测量胸围。3岁以下的婴幼儿可取卧位,3岁以上取立位。测量时儿童两手自然平放或下垂,两足分开与肩同宽,双肩放松,呼吸均匀。测量者立于儿童前方或右方,将皮尺零点固定于被测者胸前乳头下缘,右手将软尺经右侧绕背部、两肩胛骨下角下缘,经左侧回至零点,读数即为胸围。胸围测量以厘米为单位,精确到小数点后一位。

5. 坐高测量

3岁以下量顶臀长,即为坐高。取卧位测量,头部位置与测量身长时的要求相同,测量者左手提起小儿下肢,同时使骶骨紧贴底板,大腿与底板垂直,移动底板,使其紧贴臀部(见图3-7),读取测量数值。

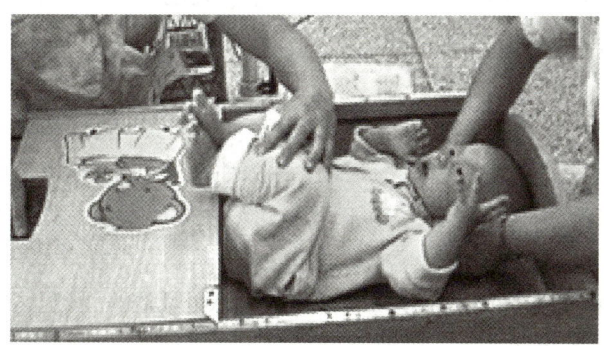

图3-7 顶臀长测量

3岁以上量坐高,取坐位,一般用坐高计测量坐高(见图3-8)。儿童坐在坐高计的坐盘上,骶部紧靠量板,身体坐直,大腿与量尺成直角,并与地面平行,头部正直,颈部伸直,测试者调整坐高计头板,使之平贴幼儿头顶并轻压头发,保持头板与量尺垂直读数,即为坐高(见图3-9)。坐高测量以厘米为单位,精确到小数点后一位。

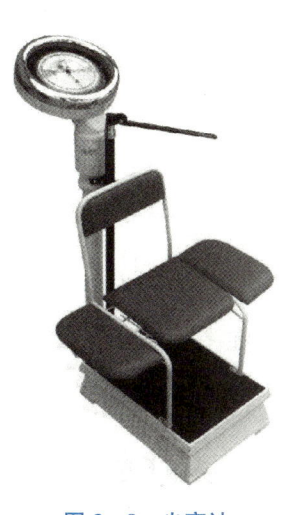
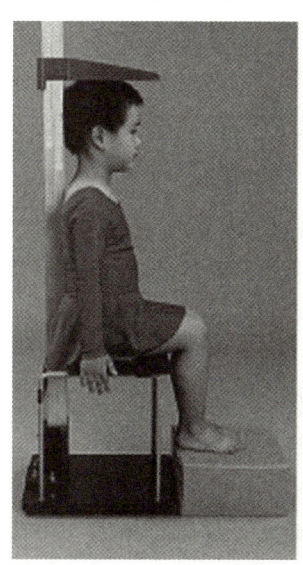
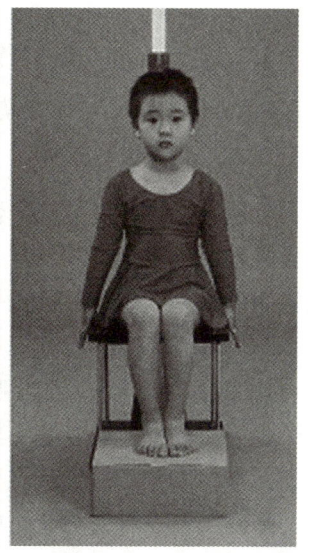

图3-8 坐高计　　　　　　　图3-9 坐高测量

二、学前儿童身体健康的评价

评价学前儿童生长发育的指标,包括形态指标、生理机能指标、生物化学指标等。

(一)形态指标

生长发育的形态指标是指身体及其各部分在形态上可测出的各种量度。主要的形态指标包括身高、体重、头围、胸围和坐高等,它们不仅测量方便,而且能为准确评价生长发育的水平和速度提供重要信息。

1. 身高

3岁以下的婴幼儿的身高也称为身长。身长(高)是人体站立时颅顶到脚跟(与地面相及处)的垂直高度。身高受种族、遗传和环境的影响较明显,受营养的短期影响不明显,但与长期营养状况有关。它是准确评价婴幼儿生长发育水平和生长发育速度不可缺少的重要依据。

2. 体重

体重是指人体各器官与体液重量的总和。在一定程度上反映婴幼儿的骨骼、肌肉、脂肪和内脏器官重量增长的综合情况,是最容易发生变化的指标,也是反映学前儿童短期营养状况最常用的指标。体重和身高的比值可以反映出婴幼儿身体的营养状况。

3. 头围

头围是指头颅的围长。反映了头颅骨及脑的大小和发育状况,是衡量6岁以下儿童生长发育的重要指标之一。因胎儿脑的发育在全身处于领先地位,头围的监测在出生后头两年意义重大。

4. 胸围

胸围是指经过乳头或胸中点的胸部水平维度,也称胸中围。间接说明胸廓的容积及胸部骨骼、胸肌、背肌和脂肪层的发育,在一定程度上反映身体形态及呼吸功能的发育状况。

5. 坐高

坐高是坐位时从颅顶点至臀部接触底座平面的垂直高度,是指头、颈、躯干的总高度,主要反映躯干的发育状况,与身高相比较能反映躯干和下肢的比例关系。

(二)生理机能指标

生理机能指标是指身体各系统、各器官在生理机能上可测出的各种量度。主要有骨骼肌肉指标(如握力、背肌力等)、呼吸功能指标(如肺活量、肺通气量)、心血管功能指标(如心率、血压和脉搏等)。

1. 肺活量

肺活量是指受测者在深吸气后能够呼出的最大空气量,它在一定程度上代表着呼吸肌的力量和肺的容量及其发育状况。

2. 脉搏

脉搏反映心血管系统的功能状况,脉搏的个体差异较大,且易受体力活动和情绪变化的影响,应在安静时进行测量。

3. 血压

血压是反映心血管系统的另一重要指标,易受活动、情绪紧张、体位变动等因素的影响。

(三)生物化学指标

1. 血红蛋白

血红蛋白是红细胞的主要成分,测定血红蛋白能较理想地反映儿童贫血的类型和程度。贫血可依血红蛋白和红细胞数量而分为轻、中、重和极重四度。判断儿童贫血和贫血的程度,应参照不同年龄儿童血象的正常值。

2. 尿液一般性状

尿液一般性状检查包括尿液的气味、尿量、颜色、透明度等,如尿液有腐臭味见于泌尿系统有化脓菌感染;尿量减少可见于急性肾小球肾炎、高热、呕吐和腹泻;尿液颜色似红葡萄酒或酱油,可见于溶血性贫血。

3. 粪便性状

粪便性状检查一般检查粪便的量、颜色、臭味和水分等。对粪便做显微镜检查,能进一步确定粪便的性质和查找病原体。例如,发现粪便中有无寄生虫和虫卵,有无白细胞和脓细胞,有无大量红细胞。

二、生长发育评价

(一)生长发育评价标准

生长发育评价标准是评价个体或集体儿童生长发育状况的统一尺度。一般采用横断面调查方法,搜集大量的儿童集体生长发育正常值,用统计学方法,按性别、年龄计算出各种指标的均值、标准差、标准误、百分位数、回归系数等,并根据这些统计数据制作出发育图、表,作为该地区近几年内儿童生长发育评价标准。

生长发育评价标准又可分为现状标准和理想标准。现状标准对其所选用的儿童样本不进行严格挑选,仅剔除患有各种明显可能影响儿童生长发育的急慢性疾病和畸形的个体,因而现状标准值代表一个地区一般儿童的生长发育水平。理想标准所选儿童样本来自生活在最适宜环境中的儿童,其喂养和膳食安排合理,营养供给充足,可以得到良好的医疗保健服务。在这一环境中生活的儿童,其生长潜力得到较好的发挥,生长发育状况较为理想。因而理想标准高于现状标准,高于一般儿童的发育水平。目前国际上常用的世界卫生组织标准即为理想标准。

不论是生长发育现状标准还是生长发育理想标准,生长发育标准都是相对的、暂时的。所以,生长发育标准每5~10年修订一次。

(二)常见生长发育评价方法

1. 指数评价法

指数评价法是指根据人体各部分之间的比例关系,用数学公式编成指数,以评价

个体发育水平、营养状况的方法。常用指数有以下四种:

(1) 身高体重指数:体重(g)/身高(cm)。反映了体重与身高之间的比例关系,指数大则说明体重相对较大。

(2) 身高胸围指数:胸围(cm)/身高(cm)×100。是一项体质指数,反映了儿童胸廓的发育情况以及胸围与身高之间的比例关系,指数大则说明胸围相对较大。一般来说,粗壮型的儿童身高胸围指数较高,瘦长型则较低。

(3) 身高坐高指数:坐高(cm)/身高(cm)×100。是指身体上下长度的比例。随着年龄的增加,上身所占比例逐渐减少,下身所占比例逐渐增加。该指数异常,提示儿童可能肢体发育异常或躯干发育异常。

(4) BMI 指数:体重(kg)/身高(m)^2。指单位面积中所含的体重数,既能反映一定体积的重量,又能反映机体组织的密度。多用于儿童营养评价,反映儿童的体型和身体充实程度。在评价儿童的营养状况时,小于 15 表示偏瘦,15~18 则正常,18 以上表示儿童超重或肥胖。

2. 离差法

离差法是将儿童个体的发育数值与作为标准的均值及标准差做比较,以评价儿童发育状况的方法。常见的离差法包括等级评价法和曲线图法。

(1) 等级评价法。等级评价法是最常用的离差评价法之一,用标准差与均值相离的远近划分等级,即以均值为基准值,以标准差为离散距,制成生长发育评价标准。评价时将个体各项发育指标的实测数值与当地发育标准中同年龄、同性别相应指标的均值做比较,将其差数除以标准差,以获得超过或低于均值的标准差数,然后再评定其等级。我国常用五等级评价标准(见图 3-1)。等级评价法常用的指标是身高和体重。个体婴幼儿的身高和体重数值在标准均值±2 个标准差范围以内,均被认为正常,这个范围包括了约95.4%的婴幼儿。在标准均值±2 个标准差以外的儿童也不能一概判定为异常,必须在定期连续观察、深入了解的基础上,结合具体情况再做结论。

表 3-1 五等级评价标准表

等级	标准
上等	$\overline{X}+2s$ 以上
中上等	$\overline{X}+s$ 至 $\overline{X}+2s$
中等	$\overline{X}+s$ 至 $\overline{X}-s$
中下等	$\overline{X}-s$ 至 $\overline{X}-2s$
下等	$\overline{X}-2s$ 以下

等级评价法能直观地反映出婴幼儿发育的好与差,方法简单,也能够看出婴幼儿各种不同发育水平的比例,但是,只能对单项发育指标进行评价,无法对个体婴幼儿发育的匀称程度做出正确判断。

(2) 曲线图法。曲线图法是把当地不同性别及各年龄组的某项发育指标的均值、均值±1 个标准差和均值±2 个标准差分别标在坐标图上,连成 5 条曲线,作为评价个体婴幼儿发育的标准。评价时将发育指标实测值用坐标定位的方法放在同质的"标准"曲线图上,就可以直观、迅速地评价发育水平。目前,国内外普遍采用的儿童生长发育图就是一种曲线图,定期将测量所得的儿童的体格测量值画在相应的曲线图上,然后进行评估。既能看出当时儿童的生长发育水平,又能看出生长发育的趋势,并能算出生长速度。曲线图法能追踪观察儿童某项指标的发育动态,进行纵向比较,还可以对多个儿童的发育水平进行横向比较。

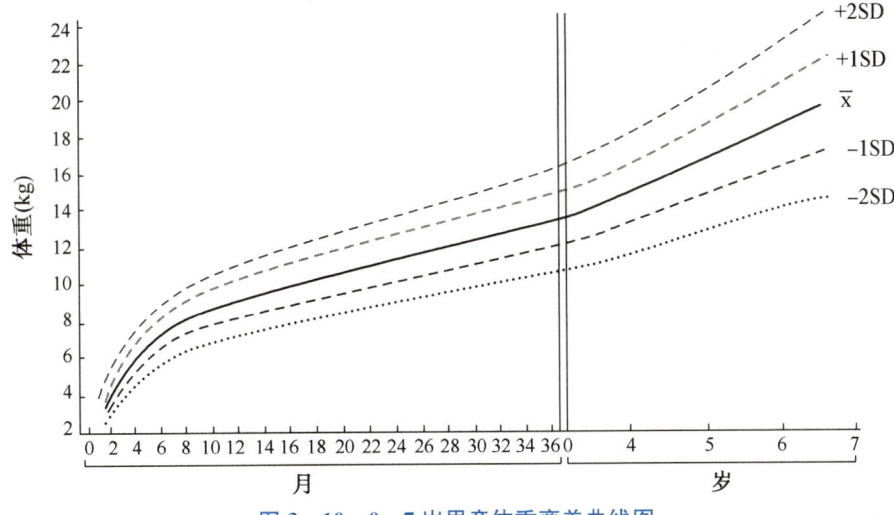

图3-10　0～7岁男童体重离差曲线图

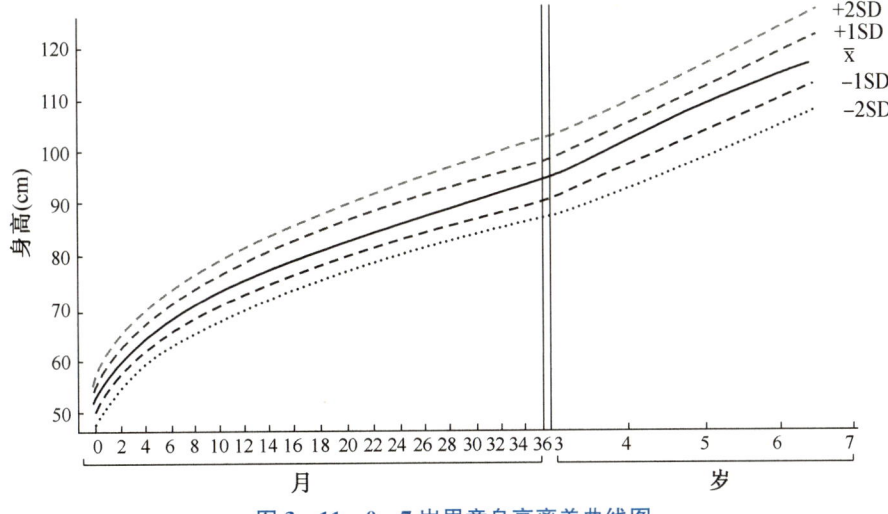

图3-11　0～7岁男童身高离差曲线图

3. 百分位数评价法

百分位数评价法是近年来世界许多国家常用的方法,它以某项发育指标的第50百分位数为基准值,以其余百分位数为离散距,制成生长发育标准,对个体或集体儿童的发育水平进行评价的一种方法。通常以3、10、25、50、75、90、97等几个百分位数值划分发育等级。

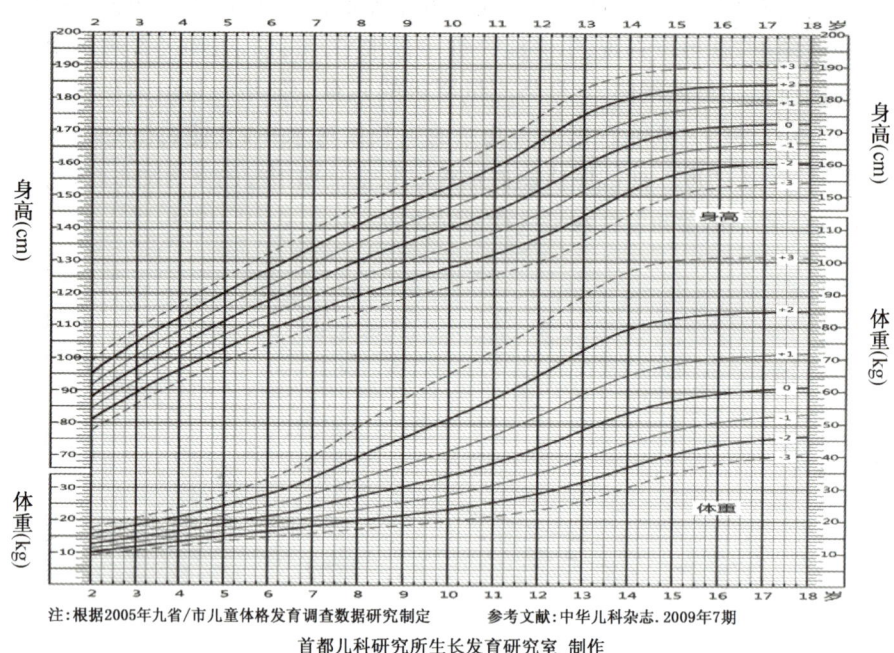

图 3-12 中国 2～18 岁男童身高、体重标准差单位曲线图

表 3-2 3～6 岁男童身高、体重百分位数值表

年龄													
3 岁	89.7	11.94	91.9	12.74	94.2	13.61	96.8	14.65	99.4	15.80	101.8	16.92	104.1	18.12
3.5 岁	93.4	12.73	95.7	13.58	98.0	14.51	100.6	15.63	103.2	16.86	105.7	18.08	108.1	19.38
4 岁	96.7	13.52	99.1	14.43	101.4	15.43	104.1	16.64	106.9	17.98	109.3	19.29	111.8	20.71
4.5 岁	100.0	14.37	102.4	15.35	104.9	16.43	107.7	17.75	110.5	19.22	113.1	20.67	115.7	22.24
5 岁	103.3	15.26	105.8	16.33	108.4	17.52	111.3	18.98	114.2	20.61	116.9	22.23	119.6	24.00
5.5 岁	106.4	16.09	109.0	17.26	111.7	18.56	114.7	20.18	117.7	21.98	120.5	23.81	123.3	25.81
6 岁	109.1	16.80	111.8	18.06	114.6	19.49	117.7	21.26	120.9	23.26	123.7	25.29	126.6	27.55

表 3-3 3～6 岁女童身高、体重百分位数值表

年龄													
3 岁	88.6	11.50	90.8	12.27	93.1	13.11	95.6	14.13	98.2	15.25	100.5	16.36	102.9	17.55
3.5 岁	92.4	12.32	94.6	13.14	96.8	14.05	99.4	15.16	102.0	16.38	104.4	17.59	106.8	18.89
4 岁	95.8	13.10	98.1	13.99	100.4	14.97	103.1	16.17	105.7	17.50	108.2	18.81	110.6	20.24
4.5 岁	99.2	13.89	101.5	14.85	104.0	15.92	106.7	17.22	109.5	18.66	112.1	20.10	114.7	21.67
5 岁	102.3	14.64	104.8	15.68	107.3	16.84	110.2	18.26	113.1	19.83	115.7	21.41	118.4	23.14
5.5 岁	105.4	15.39	108.0	16.52	110.6	17.78	113.5	19.33	116.5	21.06	119.3	22.81	122.0	24.72
6 岁	108.1	16.10	110.8	17.32	113.5	18.68	116.6	20.37	119.7	22.27	122.5	24.19	125.4	26.30

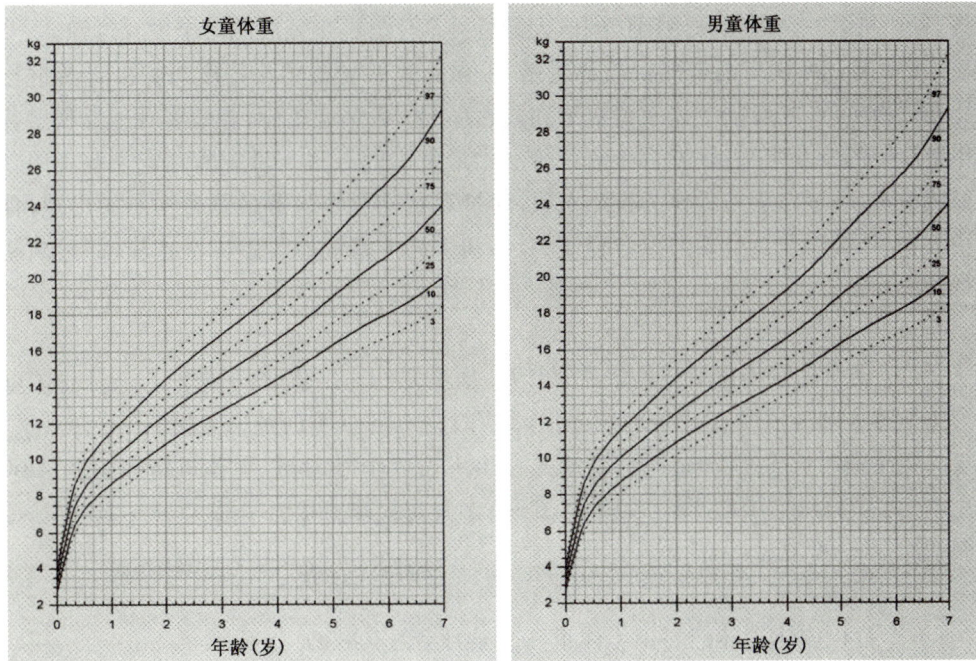

图 3‑13　0—7 岁男、女童体重百分位曲线图

4. 综合评价法

通常在使用年龄标准体重或年龄标准身高对儿童进行评价时，只能判断某个体单项指标的体格发育状况，不能综合评价其生长发育状况，有时甚至会将体形匀称的正常矮身材儿童误认为是营养不良，或将匀称体形的高身材儿童误认为肥胖。

世界卫生组织提出：衡量儿童生长发育的科学标准应该是"三把尺子"，即"年龄别身高""年龄别体重"和"身高别体重"。所谓年龄别身高和年龄别体重是指相对于某一年龄而言应有的身高和体重。身高别体重是指相对于某一身高而言应有的体重。以低于第 20 百分位的数值为低，第 20 和第 80 百分位之间的数值为中，第 80 百分位以上的数值为高，对儿童的生长发育和营养状况进行综合评价。

5. 发育年龄评价法

儿童在生长发育过程中，受遗传和环境的影响，存在个体差异，往往实际年龄不能准确反映其生长发育的水平。

发育年龄又称为生物年龄或生理年龄，可以被用以评价儿童生长发育的状况。发育年龄评价法是用身体某些发育指标的发育平均水平及其正常变异，制成标准年龄，用来评价个体儿童的发育状况。常用的有以下三种：

（1）形态年龄。形态年龄是用某项指标如身高、体重，制成标准年龄，表示个体儿童在某一形态的发育程度。用法简单，结果明确。

（2）牙齿年龄。牙齿年龄简称齿龄，是按儿童牙齿发育的顺序制订标准年龄，用以反映个体儿童的发育状况。有两种方法：一种是用牙齿萌出的数量和质量表示发育年龄,适用于儿童出生后 6 个月至 13 岁;另一种是用 X 射线摄片的方法进行观察,包括从第一个牙齿开始钙化到成人最后一个牙齿钙化完成的整个发育过程。

(3)骨骼年龄。骨骼年龄简称骨龄,是由儿童的骨骼钙化程度与标准骨龄进行比较而得到的,是反映个体发育水平和成熟程度的较精确指标,能较客观地反映出各年龄阶段的发育水平,是发育年龄评价法中最常用的方法。骨龄的判定主要利用 X 射线摄片,一般以手腕骨作为投照对象,通过观察儿童手腕部各骨化中心的出现,骨块大小、外形变化及骨骺的愈合程度等,再和作为正常值的骨龄标准比较,即可判断个体的骨龄。

6. 粗略的评价方法

(1)体重。按体重增长的倍数来计算:根据婴幼儿出生时的体重,6 个月时体重为出生体重的 2 倍左右,1 岁时约 3 倍,2 岁时约 4 倍,3 岁时约 4.6 倍。

按体重增长的速度来计算:婴幼儿在出生后 3 个月内,每周体重增加 180~200 克;3~6 个月每周增加 150~180 克;6~9 个月每周增加 90~120 克;9~12 个月每周增加 60~90 克。

按公式推算:

6 个月以内体重(kg)=出生体重(kg)+月龄×600(g)

7 个月至 1 岁体重(kg)=出生体重(kg)+月龄×500(g)

2~7 岁体重(kg)=实足年龄×2+8(kg)

(2)身高(或身长)。按身高增长的倍数来计算:出生时身长按 50 cm 计算,1 岁时身长为出生身长的 1.5 倍,4 岁时身高为出生身长的 2 倍。

按身高增长的速度来计算:1~6 个月的婴幼儿,平均每月身长增长 2.5 厘米,7~12 个月平均每月增长 1.5 厘米,1 岁时身高约达 75 厘米,2 岁时达 85 厘米。

按公式推算:

幼儿 2~7 岁,平均每年身高长 5 厘米。

2~7 岁身高(cm)=年龄×5+75(cm)

探寻四　学前儿童心理健康的评价

童童已经 3 岁 3 个月了,爸爸妈妈送童童去上幼儿园。刚入园的时候,童童总是低着头,不看老师,不和老师说话,连唱歌活动童童也是静静地坐在自己的座位上,要么眼睛看着自己的小手,要么瞟一眼老师。2 个月过去了,童童大部分时间都是静静

地坐在自己的座位上,老师从未见她笑过。就连爸爸妈妈来接的时候,童童还是很"淡定"。老师着急了,童童适合上幼儿园吗?她为什么总不开心呢?该怎么帮她呢?

心理健康,又称精神健康,指人的心理处于完好状态,包括正确认识自我、正确认识环境和及时适应环境,是身体健康的精神支柱。由于学前儿童语言发展水平和逻辑思维能力较低,对其心理健康的评价往往采用评估的办法。

一、学前儿童心理评估的概念和特点

(一) 学前儿童心理评估的概念

学前儿童心理评估是运用心理学的方法对学前儿童心理状态和行为表现进行评定,获取儿童心理发展的资料,进行判断,鉴别是否有行为问题或心理障碍,对有心理障碍的儿童实施有针对性的早期教育和早期干预。

(二) 学前儿童心理评估的特点

学前儿童心理评估具有以下特点:① 学前儿童心理评估有一定难度。由于学前儿童年龄较小,他们注意力容易分散、好奇心强,一般不能很快适应评估情境,也不能主动提供评估所需的各种信息。② 人的心理活动较为复杂,各种正常和异常的心理和行为交织在一起,往往难以分辨,所以,学前儿童心理健康评价比身体健康评价困难得多。③ 对评估人员要求较高。评估人员应具备专业的心理评估知识和技能,并充分了解学前儿童的身心发展特点和规律。

二、学前儿童心理测试的方法

心理测验是根据心理学原理,设计一定的程序,对感知、运动、语言等心理过程中的各种能力进行量化。

按测验的目的,心理测验可分为筛查性测验及诊断性测验两大类。筛查性测验快速、简便,能在短时间内得出结果,可以初步筛查出正常或异常。筛查出有问题的儿童,要进一步进行诊断性测验,测查员需专门培训,测验较费时,需1~2小时。

(一) 筛查性测验

1. 丹佛发育筛查测试

丹佛发育筛查测试是20世纪60年代在美国丹佛市对该地区儿童进行了大量的测试后制定的测试法,操作简单、方便,容易掌握。一次测试,可在30分钟内完成。

丹佛发育筛查测试能够比较灵敏地筛查出在临床上尚未出现明显症状但可能存在问题的儿童;能比较准确地对有高危因素的儿童(早产儿、低出生体重儿、有严重黄疸史者和窒息史者)进行发育检测。但不能作为诊断和评价发育障碍种类和严重程度的工具,对儿童将来的发育也无任何预测作用。

测试的工具主要包括:① 1个直径10厘米的红色球。10块方积木(红7块,黄、绿、蓝各1块),边长2.5厘米。② 1个小铃铛。③ 1个瓶口直径1.5厘米的透明无色玻璃瓶。④ 葡萄干或小糖丸若干粒。⑤ 1 个有柄拨浪鼓。⑥ 1 个小皮球（直径 7～10 厘米）。⑦ 1 支铅笔。

丹佛发育筛查测试适用于 0～6 岁的儿童，在全世界内应用广泛，1983 年我国经再标准化后已普遍适用。修改后的量表测试项目共 104 项，内容分为个人-社会、精细运动-适应性动作、语言、大运动四个能区。每一个项目用一横杆表示，横杆安排在一定的年龄范围之间。

每个能区的测试按项目从易到难、从左下至右上的规律进行。每个能区可从年龄线左侧开始，至少先做 3 个项目，然后向右测试，直到连续 3 个项目不能通过为止，然后再进行另一能区的检测。

每个项目可重复 3 次，并将结果标记在该项目横杆上。P 表示通过，F 表示失败，R 表示不合作，N 表示无机会，测试判断有异常、可疑、无法判断、正常四种。异常、可疑者应重复一次，结果仍不正常的再用诊断性测试。

异常：① 两个或两个以上能区中有两项或两项以上的发育延迟，为"F"。② 一个能区有两项或更多的发育延迟，加上一个能区或更多的能区有一项发育延迟和该能区切年龄项的项目均为"F"。

可疑：① 一个能区有两项或更多的发育延迟。② 一个能区或更多的能区有一项发育延迟和该能区切年龄线的项目均为"F"。

无法判断：结果中 N 的项目太多，致使最后结果无法判断。

正常：无以上情况者。

2. 绘人测试

1926 年，美国学者古德依纳夫首次提出绘人法可作为一种智能测验，并对它进行标准化，编制了常模量表。

绘人测试用于测定儿童智能的成熟程度，能反映被试者的视觉、听觉、观察思维、理解记忆、动作协调、认知等方面的发展情况。

给儿童一张 27 厘米×21 厘米大小的白纸、一支铅笔、一块橡皮。要求儿童按照自己的想象画一个人的全身像，提示语是："小朋友，请你画一个正面的、全身的人。可画任何一种人，画得越完全越细致越好，但必须是全身的。不许画机器人、动画人、洋娃娃、古代人，也不许印着画或照着画。"测试者将根据儿童所画人像的身体部位是否齐全、有无细节和各部比例是否恰当等进行评分。

绘人测试不限时间，儿童绘画时可以用橡皮擦，可以在纸的背面重画一幅，一般在 10～20 分钟内完成。绘人测试的适用年龄是 4～12 岁，最适用于 4～9.5 岁，我国经验表明儿童到 10 岁以后得分就不再上升。

绘人测试智商转换法：

智龄（月）＝绘人得分×3＋36

智商＝智龄/实足年龄×100

由于绘人测试不包含任何语言、文字方面的内容，对儿童的文化要求也低，是一种能引起儿童兴趣的、简便易行的智力筛查测试方法。同时，该方法还适用于听力残疾、智力残疾、言语和语言障碍、情绪和行为障碍等特殊儿童。因此,绘人测验可用于不同语言、不同民族的儿童,便于在不同国籍、民族和人群之间进行比较。

但是,绘人测试也有一定的局限性,主要体现在:不能替代正规的智力测验;因为它只能反映儿童对人体的认识,不能全面反映儿童的智能;对于缺乏绘画技巧的儿童以及绘画水平过低的儿童的评价要慎重。

3. 入学合格测验

入学合格测验是目前常用的一种智力筛查方法,用于评定4~7岁儿童智能发展水平。我国应用的是美国儿科学会制订、上海第二医科大学附属新华医院修订的方案。内容包括自我认识能力、观察能力、运动能力(包括大运动和精细运动)、记忆能力、思维能力、常识等六个方面,题目分"回答问题"和"操作"两大类,每答对1题给1分,共50分,该测验也称50项测验。该测验的优点是费时少,整个测验一般需要20~25分钟;简单易行,评分标准容易掌握。结果分正常、异常、可疑。

(二)诊断性测验

1. 贝莉婴儿发育量表

贝莉婴儿发育量表可用于评估2~30个月的儿童智力发育水平,确定儿童智力发育偏离正常水平的程度。这里介绍第二版贝莉婴儿发育量表,其主要应用于以下几个方面:一是确定是否发育迟缓;二是干预后的再测定,评价干预后的效果;三是教育家长,说明儿童发育的过程;四是作为科研用的工具。

贝莉婴儿发育量表包括三部分内容:

(1)智能量表。测试项目178项,测查记忆、言语概念、解决问题的能力、早期对数的概念、普遍化与分类及社交技能。

(2)运动量表。测试项目111项,测查粗大及精细肌肉的能力,包括翻身、爬、坐、立、跑、跳,也包括手的写字及模仿动作。

(3)行为评价量表。测试项目30项,测查儿童在检查过程中的行为,如注意程度、情绪的调节、动作的质量等。

结果的判定:智能及运动量表总分在115分及以上为加速完成测试,85~114分为正常范围,70~84分为测试轻度延迟,69分及以下为测试明显延迟,行为量表评分与月龄有关。

贝莉婴儿发育量表评估婴幼儿智力发育水平相对较全面、精确。每次测验时间在45~60分钟,国内已有标准化的量表。

2. 韦克斯勒学前儿童智力量表

美国心理学家韦克斯勒于1976年为评估学前儿童的智力发展,设计了韦克斯勒学前儿童智力量表,对4~6.5岁的儿童进行测验,以获得儿童多方面智力水平的信息。我国心理学家对韦克斯勒学前儿童智力量表进行了修订,用来测量我国学前儿童的智力发展水平。

韦克斯勒智力量表包括10个分测验,分为言语测验和操作测验两大类。言语测验包括常识、词汇、算术、理解、类同性五个部分;操作测验包括填图、积木、图案、动物房、几何图形、迷宫五个部分。按测验内容得出言语测验分数和操作测验分数,两者的均数为总智商。运用韦克斯勒智力量表进行测试,每次所用时间较长,需要40~50分钟,对4岁以下儿童不适宜。

3. 麦卡锡儿童能力量表

麦卡锡儿童能力量表由麦卡锡于1972年制定,是专门为学前儿童设计的诊断性测验量表,适用于测定2.5岁~8.5岁儿童综合能力,除了能测量儿童的一般认知能力外,还能测量一些特殊的能力,如言语、知觉-操作、数量、记忆、运动诸方面的能力。

麦卡锡儿童能力量表测试的项目比较多,整个测验包括18项分测验,分属言语、知觉-操作、数量、记忆、运动5个分量表,测试所需的时间也比较长,由于测试内容比较能够引起学前儿童的注意和兴趣,测试过程一般不会遇到太大的困难,在世界上十分流行。麦卡锡儿童能力量表被精确地设计和标准化,它的一般认知和语言量表具有相当高的可靠性,其他各项分数也都对评估儿童具有较高的价值,是对学前儿童包括认知能力在内的各种能力进行评估的比较理想的诊断工具。

在3个月大的体检中,医生发现豆豆患有先天性心脏病,由于种种原因没有进行手术治疗。平时,豆豆不能剧烈运动,否则就会心慌气短、嘴唇发青,身高和体重也明显低于同龄幼儿。前不久,豆豆进行了手术,彻底修补了心脏的缺陷,术后也得到了精心的照顾。此后,豆豆的生长发育状况得到了很好的扭转,几乎赶上了同龄的幼儿。请分析豆豆生长发育的影响因素。

嘉嘉是"阳光幼儿园"小班的幼儿。他从小发音不清,从未完整地说过一句话,即患有语言障碍。平时在班里基本不说话,也不与同伴交往。虽然动作缓慢,但大脑反应能力正常,能很快理解别人的意思,只是不能用语言表达出来。在与人交往方面有强烈的自卑感,从不主动与其他幼儿进行游戏或其他活动。

分别运用筛查性测验和诊断性测验,说明如何评定、判断嘉嘉大脑发育是否正常。

1. 测量一位学前儿童的身高、体重、头围和胸围。
2. 豆豆今年5岁,身高103厘米,体重22千克,运用BMI指数法,评价其营养状况。
3. 中二班共25名宝宝,10名宝宝4岁3个月,8名宝宝4岁半,7名宝宝4岁9个月,估一估,他们的平均体重和身高。
4. 童童刚刚过完4岁生日,身高98厘米,体重20千克,尝试运用等级评价法和百分位数法,对其生长发育进行评价。

拓展链接

儿童生长监测图

儿童生长监测图是将同性别、各个年龄组儿童体重或其他指标的数值标在坐标纸上,连成参考曲线而绘制的图。图的底端是年龄刻度,每月一格。左侧是体重的千克数值。一般图中有3条参考曲线,最上端一条为第97百分位,下端两条分别是第10和第3百分位。

儿童生长监测就是用儿童生长监测图对儿童的体重、身高等指标进行动态的观察,了解其生长发育的趋势,早期发现生长缓慢现象,及时分析原因,采取相应的措施干预,以保证儿童健康成长。儿童生长监测图简单、直观,家长可以在医生指导下学会亲自监测孩子的营养状况,提高家庭自我保健能力,促进儿童健康成长。

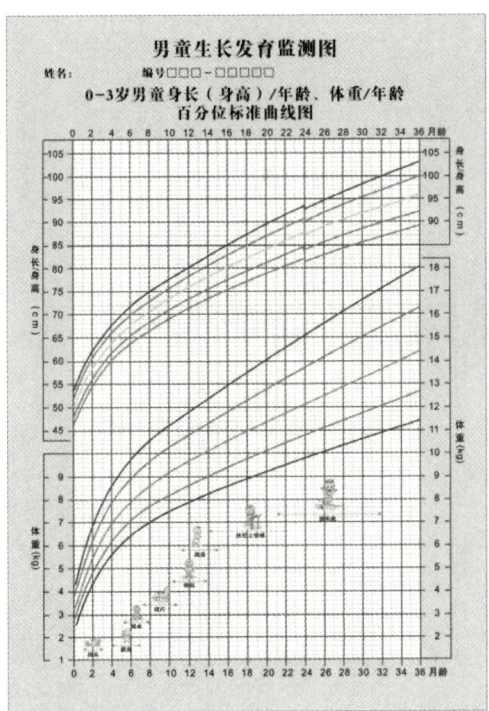
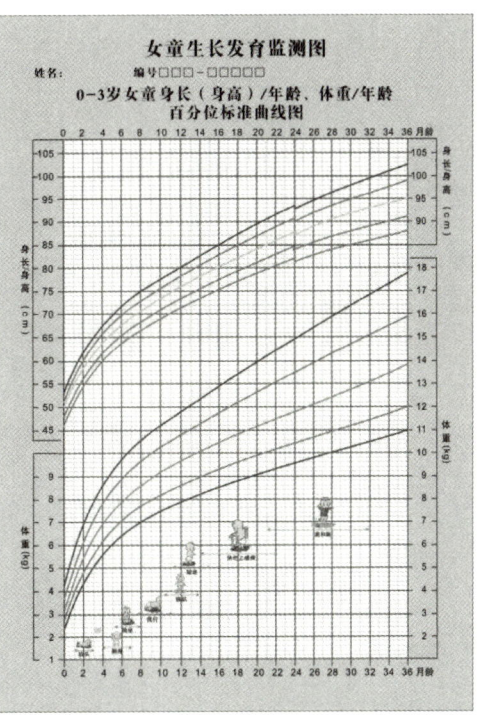

图 3-14　儿童生长发育监测图

阅读下面材料,回答问题。(2019年下半年)

小班张老师观察发现,小明和甘甘上楼时都没有借助扶手,而是双脚交替上楼梯;下楼时小明扶着扶手双脚交替下楼梯,甘甘则没有借助扶手,每级台阶都是一只脚先下,另一只脚跟上慢慢下。

(1)请从幼儿身心发展角度,分析小班幼儿上下楼梯的动作发展特点。(10分)

(2)分析两名幼儿表现的差异及可能原因。(10分)

模块四 学前儿童营养膳食

模块概要

人体依靠营养维持生命、进行活动、保证生长发育和维护健康。营养是幼儿生长发育的重要保证。本模块以营养学知识为基础,针对学前儿童对营养的需求,提出学前儿童饮食卫生要求,并对学前儿童合理膳食的调配进行指导。

探寻一 营养的构成

情境导入

《2017年中国居民食品营养健康关注度大数据》调查报告指出:目前我国儿童营养不良依然存在,微量营养素摄入不足、超重和肥胖持续上升,这都与不健康的饮食习惯密切相关,建议家长应帮助不同年龄的儿童保持膳食均衡,并注意分阶补充营养。大数据分析显示,肥胖、身体发育和营养不良是大众最为关注的儿童健康话题,而钙、铁、钾则成为最受关注的儿童营养素前三名。充足的营养是儿童智力和体格正常发育乃至一生健康的物质保障,因此需要强调合理膳食、均衡营养,保证维生素A、C、D等多种维生素及钙、铁、锌等重要矿物质的足量摄入,并鼓励儿童经常参加户外活动。

营养对学前儿童的生长发育和健康成长起重要作用,特别是婴幼儿时期,科学的喂养能保证正常发育,增强对各种疾病的抵抗力。学前儿童处于生长发育时期,代谢旺盛,对营养需要量较大。因此不仅要满足其营养物质的需要,还要调配合理的膳食。

一、营养与学前儿童健康的关系

(一) 营养与健康的关系

"饮食者,人之命脉也"是明代医学巨匠李时珍对饮食重要性的高度概括。民以食为天,人之所以能够维持生命、工作、思维,都要依靠食物中的营养供应。所以,饮食营养因素是健康的物质基础,是影响健康的重要因素。营养是一切生命过程的物质基础,饮食营养可以使人的身体得到充分的养料,但营养过剩就可能导致儿童肥胖症、糖尿病的发生。有资料显示,高糖、高盐、高脂肪的不均衡膳食,使儿童高血压、高血脂、糖尿病等有增多趋势;饮食单一、不均衡、偏食挑食,是导致当今社会"小胖墩""豆芽菜"的重要原因。

(二) 营养与智力关系

儿童的发育,首先是大脑。大脑的发育与婴幼儿的早期智力发育及成年后的智力状况密切相关。充足的营养是大脑和智力的发育所必需的。据日本营养学家的研究发现,儿童的脑力发展决定于食物和营养的供给,虽然遗传、环境和智力训练等因素决定脑功能的优劣,但以上还是取决于脑营养。

智力是大脑功能的表现,记忆、思维和分辨的能力均是智力的表现形式。现代营养学认为,合理营养与智力密切相关。早期的营养是儿童智力发育发展的重要影响因素。大量研究证实补充维生素、矿物质、氨基酸和必需脂肪酸,可以改善记忆力,提高智商。此外,美国科学家通过多年的研究证明,如果食物中缺乏色氨酸、谷氨酸、铁元素等物质,将引起记忆力下降、脑功能减退,甚至大脑发育不全。反之,就能明显促进幼儿的大脑发育,提高脑力和记忆力。

也有研究认为儿童早餐的丰盛程度与其智力发育也存在关系。研究发现:必需脂肪酸是脑发育和学习记忆功能所必需的,这些脂肪酸能够调节婴儿的视觉准确性、并促进感觉和神经的发育。除了蛋白质、卵磷脂、不饱和脂肪酸等营养素与大脑生理功能有关外,一些营养性疾病对儿童智力的发育和发展影响也很大。如缺铁性贫血的儿童智力发育和学习成绩较正常儿童明显低下,存在智力减退的问题。此外,微量元素与儿童智力发育有一定关系。例如,儿童神经系统的发育与碘、锌、铜、铁等微量元素密切相关,多项研究表明血铅浓度过高会导致儿童智商下降、学习困难,影响儿童智力的正常发育。

二、营养学基础知识

(一) 有关营养的概念

有关营养的概念很多,这里我们重点学习最为核心的两个概念,即营养和能量。

1. 营养

"营养"一词中的"营"是指谋求、获取,"养"则是指养身或养生之道;"营"与"养"合在一起就是指有机体从外界吸取需要的物质来维持生长发育等生命活动。这是一个复杂的生理生化过程,它包括食物的消化、吸收和物质代谢的整个动态过程。人类通过营养才能维持生命、繁衍后代、生长发育,才能完成各种生理活动和社会活动。因此,人类从胎儿开始直至死亡都离不开营养。

2. 能量

机体在物质代谢过程中伴随着能量的释放、转移和利用,它是生命活动的基本特征之一。研究人体能量代谢的目的在于研究能量平衡,失去平衡则影响机体一系列正常生理活动。因此,能量代谢是营养学所研究的重要内容之一。

(1) 能量的单位

人体所需的能量国际上以焦耳(J)、千焦(KJ)、兆焦(MJ)作为单位。传统应用中,能量常使用千卡(Kcal)为单位。其换算关系是:

1 Kcal=4.184 KJ

1 KJ=0.239 Kcal

(2) 能量的来源

人体所需要的能量来源于碳水化合物、脂肪和蛋白质三大产能营养素。它们在体内氧化实际产生的能量为:

1 g 碳水化合物产生能量 16.81 KJ(4.0 Kcal);

1 g 脂肪产生能量 37.56 KJ(9.0 Kcal);

1 g 蛋白质产生能量 16.74 KJ(4.0 Kcal)。

每克产能营养素在体内氧化所产生的能量值叫作"食物的热价"。

(3) 能量的作用

人体的生命活动如细胞的生长繁殖、组织合成、维持体温、心脏跳动、呼吸等,都要有能量供给。这些能量主要由碳水化合物、脂肪、蛋白质三种营养素在代谢过程中氧化所释放的能量提供,来源于每天摄入的食物。

儿童正处于生长发育阶段,所需要的热能相对比成人多。为保证健康,充足的能量供应是至关重要的,若长期能量供给不足,机体会动用自身的能量储备甚至消耗自身的组织以满足生命活动的能量需要,将导致婴幼儿营养不良,生长发育迟缓、消瘦、活力消失,对疾病的抵抗力降低,还会影响婴幼儿智力的正常发育;而长期摄入能量过多,会使体内脂肪贮存过多,引起肥胖症。

(4) 学前儿童对能量的需求

① 基础代谢消耗热量。基础代谢是机体在清醒、静卧和空腹(饭后 12~14 小时)的情况下,在气温为 18~25 ℃的适宜环境中,为维持生命最基本活动所需要的能量。这包括维持体温、肌肉张力、循环、呼吸、腺体活动等。

基础代谢受多种因素的影响,如体型、性别、年龄、生理状态、气候、营养状态等。由于学前儿童体表面积相对较大,热量散失较多;机体组织生长旺盛,从而参与新陈代谢的组织占有较大的比例,因此儿童年龄越小,相对基础代谢率就越高。婴儿期每日每千克体重约需热量 55 千卡,7 岁时每日每千克体重约需 44 千卡,12 岁至成年每日每千克体重约需 30 千卡。

儿童的基础代谢率比成人高10%~12%,学前儿童期基础代谢的需要约占总热能需要量的60%。

② 食物的特殊动力作用消耗热量。食物的特殊动力作用是指由于摄取食物而引起机体能量代谢的额外增高。

各类食物所引起的能量消耗不相同,进食碳水化合物可使能量消耗增加5%~6%,进食脂肪可使能量消耗增加4%~5%,进食蛋白质可使能量消耗增加30%~40%。而对采用混合膳食的儿童来说则为5%左右。

③ 儿童活动消耗热量。儿童活动需要消耗热量,其多少与身体大小、活动量的大小、活动的时间及活动的类型关系密切。生理情况相近的人,基础代谢消耗的能量是相近的,但活动时能量的消耗差别很大。

一般来说,婴儿每日每千克体重约需15~20千卡热量。随着年龄增长,儿童活动量、活动时间以及活动的复杂程度增加,活动消耗热量也相应增加,到12~13岁时,每日每千克体重约需30千卡热量。

④ 生长发育所需。学前儿童处于生长发育十分旺盛的特殊时期,体格器官的增大、功能的成熟,均需增加能量消耗。

生长发育所需的热量与学前儿童生长速度成正比,生长速度越快,所需热量越多。生长发育期内如果能量供应不足,生长停滞,而能量供应较多时,生长加速。学前儿童体重每增加1克,大约需消耗5千卡(20.92千焦)的能量。

初生6个月以内的婴儿,每日每千克体重需要的热量为40~50千卡;6个月~1岁,每日每千克体重需要的热量约为15~20千卡;1周岁以后,每日每千克体重需热量5千卡;以后逐渐减少,到青春期又增高。

⑤ 排泄损失。摄入体内的食物不能完全被消化吸收就随粪便排出体外,在正常情况下,从食物不被吸收部分丢失的热量约占总热量的10%,腹泻时能量丢失增加。

(5) 能量的摄入量

人体能量代谢的最佳状态是达到能量摄入与能量消耗的平衡。这种能量平衡是机体健康的保证。如果能量长期摄入不足,各种生理功能将受到严重影响,可出现营养不良性水肿、机体抵抗力下降、生长发育迟缓等一系列蛋白质-能量营养不良症状。反之,能量摄入过多,则易导致肥胖、高血压、冠心病、糖尿病以及癌症等疾病的发病率增高。

(二) 营养素

营养的物质基础是食物,因为食物中含有维持人体正常生理功能所需要的各种物质,这些物质即称为营养素。因此,可以这样给营养素下定义,即营养素是维持人体正常生理功能和人体健康的基本要素。目前,已知的人体必需的营养素有40多种,可概况为六大类:蛋白质、脂肪、碳水化合物、无机盐、维生素和水。

各类营养素具有不同的生理功能。蛋白质、脂类、碳水化合物除构成细胞的组成以外,还可以在体内氧化产生热能,故而这三种营养素被称为"三大产能营养素"。除三大产能营养素以外,其余三种营养素,无论是维生素、无机盐,还是水,均不能产生热能,因此它们被称为"非产能营养素"。

从人体需要的数量来看,碳水化合物、蛋白质、脂类,这三种营养素在膳食中所占的比重大,每天生理需要量以克(g)来计,因此称它们为宏量营养素。而维生素和无机盐这两大类营养素,人体需要相对较少,在膳食中所占比重也较少,每天需要量以毫克或微克来计,称为微量营养素。

人体所需要的各种营养素主要包括蛋白质、脂类、碳水化合物、维生素、无机盐、水等六类物质。下面重点介绍这些营养素的主要生理功能及其主要食物来源。

1. 蛋白质

蛋白质是化学结构复杂的高分子有机化合物,是人体必需营养素之一。生命活动需要千万种具有独特功能的蛋白质互相配合才能完成。蛋白质是生命的物质基础,生命的产生、存在和消亡都与蛋白质有关,没有蛋白质就没有生命。

(1) 蛋白质的组成及其分类

组成蛋白质的主要元素有碳、氢、氧、氮以及硫和磷,有些蛋白质还含有铁、碘、锌等其他元素。由于碳水化合物和脂肪中仅含有碳、氢、氧而不含氮,所以,蛋白质是人体氮的唯一来源。蛋白质的化学结构非常复杂,在营养学上常按其营养价值和氨基酸组成分为以下三类:

① 完全蛋白质。又称优质蛋白质,其所含的必需氨基酸种类齐全,数量充足,彼此比例适当(即与人体蛋白质比例非常接近)。这一类蛋白质不但可以维持人体健康,还可以促进儿童的生长发育。例如,奶、蛋、鱼、肉中的蛋白质,黄豆中的黄豆蛋白都属于完全蛋白质。

② 半完全蛋白质。这类蛋白质所含氨基酸虽然种类齐全,但相互比例与人体蛋白质比例差异较大,不能被人体充分利用,不能满足人体合成蛋白质的需要。它们可以维持生命,但不能促进生长发育。例如,小麦中的麦胶蛋白便是半完全蛋白质,含赖氨酸很少。

③ 不完全蛋白质。又称劣质蛋白质,所含必需氨基酸种类不全,缺少一种或数种必需氨基酸,当这类蛋白质作为膳食蛋白质的唯一来源时,仅能维持机体的生命,但不能促进儿童的生长发育。例如,肉皮中的胶原蛋白、玉米中的玉米胶蛋白。

(2) 蛋白质的生理功能

① 合成和修补机体组织。蛋白质是构成细胞和组织的重要物质,肌肉、骨骼、皮肤、牙齿、毛发、血液、脏器等,均含有蛋白质,其中尤以肌肉和神经细胞所含蛋白质成分最多。在人体的化学组成中,蛋白质的含量仅次于水,约占成人体重的18%。

人体内蛋白质处在不断合成和分解的过程中,机体内细胞组织的更新、损伤组织的修复,都需要蛋白质的补充,而学前儿童不仅需要蛋白质补充损耗,还要满足生长发育的需求,故所需蛋白质数量相对较多。

② 调节生理功能。人体中许多参与调节机体生理功能的物质,如抗体、激素、酶等都以蛋白质为基本原料。蛋白质还起着维持机体酸碱平衡、维持水分的正常分布、提高机体免疫功能以及参与遗传信息的传递等作用。载体蛋白对维持人体的正常生命活动至关重要,可以在体内运载各种物质,如血红蛋白运输氧气,脂蛋白运送脂肪。

③供给热能。在一般情况下,人体每天所需要的热量有10%～15%来源于蛋白质。虽然蛋白质的主要功能不是供给能量,但当摄入蛋白质过量,或蛋白质的氨基酸组成和比例不符合人体的需要,或食物中的碳水化合物和脂肪供给不足时,蛋白质将会被当作能量来源氧化分解释放出能量,满足人体的能量需要。这样既不经济,也影响蛋白质的利用。

(3) 蛋白质的互补作用

两种或两种以上食物蛋白质混合食用,由于必需氨基酸的种类和数量互相补充,更接近人体需要量的比值,从而提高蛋白质利用率,这种作用被称为蛋白质互补作用。因为组成蛋白质的氨基酸必须同时存在才能合成蛋白质,而且机体内氨基酸的储存量很少,所以膳食中不同蛋白质必须在同一餐摄入才能起到互补作用。为了充分发挥食物蛋白质的互补作用,在膳食调配中我们应尽量遵循三个原则:食物的生物学种属越远越好;食物搭配的种类越多越好;食用时间越近越好。

(4) 蛋白质的来源和供给量

膳食中蛋白质的来源包括动物性食物和植物性食物,各种肉类、鱼类、奶类、蛋类是动物性蛋白质的主要来源,豆类、硬果类、谷类是植物性蛋白质的主要来源。其中,动物性食物的蛋白质与豆类蛋白质所含的必需氨基酸比较齐全而且比例适当,因此又称之为优质蛋白。

谷类是中国居民传统膳食中的主食,蛋白质含量约为10%,是膳食蛋白质的主要来源。学前儿童生长发育旺盛,蛋白质供给量相对比成人多。人乳喂养的婴儿,每日每千克体重需要蛋白质2克;牛乳喂养者每日每千克则需要2.5克,这是因为牛乳蛋白质较人乳稍差,利用率稍低;混合喂养者为每日每千克体重需要4克。

学前儿童由蛋白质所供给的热量占每日总热量的8%～15%。为了满足机体生长的需要,摄取的蛋白质最好有一半是动物性蛋白质和豆类蛋白质。为此,中国营养学会于2007年推荐了婴幼儿蛋白质摄入量(见表4-1)。学前儿童如果蛋白质摄取不足,会导致生长发育迟缓、体重减轻、容易疲劳,并易产生贫血,抵抗传染病的能力下降,创伤和骨折不易愈合、恢复缓慢。蛋白质严重缺乏时,会出现营养不良性水肿。

表4-1 中国营养学会推荐的婴幼儿每日膳食中蛋白质的供应量

年龄(岁)	蛋白质(g)	
	男	女
0～1	2～4 g/kg 体重	2～4 g/kg 体重
1～2	35	35
2～3	40	40
3～4	45	45
4～5	50	45
5～6	55	50
6～7	55	50
7～8	60～65	60

2. 脂类

(1) 生理功能

① **构成身体组织**。细胞膜膜脂由磷脂、糖脂和胆固醇组成,脑髓及神经组织含有**磷脂和糖脂**,固醇是体内制造固醇类激素的必要物质。成人体内脂肪占体重的10%~20%。

② **供给能量**。平均每克脂肪在体内完全氧化能产生9千卡的热量,比碳水化合物和蛋白质的产热量高一倍多。人体内的脂肪是供给热能的"燃料库",热能不足时首先消耗脂肪,热量摄入过多,就变成脂肪贮存体内。

③ **提供必需脂肪酸**。必需脂肪酸是人体内不能合成的,必须通过食物供给的不饱和脂肪酸,如亚油酸、亚麻酸和花生四烯酸。必需脂肪酸一旦缺乏便会影响儿童的生长发育,表现为皮肤病变、伤口愈合不良、心肌收缩力降低、免疫功能发生障碍、血小板凝集、生长迟滞等。

④ **促进脂溶性维生素的吸收**。脂肪可促进脂溶性维生素的吸收,食物中的维生素 A、D、E、K 必须溶于脂肪后才能被机体消化吸收。膳食中若长期缺乏脂肪,容易患维生素 A、D、E、K 的缺乏症。

⑤ **保护机体**。脂肪层犹如身体器官和神经组织的保护性隔离层,作为填充衬垫,使机体各器官减少相互间的摩擦,并起固定和保护作用。

此外,脂肪导热性低,皮下脂肪可保存身体热能,防止体温快速散失,保持体温恒定。

(2) 磷脂和胆固醇

磷脂不仅是生物膜的重要组成成分,而且对脂肪的吸收和运转以及储存脂肪酸(尤其是不饱和脂肪酸)起着重要作用。磷脂主要来源于蛋黄、瘦肉、脑、肝和肾中,机体自身也能合成所需要的磷脂。

胆固醇广泛存在于人体各组织中,是许多生物膜的重要组成成分,是合成胆汁酸和类固醇激素的必需物质。胆固醇一方面来源于食物(如肉类、动物内脏、脑、蛋黄和奶油等),另一方面还可以由人体合成。胆固醇在肠道中的吸收率随食物胆固醇含量增加而下降。膳食中饱和脂肪酸含量过高,可使血浆胆固醇升高。植物性食物中的谷固醇和膳食纤维可减少胆固醇的吸收。

(3) 脂肪的食物来源和供给量

脂肪来源主要是植物脂肪和动物脂肪两大类。

植物性食物以大豆油、花生油、菜籽油、芝麻油等为主,所含的必需脂肪酸较多,易于消化吸收,消化率一般都在98%以上,营养价值较高。坚果类也是脂肪的一大来源。一般情况下,婴儿膳食中的乳脂,吸收最为迅速;植物油消化率较高;食草动物的体脂,含硬脂酸多,较难消化。

动物性食物如乳类、蛋黄、肉类、奶油、鱼类、肝类以及动物油脂如猪油、牛油、羊油等富含饱和脂肪酸和多种维生素,而且脂肪颗粒小,易于被人体吸收利用。

人体储存的脂肪与食物供给有密切的关系。新生儿的脂肪性质与成人不同,不饱和脂肪酸少,喂哺母乳后,逐渐与成人相仿。婴儿每日每千克体重需要脂肪4克,6岁以上儿童每日每千克体重需2.5~3克。以乳类为主食的婴儿,脂肪所供给的热量占每日总热量的35%~50%,随年龄的增长,其比例逐渐下降,占总热量的25%~30%。必需脂肪酸的供应量一般应占总热量的1%~3%。

经调查发现,脂肪摄入过多,与肥胖、高血压、冠心病、胆石症、乳腺癌等发病率高有关。脂肪摄入过多也会对儿童的成长发育产生危害,不仅导致儿童消化差,大便多,而且会为以后的动脉粥样硬化埋下隐患。因此要控制脂肪的摄入,尤其要适当限制胆固醇含量过高的食物的摄入。

3. 碳水化合物

碳水化合物是一类由碳、氢、氧三种元素构成的有机物。因其大多具有甜味,又把它称为糖类。根据其分子结构,可分为单糖、双糖、多糖三类。单糖有葡萄糖、果糖、半乳糖等。葡萄糖是血液中的主要糖类,即人们常说的血糖,是中枢神经系统主要的能量来源。果糖是水果的天然产物,比蔗糖甜20%。双糖有乳糖、蔗糖、麦芽糖等。蔗糖即我们食用的白糖和红糖,黏性较大,容易粘牙,会促进口腔细菌繁殖生长,导致龋齿。多糖有淀粉、糖原、纤维素和果胶等。果胶物质溶于水,与糖、酸在适当的条件下能形成凝冻,一般用作果酱、果冻及果胶糖果等的凝冻剂,也可用作果汁、饮料、冰激凌等食品的稳定剂。此外,碳水化合物还包括糖的衍生物即糖醇类物质,如山梨糖醇、木糖醇、麦芽糖醇等。其中,单糖可以直接被人体吸收利用,其他糖类必须先经过唾液、胰淀粉酶分解为双糖,再经肠道的消化酶分解为单糖后,才能被人体吸收。

(1) 生理功能

① 供给热能。碳水化合物是人体最经济、最主要的热能来源。每克碳水化合物在体内氧化后可产生4千卡热量,在体内释放能量较快,且资源丰富、价格低廉,可以大量食用。在三大产能营养素中,碳水化合物提供机体所需2/3的热能。神经系统只能利用葡萄糖供给能量,大脑每日消耗100~200 g葡萄糖。

② 构成机体组织。碳水化合物是构成机体的重要物质,并参与细胞的许多生命活动,正常细胞含有2%~10%的碳水化合物。糖蛋白构成结缔组织的胶原蛋白、黏膜组织中的粘蛋白、免疫球蛋白。糖脂是细胞膜与神经组织的构成成分。核糖和脱氧核糖参与核酸的形成,在遗传中起着重要的作用。

③ 抗生酮和解毒作用。当碳水化合物摄取不足时,体内大量脂肪被利用,脂肪氧化不完全可产生过量酮体,引起酮血症和酮尿症。因而,充足的碳水化合物摄入,具有抗生酮作用。碳水化合物经代谢生成的葡萄糖醛酸与进入肝脏的有毒物质结合后,能使其毒性降低或失去生物活性,从而起到解毒保肝作用。

④ 有益肠道功能。非淀粉多糖类如纤维素和果胶、抗性淀粉、功能性低聚糖等抗消化的碳水化合物,虽不能在小肠消化吸收,但可刺激肠道蠕动,增加结肠内的发酵,有助于消化和排便。

⑤ 蛋白质的节约作用。膳食中碳水化合物供应不足时,则通过糖原异生作用将蛋白质转化为葡萄糖供给能量;而当摄入足够的碳水化合物时,则能预防体内蛋白质

或膳食蛋白质的消耗,不需要动用蛋白质来供能,即碳水化合物具有节约蛋白质的作用。碳水化合物对蛋白质在体内的代谢过程也很重要,当蛋白质与碳水化合物一起被摄入时,也有利于氨基酸的主动转运。这种作用称为节约蛋白质作用。

(2) 食物来源和供给量

碳水化合物主要来源于植物性食物,谷类、薯类、根茎类食物都是富含碳水化合物的食物,这两类食物中含有大量的淀粉和少量的单糖或双糖;各种食糖如蔗糖和麦芽糖等也富含碳水化合物。蔬菜和水果是纤维素和果胶的主要来源,并含有少量的单糖。

婴儿所需碳水化合物的供给量相对比成人要多。1 岁以内婴儿,每日每千克体重约需 12 克,2 岁以上儿童每日每千克体重约需 10 克。学前儿童膳食所供碳水化合物的热量占总需热量的 50%～60%(成人为 60%～70%)。婴儿膳食中碳水化合物的供给量比例不宜太高,应占总热量的 50%。

中国营养学会推荐碳水化合物适宜摄入量为总能量的 55%～65%。膳食碳水化合物占总能量的比例大于 80% 和小于 40% 都对健康不利。对于人体来说,不宜食用过多的纯糖和甜食,因为它们只能提供热能,而不含其他营养素,摄入过多,会使进食量减少,同时也会影响营养素的全面摄入。

4. 无机盐

无机盐存在于人体的各种元素中,除碳、氢、氧、氮主要以有机化合物的形式出现外,其余各种元素通称为无机盐,又称为矿物质。现在已知人体必需的无机盐有二十余种可分为两类:

一类是常量元素又称宏量元素,其标准含量占人体总重量的万分之一,需要量在每天 100 毫克以上。钙、镁、钾、钠、硫、磷、氯等 7 种元素均为常量元素。

一类是微量元素又称痕量元素,含量少于体重万分之一的元素,如铁、锌、铜、钴、铬、钼、碘、硒、锰、镍、锡、氟、硅、钒。

无机盐在食物中分布很广,对于学前儿童来说,比较容易缺乏的常量元素主要是钙,微量元素主要是铁、锌、碘等。

(1) 钙

钙是人体含量最多的无机盐,是构成骨骼和牙齿的主要成分。

钙的吸收率与机体对钙的需要量成正比,成人对钙的吸收率大约为 20%,而学前儿童、孕妇和乳母等对钙有特殊需要的人群,吸收率可达 50%。

植物中含有植酸、草酸,影响钙的吸收。常见蔬菜中,苋菜、菠菜等含草酸较高。

(2) 铁

铁是人体必需的一种微量元素,也是体内含量最多的一种微量元素。

铁广泛存在于各种食物中,但分布极不均衡,吸收率相差较大,一般动物性食物的含量和吸收率均较高,如牛奶属于贫铁食物。影响铁吸收的因素主要有以下几点:一是食物中的柠檬酸、抗坏血酸、维生素 A、动物蛋白、果糖等促进铁的吸收。二是动物性食物如鱼、肉、禽类中所含的铁吸收率较高。三是食物中的植酸、草酸等抑制铁的吸收。四是摄入过量的膳食纤维干扰铁的吸收。

（3）锌

锌为人体必需的微量元素之一，锌的吸收率较低，食物中的草酸、植酸、过量的膳食纤维会降低锌的吸收率。

（4）碘

碘是人体必需的微量元素之一，是构成甲状腺素的重要成分。

碘强化措施是防止碘缺乏的重要途径，如加在食盐中加碘对预防碘缺乏病有显著效果。

表4-2是主要无机盐的生理功能、缺乏症及来源。

表4-2 几种主要无机盐简介

名称	主要功能	主要来源	每日供给量	缺乏症
钙	构成骨骼和牙齿的主要成分，参与维持神经肌肉的兴奋性，对许多酶具有调节作用，参与血凝过程	乳和乳制品、小虾皮、海带、绿叶蔬菜、豆类、谷类	初生至6个月为400毫克/天，6个月至3岁为600毫克/天，3～7岁为800毫克/天	影响骨骼和牙齿的发育，发生佝偻病；血钙偏低，会导致神经和肌肉的兴奋性增加，从而发生手足搐搦症
铁	组成血红蛋白以参与氧的运输和存储，组成肌红蛋白、脑红蛋白，直接参与人体能量代谢，对人体免疫系统有影响	动物全血、动物肝脏、红肉类（如牛羊肉）、蘑菇、黑木耳、芝麻等	10毫克/天	缺铁性贫血；影响组织器官功能；心理活动异常，甚至智力发育障碍；面色苍白、口唇黏膜和眼结膜苍白、疲劳乏力、食欲下降、头晕、心悸、指甲脆薄、反甲等
锌	是100多种酶的组成成分，与蛋白质的合成、激素的代谢、免疫功能的成熟等有着十分密切的关系	牛肉、瘦肉、海产品、奶类、蛋类	婴儿为5毫克/天，1～7岁儿童为10毫克/天	生长发育迟缓、性成熟延迟、第二性征发育障碍；食欲减退和异食癖
碘	合成甲状腺素的重要物质原料	海产品如海鱼、海虾、紫菜、海带	90微克/天	甲状腺肿、流产、先天畸形、地方性克汀病等

5. 维生素

维生素不是热能来源，也不构成机体组织，但它是维持人体正常生理功能所必需的一类营养素。它们不能在体内合成或在体内合成的量不足，必须由外界供应。

表4-3是几种主要维生素的生理功能、缺乏症及来源。

表4-3 几种主要维生素简介

名称	主要功能	主要来源	每日供给量	缺乏症
维生素A	促进神经系统、上皮组织发育，促进骨骼、牙齿生长，提高抵抗力，维持正常视觉	动物肝脏、蛋黄、奶类、鱼肝油、胡萝卜、辣椒、苋菜、荠菜、菠菜、萝卜缨、雪里蕻（鲜）	0～1岁 400微克/天 1～4岁 500微克/天 4～7岁 600微克/天	干眼症、夜盲症、毛囊角化，腺体分泌不良，抵抗力下降

(续表)

名称	主要功能	主要来源	每日供给量	缺乏症
维生素B_1	调节糖代谢,维护末梢神经的兴奋传导,增进食欲和促进生长发育	酵母、谷类的外皮和胚芽、豆类、动物内脏等	6个月前0.2毫克 6个月~1岁0.3毫克 1~4岁0.6毫克 4~7岁0.7毫克	食欲不振、末梢神经传导阻碍、"脚气病"、水肿
维生素B_2	促进细胞的氧化过程	酵母、乳类、蛋类、肉类、糙米、粗面粉、绿色蔬菜	6个月前0.4毫克/天 6个月~1岁0.5毫克/天 1~4岁0.6毫克/天 4~7岁0.7毫克/天	口角炎、口腔黏膜溃疡、畏光、面部脂溢性皮炎、阴囊炎
维生素C	维持新陈代谢,维护骨骼、肌肉和血管的生理作用,增强抵抗力	辣椒、西红柿、菠菜、黄瓜、橘子等新鲜水果、蔬菜	6个月前40毫克 6个月~1岁50毫克 1~4岁60毫克 4~7岁70毫克	坏血病、抵抗力下降、疲劳、肌无力
维生素D	促进钙、磷吸收,骨骼发育,维持神经、肌肉正常兴奋性	蛋类、动物肝脏,阳光照射可促进皮下合成	7岁前10微克/天	佝偻病、骨质疏松

6. 水

水是人体的重要组成部分,是维持生命活动的必需物质,其对人类生存的重要性仅次于空气。

儿童体内水分相对比成人多,新生儿的体液总量约占体重的80%,出生后1个月降为75%,学前儿童为65%~70%。儿童体格的生长也与水分的蓄积有很大关系,如婴儿每日体重增加25克,其中水分有18克。对人的生命而言,断水比断食的威胁更为严重。

常见的可饮用水有淡水、蒸馏水、矿泉水、纯净水、活性水、氟化水等。水的软硬度取决于水中钙镁离子的含量,其含量高的水质较硬。

(1)生理功能

① 构成细胞和体液。成人体液总量占体重的60%,人体内所有组织都含有水,但分布不均匀。

② 调节体温。人体通过血液循环,将体内代谢产生的热量均匀分布全身,当机体内热量过剩时,人体通过排汗散热,保持体温的相对恒定。

③ 促进机体新陈代谢。水是溶解许多物质的溶剂,机体内一切化学变化都必须有水的参与。细胞必须从组织间液中摄取营养,而营养物质必须溶于水后才能被充分吸收。

④ 充当输送各种营养物质和排泄废物的携带体。水把氧气、营养物质、激素等运送到全身,又通过尿液、汗液以及呼吸等途径把代谢废物和有毒物质排出体外。

⑤ 水是机体的润滑剂。水起着润滑作用,如泪液可以防止眼球干燥,唾液有利

于吞咽和咽部的湿润,关节滑液、胸膜和腹膜的浆液、呼吸道、胃肠道的黏液,都能发挥良好的润滑作用。

(2) 主要来源

人体体内的水有三个来源:饮水约占50%,食物中含有的水为40%左右,体内代谢产生的水占10%左右。人体每天平均从食物中获得1 000毫升的水,蛋白质、糖类和脂肪代谢可供给300毫升的代谢水,此外的水(约1 200毫升)必须以液态食物和白开水、饮料等来补充,以保证体内水的平衡。对学前儿童来说,理想的饮用水是白开水。

(3) 水的需要量

一般来说,年龄越小,需要的水分越多。水的需要量决定于机体的新陈代谢和热量的需要。学前儿童新陈代谢旺盛,体表面积相对较大,水分蒸发多,因此需水量相对比成人高。

儿童每日每千克体重需水量如下:婴儿110~155毫升;1~3岁100~150毫升;4~7岁90~110毫升。学前儿童如果摄取的水量低于每日每千克体重60毫升,会发生脱水症状。儿童摄入水若超过需要量,也会对身体产生危害。

(4) 失衡后果

水分在人体内过度堆积,导致组织液回流受阻,容易发生水肿,严重时,甚至会引起水中毒。而这种情况多见于一些疾病状况,如肾脏病、肝病、充血性心力衰竭等。正常人则极少出现水中毒。

人体内水分丢失过多,会出现细胞缺水、人体脱水现象,即除出现口渴外,还有皮肤干燥脱皮、心情烦躁、精神不集中、乏力等症状。当失水达到体重的2%时,会感到口渴,出现尿少;失水达到体重的10%时,会出现烦躁、全身无力、体温升高、血压下降、皮肤失去弹性;失水超过体重的20%时,会引起死亡。

探寻二 学前儿童的膳食

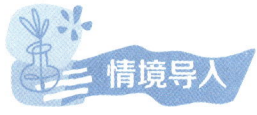

近年来,学前儿童营养不良和营养过剩的现象并存,超重和肥胖问题逐步凸显。《中国0—6岁儿童营养发展报告》中明确指出:不仅城市地区儿童肥胖问题日益突出,农村地区儿童肥胖现象也逐渐凸显。学前期营养均衡与否,不但影响儿童身高、体重,而且对其大脑的发育也有极大影响。只有为学前儿童提供营养均衡的膳食,培养其良好的饮食习惯,才能满足其生长发育过程中对各种营养素的需要,促进学前儿童的健康成长。

学前儿童通过成人为其提供的平衡膳食来获取合理的营养,学前儿童膳食主要来源于种类繁多的食物,依据其性质一般分为植物性食物和动物性食物。各类食物营养价值的高低,取决于食物中所含营养素是否齐全,数量是否充足,相互比例是否恰当。因此,了解各类食物的营养价值是学前儿童膳食配制的基础。

一、学前儿童膳食的平衡

所谓平衡膳食,就是指膳食中营养素种类齐全、数量充足、比例适当、易于消化吸收,能满足人体正常生理需要。

(一)平衡膳食的基本要求

1. 食物多样是平衡膳食的基础

人类的食物是多种多样的。各种食物所含营养成分不尽相同,任何一种天然食物都不能提供人体所需的全部营养素,天然食物中所含的营养素,其分布及含量都不是十分均衡的,有各自的特点。平衡膳食必须由多种食物组成,才能保证人体获得全面的营养素。长期只食用某几种食物,会引起营养不良。对于正处在生长发育时期的学前儿童来说,这种影响表现得更为明显。

2. 合理搭配是平衡膳食的关键

虽然食物没有好坏之分,但由于每一种食物所含的营养素种类不同,各营养素的含量也有区别,因此如何选择食物的种类和数量来搭配膳食,存在着合理与否的问题。所以必须由多种食物的合理搭配才能实现平衡膳食,即从各种食物中获取营养成分的种类和数量既能满足人体的需要又不过量。具体来说,可以参照以下几点进行膳食搭配:

(1)粗细搭配。任何食物在营养成分上都不是"十全十美"。如米、面里赖氨酸少,甘薯里赖氨酸却很多;细粮容易消化,口感好,而粗粮中B族维生素、膳食纤维、无机盐等更为丰富。如果将粗、细粮搭配着吃,就会提高营养价值,能兼顾到学前儿童的食欲和营养需要。

(2)荤素搭配。动物性食物(荤食)富含优质蛋白质,但超量摄入会增加肝肾负担,为尿酸增高、痛风、肥胖、心脑血管等疾病埋下祸根。素食则能改变荤食含饱和脂肪酸与胆固醇过高的弊端,弥补荤食缺乏膳食纤维和某些水溶性维生素的缺陷。

(3)生熟搭配。有些蔬菜可以生吃,生吃对保持其中的水溶性维生素有利,因为维生素 B_1、B_2 和维生素 C 在炒制时容易遇热被破坏。尤其在夏天,可让学前儿童多吃些凉拌黄瓜、西红柿等生菜,但要特别注意饮食卫生。在调味时适当用些葱、蒜、姜等,可起到开胃和预防胃肠疾病的作用。

(4)蔬菜五色搭配。一般来说,深绿色、红色、橘红色等深色蔬菜,所含的胡萝卜素、铁、钙以及植物化学物质等优于浅色蔬菜,而浅色蔬菜则可用于调剂、变换口味,但每日每餐的蔬菜要以深色蔬菜为主。

(5)米面搭配。米面在碳水化合物的含量以及所产生的能量上几乎相差无几,但米中脂肪含量明显高于面,钾、镁、锌的含量以及烟酸含量,也是米比面高。与大米相比,小麦的蛋白质含量更高,面中维生素 B_1、B_2、E 以及钙、磷、钠、硒等无机盐的含量均高于大米。含膳食纤维比稻米高十多倍,而且面粉的淀粉颗粒较大米大,在小肠中难以吸收,因此面食可帮助肠蠕动,防止发生便秘。米面各有所长,食用时应各半搭配,取长补短。

(6)干稀搭配。每餐主食最好都有干有稀,有菜有汤,吃着舒服,水分也充足。如面包配牛奶,馒头配豆浆,蜂糕配汤面等,这样可以同时满足学前儿童对水分和热量的需要。

3. 谷类为主是平衡膳食的保障

谷类食物是最好的基础食物,也是最便宜的能源。提倡谷类为主,就是强调膳食中将谷类食物作为提供能量的主要来源,在膳食结构中应达到一半以上。以谷类为主的膳食模式既可提供充足的能量,又可避免摄入过多的脂肪及含脂肪较高的动物性食物,有利于预防相关慢性病的发生。

(二) 学前儿童的平衡膳食宝塔

中国居民平衡膳食宝塔是根据中国居民膳食指南,结合中国居民的膳食结构特点设计的。中国居民平衡膳食宝塔把平衡膳食的原则转化成各类食物的重量,并以直观的宝塔形式表现出来,便于群众理解和在日常生活中实行。平衡膳食宝塔建议的食物量,特别是乳类和豆类食物的量可能与大多数人目前的实际膳食有一定距离,但为了改善中国居民的膳食营养状况,应把它看作是一个要努力达到的目标。

1. 1~3 岁学前儿童膳食宝塔(见图 4-1)

膳食宝塔共分五层(膳食宝塔中建议的各类食物摄入量都是指食物可食部分的生重):

第一层(底层):母乳和乳制品,继续母乳喂养,可持续至 2 岁;或供应不少于相当 600 毫升母乳的配方奶粉或稀释的鲜牛奶,即 350 毫升鲜牛奶或配方奶粉 80~100 克或相当量的乳制品。

第二层:谷类(包括米和面粉等粮谷类食物)100~150 克。

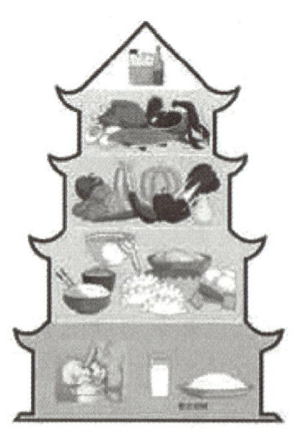

图 4-1　1~3 岁学前儿童膳食宝塔(中国营养学会妇幼分会)

第三层:新鲜绿色、红黄色蔬菜或菌藻类 150~200 克;新鲜水果 150~200 克。

第四层:蛋类、鱼虾肉、瘦畜禽肉等 100 克。

第五层:烹调油 20~25 克。在此基础上,最好每月选用猪肝 75 克,或者鸡肝 50 克,或者羊肝 25 克,做成肝泥,分次喂食,以增加维生素 A 的供应。

2. 3~6 岁学前儿童膳食营养宝塔

第一层:谷类 180~260 克。

第二层:大豆及豆制品 25 克。

第三层:蔬菜类 200~250 克,水果类 150~300 克,蛋类 60 克,鱼虾类 40~50 克,禽畜肉类 30~40 克。

第四层:油 25~30 克,盐不超过 3 克为宜。此外奶 200~300 毫升,适量饮水。

在为学前儿童选择食物时,应充分考虑铁的供应,以预防缺铁性贫血的发生。鱼类脂肪有利于儿童的神经系统发育,可适当多选用鱼虾类食物,尤其是深海鱼类。不宜给学前儿童喂食坚硬的食物、腌制食品和油炸熏烤类食品。学前儿童膳食宝塔没有建议食盐的摄入量,主要是因为学前儿童的膳食是以清淡少盐为主的,一般不会摄入太多。另外,膳食宝塔也没有建议食糖的摄入量,并非意味着目前学前儿童摄入的食糖量很少,相反,有不少学前儿童摄入食糖过量,这必须引起高度重视。无论是家长,还是幼儿园教师,均要注意控制学前儿童的食糖摄入量,要少吃成品的食糖或含糖高的食品及饮料。

二、学前儿童膳食的配制

学前儿童的膳食必须精心安排,保证供给足够的能量和各种营养素,以满足体格发育与神经心理发育以及活动增多的需要。

(一) 学前儿童膳食配制的原则

1. 满足学前儿童生长发育的需求

学前儿童膳食中的食物能够提供种类齐全的各种营养素,且各种营养素的供应量及其相互比例也是恰当合适的,以满足学前儿童迅速生长发育时所必需的营养物质。所选择的食物应充分考虑满足学前儿童对能量的需要,要注意增加优质蛋白质、必需脂肪酸等。

2. 符合学前儿童饮食卫生要求

学前儿童膳食无论是食品原料,还是烹调方法和过程,以及食物的储存、餐具等方面,均要符合卫生安全的标准,以免学前儿童受到食源性致病因素的伤害,严把"病从口入"关。

3. 香气浓、花样多,促进学前儿童食欲

这一原则是建立在前面两条要求得以满足的基础之上的。否则,只为了促进学前儿童的食欲而忽略了食物本身的营养价值或不符合学前儿童的需求等,无疑是本末倒置。

(二)学前儿童的膳食指导

1. 婴儿的膳食指导

(1) 母乳喂养

母乳是婴儿最佳的天然食物,产后尽早开奶,重视初乳营养。母乳的特点有:

第一,母乳营养素齐全,适于婴儿的消化和生长需要。

第二,母乳含多种生物活性物质,能提高婴儿对疾病的抵抗能力。

第三,哺乳行为可增进母子间情感的交流,促进婴儿的生长发育。

第四,促进母体产后康复。

第五,母乳经济、方便,温度适宜,卫生无菌。

(2) 沐浴阳光

尽早抱婴儿到户外沐浴阳光,促进维生素 D 的合成和钙的吸收。

(3) 及时补充适量维生素 K

母乳中维生素 K 含量低,补充适量维生素 K 以预防维生素 K 缺乏相关的出血性疾病。

(4) 人工喂养

母乳完全不能喂养时,采用牛奶、配方奶粉或其他代乳品。4 个月后及时添加辅食,添加辅食的原则有:

第一,加辅食的量由少到多。

第二,食物从稀到稠,从流质到半流质,再到固体食物,训练咀嚼。

第三,食物从细到粗,如从青菜汁开始,菜泥到菜末,以适应婴儿的咀嚼与吞咽能力。

第四,增加食物品种,要习惯了一种再加另一种,不要在 1~2 天内增加 2~3 种。

第五,添加新的辅食,要在婴儿健康、消化功能正常时。

(5) 定期监测生长发育状况

身长和体重等生长发育指标反映了婴儿的营养状况,有助于指导婴儿喂养。

2. 幼儿的膳食指导

第一,注意食物品种的选择和变换。做到荤素合理搭配,粗细粮交替使用,充分保证能量和各种营养素的摄入。

第二,食物加工、烹调合理。食物应软硬适中,温度适宜,适于消化吸收。色、香、味、形要能引起儿童的兴趣,以促进食欲。

第三,注意培养儿童良好的饮食习惯。不挑食、不偏食,定时定量进食,不乱吃零食。

第四,重视户外活动,避免发胖。

三、良好饮食习惯的培养

对于学前儿童来说,供给其生长发育所需的足够营养,帮助其建立良好的饮食习惯,为其一生建立健康膳食模式奠定坚实的基础,是学前儿童膳食的关键。

微课 12
良好饮食习惯的培养

（一）培养良好饮食习惯的重要性

在饮食行为方面，学前期是一生良好饮食习惯的起点。良好的饮食习惯一旦养成，将会影响人一生的膳食营养摄取。因为它不但会对生长发育阶段的体格生长和功能发育具有重要意义，而且对成年后健康状况以及患慢性病的危险性产生深远影响。

研究表明，许多学前儿童的营养不良是由于不良饮食习惯造成的。因此，培养良好的饮食习惯是预防学前儿童营养不良的重要措施。同样，也有许多研究表明，不良饮食习惯已成为成年期慢性疾病的重要致病因素，像肥胖、高血压、糖尿病等慢性疾病的发生，往往都与长期的不良饮食习惯有关。

（二）培养良好饮食习惯的具体内容

对于学前儿童来说，需要养成的良好的饮食习惯主要包括以下几个方面：

1. 不挑食、不偏食

所谓偏食，指学前儿童爱吃某些食品，而不吃另一些食品。如只吃肉，不吃蔬菜。而挑食则是指只吃自己喜欢的食物，对于自己不喜欢的或从没有吃过的食物就不吃。偏食不仅影响学前儿童的健康，而且形成固定的口味，长大成人后也很难再适应多样化的膳食。挑食则会因为厌恶某一种（类）或某几种（类）食物而导致自身某些营养素摄入不足，进而影响到自己的健康。

因此，成人既不要在学前儿童面前表现出过于偏好某些食物，也不要当着学前儿童的面指责某些食物不好吃、没有营养，以免引起他们的效仿。相反，成人要经常给学前儿童讲解各种食物的好处，培养他们对各种食物的兴趣，以便在膳食多样化的基础上使其自身获得全面的营养素。

2. 定时、定量进餐

学前儿童在进食每餐饭时，都应有大致的时间限制，成人既要提醒学前儿童细嚼慢咽，但又不要拖得太久。一般一餐饭的进餐时间控制在20～40分钟是比较适宜的。而每次进餐的量也要适宜，饥一顿饱一顿，既不科学，也不利于学前儿童的生长发育和健康。除了三餐饭、1～2次点心之外，成人还要注意控制学前儿童的零食，千万不能以零食代替正餐。总之，不要随意改变学前儿童的进餐时间和进餐量，以免破坏学前儿童好不容易形成的条件反射。

3. 独立主动进食

进餐时成人还应进一步引导鼓励学前儿童独自使用勺、筷等自主进餐，而不是用手抓食等。同时，成人也需要进一步营造鼓励学前儿童主动进食的氛围，使其充分认识到主动摄取各种食物是与自己身体健康相关的重要事情。对于学前儿童每餐不愿进餐或进餐量较少，成人也无须随后补上，甚至是追着喂食，而是等到下餐再让其进食。

4. 专心进食

成人与学前儿童务必要做好"约法三章"：进餐时务必是专心致志的，绝对不允许边吃边玩玩具，也不要边吃边看电视或边看书，更不可在学前儿童进食时与之嬉笑打闹。此时，可以暂停其他一切活动，外界环境中的喧嚣吵闹因素也要尽可能消除。总之在进餐时,学前儿童应该是全身心投入其中的。

5. 愉快就餐

成人千万不要在就餐时训斥、打骂学前儿童,更不可强迫学前儿童进食某一种食物,而要尽可能让学前儿童保持愉悦的心情去享受进餐的过程。

6. 饭前洗手、饭后漱口

通过饭前洗手,把手上的一些细菌洗掉,防止吃饭的时候带进身体里;通过饭后漱口,把口腔中的残余食物清理出口外,可以有效地防止龋齿,同时还可以保持口气清新。这样的良好饮食卫生习惯一旦养成,将会使学前儿童终身受益。

(三)培养学前儿童良好饮食习惯的措施

培养学前儿童良好的饮食习惯是托幼机构工作的重要内容,更是每一名家长的期盼,为了达到这一目的,可以从以下几个方面做出努力。

1. 集体饮食中的培养

常见的措施主要包括:

(1)做好餐前的信息传递及诱导工作

在餐前准备阶段,教师可以让学前儿童听听音乐、洗洗小手,愉快安静地坐好。同时教师还可以给学前儿童讲一些故事,教育学前儿童愉快吃饭,不挑食。当饭来了,教师则可以讲讲菜的名称、颜色,并闻闻香味,同时介绍各种菜的营养,激发学前儿童的食欲。

(2)创设轻松、温馨的进餐氛围

在学前儿童进餐时,教师应用亲切、温柔的口气提醒他们相关的注意事项,以鼓励表扬的口吻激励学前儿童进餐,形成温馨的进餐环境,让学前儿童在幼儿园也能找到在家进餐的放松感。

2. 集体教学活动及游戏中的培养

在托幼机构的相关活动中,教师可以将学前儿童的饮食行为表现编成故事、儿歌,让学前儿童判断、评价,进一步明确饮食习惯方面的对与错。另外,在更多的教学活动及游戏中,教师也可以抓住一些时机,对学前儿童的饮食行为及习惯进行渗透培养。日积月累,许多良好的饮食习惯就会在不知不觉中内化成学前儿童自己的行为习惯。

3. 家园配合,共同培养

学前儿童的良好饮食习惯必须由教养者教育、培养而成,对已入园的学前儿童,教师与家长都有责任,因此家长和幼儿园教师应相互配合,共同培养学前儿童良好的饮食习惯。

对于幼儿园及教师来说,要组织家长学习或主动与其沟通,提高他们对培养学前儿童良好饮食习惯的重要性的认识,进而取得家长的配合和支持。

而家长要主动了解有关学前儿童饮食习惯的培养方法,要树立良好的饮食教育观念。家庭成员的榜样示范不容小视,身教重于言传。孩子偏食、挑食或爱吃零食等习惯往往是从父母或祖父母处学来的。同时,家长也要有足够的耐心,要使良好的饮食行为成为自然而然的习惯,必须坚持不懈,如一次迁就妥协,就会有第二次、第三次。另外,家长对孩子应从鼓励表扬着手,有点滴进步就应给予表扬,而批评时则应心平气和,尊重孩子,同他讲道理,当有进步时就要不断鼓励。

总之,为了达到培养学前儿童良好饮食习惯的目的,家园双方中的任何一方都应及时主动地与另一方沟通,以进一步了解确认学前儿童在幼儿园或家庭进餐中的具体表现,并及时给予反馈。

探寻三　托幼机构膳食管理

近年来托幼机构的食品安全事故时有发生,2015年7月,云南某幼儿园发生疑似食物中毒事件,83个孩子入院检查治疗;2014年9月,文昌某幼儿园65名幼儿腹泻;2014年5月,海口某幼儿园食物中毒,中毒人数69人;2017年8月,哈尔滨市某幼儿园使用发霉大米的事件引起社会广泛关注。

保证学前儿童必需的营养,做好营养卫生保健工作,是托幼机构膳食管理的重要内容。学前儿童一天摄入的营养较大比例是在幼儿园,因此,托幼机构必须重视对饮食卫生的管理工作。

膳食管理是幼儿园管理的重要内容。托幼机构只有做好这项工作,才能保证儿童获得足够的营养,健康发展。为儿童提供的膳食是否合理,儿童是否喜欢吃,家长的反应如何,儿童的实际发展状况好不好,是评价托幼机构膳食工作好坏的关键问题。这些问题涉及托幼机构工作的方方面面,因此,托幼机构的膳食工作必须靠多方面共同协作,才能做好。

一、食物的选购与储存

食物放置时间过长会引起变质,同时可能产生对人体有毒有害的物质。因此,吃新鲜卫生的食物是实现食品安全的根本措施,而正确选购则是保证食物新鲜卫生的第一关。

(一)食物选购时的注意事项

托幼机构为学前儿童选择食物,应符合卫生、安全、富含营养、有利于消化吸收的总要求,在采购、选购食物时,为了保证新鲜卫生,需要从以下几个方面参照执行:

1. 正规途径选购食品

选购食品时,尽量到正规的商场、超市或直接到知名的食品生产企业选购食物。另外,尽量选购有包装的食物,并且还要仔细观察食物的生产日期及保质期,已经或即将过期的食物不要购买。

2. 排除不宜选择的食物

有些食物不利于学前儿童健康，选购时应予以排除。刺激性过强的食物，如酒、咖啡、浓茶等会使儿童大脑过度兴奋，妨碍儿童正常作息，过多摄入酒精会引起中毒。腌制、烘烤和熏制的食物含有致癌因子，如咸菜、火腿、熏鱼等，也不宜购买。

3. 注意食物的颜色、形态、气味等是否正常

对于实在没有包装的食物（例如鱼、肉、蔬菜、水果等），在选购时，要仔细观察食品的颜色、形态等是否正常，有无酸臭异味，有无霉变等。例如畜禽肉，如果颜色发暗，手摸上去发黏，基本已经确定是过期变质的肉。再如鱼的体表发暗无光泽、鳞片不整、肌肉松弛，则也可以判断已是非新鲜的鱼。又如菜的叶子已经发蔫发黄，水果的表面已经粘手等，这样的蔬菜水果肯定也不能选购。

4. 小心各种食品添加剂

要注意严防过量的食品添加剂或已被国家明令禁止的食品添加剂出现学前儿童的餐桌上。例如，看起来特别白净鲜亮的鱼虾、毛肚等产品或许是因为甲醛浸泡过的原因；过于鲜艳的辣椒酱或禽蛋黄等，则很有可能添加了苏丹红；而颜色很白的面粉或很有筋道的面条，往往是添加了过量的增白剂或增筋剂。

（二）食物储存的方法与要求

食物储存的目的是保持新鲜、避免污染。就托幼机构而言，食物储存主要是就食物原材料而言的，其储存的方法主要有：

1. 低温储存

主要适用于易腐食品（如动物性食品）的储存。按照低温储存的温度不同，低温储存又分为冷藏储存和冷冻储存。冷藏储存指温度在 0～10 ℃条件下用冰箱或低温冷库等储存食品（如蔬菜、水果、乳制品等）；冷冻储存指温度在 －20～－1 ℃条件下，用冷冻冰柜或低温冷库等储存食品（如水产品、畜禽制品、速冻食品等）。

2. 常温储存

常温储存主要适用于粮食、食用油、调味品、糖果、瓶装饮料等不易腐败的食品。常温贮存的基本要求是：储存场所清洁卫生；储存场所阴凉、干燥，避免高温、潮湿；储存场所无蟑螂、老鼠等虫害。

另外，在购买定型包装食品的时候，一般产品外包装上的产品标签（或产品说明书）中所标识的产品储存方法、保质期限等内容，也是托幼机构相关工作人员必须要注意的。至于散装食品和各类食用农产品，也应根据各类食品的特点进行储存。例如面食、大米和谷物最好放在不透明的容器或米袋里；糙米、芝麻、坚果等因为含有油脂，在室温环境中易变质、有哈喇味，所以需要冷藏，甚至需要冷冻保存。

二、食物的烹调

（一）学前儿童膳食烹调的营养要求

学前儿童膳食应专门单独加工、烹制，并选用适合的烹调方式

微课 13

幼儿园食物的烹调

和加工方法。总体而言,烹调时需要注意将食物切碎煮烂,以便学前儿童咀嚼、吞咽和消化,同时特别要注意处理好食物的皮、骨、刺、核,以免学前儿童被卡住或出现吞咽困难。就烹调方式而言,宜采用蒸、煮、炖、煨、炒等方式,而不宜采用油炸、烘烤、煎烙等方式。就调味料选用而言,尽量不用或少用味精、鸡精、色素、糖精等。同时,口味以清淡为好,不应过咸或过于油腻,更不宜添加辛辣刺激味。

(二) 各类食物的合理烹调

各类食物中所含营养素的数量一般是指烹饪前的含量,大多数的食物经过加工和烹饪会损失一部分营养成分,因此,不但要认真选择食物,还要科学合理地加工和烹饪食物,以最大限度地保留食物中的营养素。

1. 粮食类食物的烹调

一般蒸馒头、包子、烙饼时营养素损失较少;煮面条、饺子时,大量的营养素会存在于面汤中。所以煮面条、饺子的汤尽量喝了。炸制的面食要少吃。另外,由于发面食物比死面食物好消化,因此,除饺子外,托幼机构尽量不要制作死面食物。

淘米时要根据米的清洁程度适当洗,不要用流水冲洗,不要用热水烫,更不要用力搓。米类以蒸或焖的方式烹调比较好。

2. 鱼类食物烹调

鱼类和其他水产动物常采用的烹调方法有煮、蒸、烧、炒、熘等。煮会使水溶性维生素和矿物质溶于水中,因此汤汁不宜丢弃。蒸时可溶性营养素的损失比较少。烧、炒、熘等对营养素的影响与水煮相似。

3. 肉类食物烹调

畜、禽肉的烹调方法较多,炒的方法在我国使用最为广泛,其中滑炒和爆炒在炒前一般要挂糊上浆,对营养素有保护作用。在炖和焖的加工过程中,可使蛋白质轻微变性,纤维软化,使人体更易消化吸收,但若加工过程中加热时间较长,自然对一些维生素破坏增多。

4. 蛋类食物烹调

蛋类在加工过程中营养素损失得不多。但是蛋类不宜过度加热,否则会使蛋白质过分凝固,甚至变硬变韧,影响口感及消化吸收。

5. 蔬菜类食物烹调

蔬菜中的营养经过烹调往往会损失一部分。因此,可生吃的蔬菜即可以在洗净后直接食用或凉拌食用。而对于的确需要加热烹调的蔬菜,应做到以下要求:

(1) 先洗后切。先洗后切是为了避免蔬菜中的水溶性维生素和无机盐的无谓流失。另外,蔬菜洗切与烹调的间隔时间要尽可能短一些。

(2) 旺火速炒。蔬菜尤其是绿叶蔬菜,应采用旺火速炒的方法,即加热温度为200~250 ℃,加热时间不超过5分钟,这样可以防止维生素和可溶性营养成分的流失。而对于一些根茎类、新鲜豆荚类蔬菜,如马铃薯、藕、芋头、四季豆等,烧、炖、焖的方法和热炒相比,营养损失则要少一些。

(3) 开汤下菜。维生素C含量高、适合生吃蔬菜应尽可能凉拌生吃,或在沸水中焯 1~2 分钟后再拌。用沸水煮根茎类蔬菜,可以软化膳食纤维,改善蔬菜的口感。

(4)炒好即食。已经烹调好的蔬菜应尽快食用,连汤带菜吃;现做现吃,避免反复加热,这不仅是因为营养素会随储存时间延长而丢失,还可能因细菌的硝酸盐还原作用增加亚硝酸盐含量。

三、学前儿童食谱的制订

(一)制订食谱的原则

在制订幼儿园的食谱时,要遵循以下几项原则:

1. 营养充足的原则

儿童每天应得到有规律、按比例的各种营养素。缺乏某一种营养或者摄入的食品热量不足都会影响儿童的生长发育,轻则消瘦,重则患营养缺乏症。

2. 科学平衡的膳食原则

平衡膳食能发挥各种食物的营养效能,提高生理价值和吸收的利用率。在学前儿童食谱中,通过平衡膳食能供给儿童身体所需要的各种营养成分。

首先要注意保证学前儿童每日六大营养素按适当比例摄入,其次要做到谷类、肉类、蛋类、蔬菜、水果、豆制品、油类、食糖等八大类食物比例配置得当。由于各类食物的营养价值不相同,一个平衡的膳食除了要有上述的各类适量的食物外,还须注意各类食物要互相搭配,达到互相补充的目的。例如肉类含有完全蛋白质,谷类含有不完全蛋白质,如以上两种食物同时食用,也就是搭配恰当,不但可以节约开支,而且可以提高其生理价值。否则,花样虽多,但营养成分差不多,仍会出现缺乏某些营养素的现象。

一日各餐的主副食品不应重复。一周食谱中副食品不应有两次以上的重复。更换食物品种时,可用肉类换肉类(如牛肉换猪肉),谷类换谷类(如米粉换面条),各种瓜果蔬菜轮换供给,荤素搭配好。这样,不但营养齐全,而且适合学前儿童的生理需要,使食物中的营养能更好地被吸收、利用。

3. 合理分配各餐食物的原则

由于学前儿童肝脏中贮存的糖原不多,体内碳水化合物较少,再加上活泼好动,容易出现饥饿。所以,托幼机构可在每日三餐之外增加两次小点心,将食物恰当地分配到三餐两点中去。俗语说的"早吃好,午吃饱,晚饭吃少"是有道理的。

4. 考虑儿童身心特点的原则

为了满足学前儿童的身体所需,制作食物时要注意食物的色、香、味以及食物的外观形象,并借鉴各地的饮食习惯,经常调换花色品种,做到粗粮细做,细粮巧做,以促进儿童良好的食欲。例如可煮些小米粥、番薯糖水,面食可做成糖包、煎饼,又可以做成肉包、饺子等,面条也可以做成炸酱面、肉丝面、炒面、汤面等多种形式。在食物的选择和制作上,要适应学前儿童的消化能力和进食心理,防止食物过酸、过咸、油腻。

5. 结合当时当地食物供应的原则

各地的食品供应情况各有不同,制订食谱者应经常了解当地市场的食品供应价格情况,总结出本地食品供应情况的规律,制订食谱时才能做到材料充足、价格合理、易于选择。要选择适时令的季节性蔬果类,使我们制订的食谱既经济,又新鲜,营养价值又高,为学前儿童提供大量的丰富食物。

6. 伙食收支平衡的原则

儿童的膳食既要营养丰富,也要经济实惠,节约开支。根据学前儿童的家庭经济状况和营养需要,计算出全园儿童一日的伙食费用,作为制定食谱的依据,力求有计划地支配费用,达到收支平衡。根据情况变化,选购价廉物美、营养价值高的食物。

(二) 一餐食谱的确定

一般选择一至两种动物性原料、一种豆制品、三至四种蔬菜、一至两种粮谷类食物,根据选择的食物即可计算并写出带量食谱。例如:

主食:米饭(大米95克)、馒头(面粉100克)。

副食:鱼香鸡片(鸡胸肉70克、木耳15克、冬笋30克、胡萝卜15克)、银耳扒豆腐(南豆腐60克、水发银耳15克、黄瓜15克)、香菇油菜(水发香菇15克、油菜150克)。

(三) 一日食谱的确定

一般选择两种以上的动物性原料、一至两种豆制品及多种蔬菜、两种以上的粮谷类食物原料。例如:

早餐:蛋糕、金银卷、花生米、腐乳、拌三丝。

午餐:米饭、小枣发糕、红烧翅根、木须肉、芹菜炒香干。

晚餐:烙饼、二米粥、清蒸鱼块、豆芽炒菠菜、榨菜丝。

(四) 一周食谱的确定

应选择营养素含量丰富的食物,精心搭配,以达到膳食平衡,表4-4为3~6岁幼儿食谱示例。常见食物营养成分表列出了部分营养素含量丰富的食物,是设计食谱的重要参考。

常见食物营养成分表

表4-4 3~6岁幼儿食谱示例(带量)

	周一	周二	周三	周四	周五
	高粱粥 胡萝卜蛋饼 蚝油黄瓜丁	核桃芝麻糯米粥 金银花卷 卤豆干	赤豆红枣血糯米粥 炒白菜火腿丝 千层饼	青菜鸡丝面	营养菜粥 鹌鹑蛋 葱油花卷
早餐	高粱米16克 绿豆3克 胡萝卜6克 鸡蛋15克 面粉25克 黄瓜45克	核桃仁5克 黑芝麻5克 冰糖7克 白糯米18克 玉米面5克 面粉20克 豆干30克	红小豆4克 方火腿5克 血糯米18克 木耳1克 无核红枣2克 白菜65克 面粉25克	上海青13克 番茄13克 水面25克 高汤7克 鸡丝拆骨肉30克	白菜23克 粉丝3克 豆皮4克 花生米4克 鹌鹑蛋40克 面粉25克

(续表)

	周一	周二	周三	周四	周五
水果	苹果 100 克	苹果 100 克	苹果 100 克	苹果 100 克	苹果 100 克
午餐	米饭 红烧排骨 炖白萝卜 白菜蛋花汤 大米 65 克 排骨 90 克 白萝卜 100 克 白菜 25 克 香菜 1 克	米饭 盐水大虾 五彩蛋丁 鲜味豆芽汤 大米 65 克 鲜海虾 60 克 黄瓜 36 克 红黄彩椒 10 克 胡萝卜 25 克 木耳 1 克 黄豆芽 25 克 香菜 1 克	米饭 红焖牛肉 炒土豆丝 翡翠白玉汤 大米 65 克 牛肉腿 60 克 土豆 100 克 上海青 20 克 豆腐 13 克 香菜 1 克	米饭 蒸米粉肉 西芹腰果 虾皮蛋花汤 大米 65 克 后腿肉 50 克 米粉 23 克 荷叶 10 克 蒜米 5 克 红方 5 克 西芹 90 克 腰果 13 克 紫菜 5 克 香菜 1 克 虾皮 1 克	米饭 卤鸡腿 炒双花 菠菜金针菇蛋花汤 大米 65 克 鸡腿 120 克 菜花 90 克 西兰花 13 克 菠菜 18 克 金针菇 12 克
水果	生津果 80 克	哈密瓜 110 克	梨 100 克	马奶葡萄 100 克	蜜桔 80 克
午点	学生奶 蛋黄派 牛奶 224 毫升 蛋黄派 65 克	豆浆 中式热狗 黄豆 12 克 花生米 3 克 小米 2 克 面粉 25 克	学生奶 芝麻吐司 苹果酱 牛奶 224 毫升 吐司 45 克 果酱 12 克	学生奶 南瓜饼 牛奶 224 毫升 海南南瓜 20 克 糯米面 5 克 面粉 20 克 白糖 3 克	学生奶 核桃酥 牛奶 224 毫升 核桃酥 65 克

四、学前儿童食谱的审核

按照已制订的食谱进行制作,能否使学前儿童从中获取足够的营养素和热量,必须对食谱进行审核。

(一) 审核内容

审核食谱一般包括三个方面内容:

一是到各班观察分析学前儿童进餐情况,了解食物品种的选择与搭配,食物数量及烹饪方法是否符合学前儿童的消化特点,是否能促进学前儿童咀嚼功能的发育,是否根据季节变化选择品种,是否符合学前儿童年龄段的特点。

二是定期进行体检,可进行身高、体重的测量、血红蛋白含量的测定等,根据检查结果分析儿童的生长情况;可与各年龄组的标准相比较,以验证膳食是否均衡合理。

三是定期进行膳食调查和营养计算,按照学前儿童对营养的需求及推荐摄入量,将计算结果进行对照并分析,若发现某营养素不足或过量,应及时调整食谱。

(二)审核结果分析

(1)儿童摄入的食物营养量是否稳定平衡。三餐两点儿童热能应达到平均推荐摄入量的90%以上,三餐一点儿童热能应达到平均推荐摄入量的80%以上。

(2)三种产能营养素的供能比例是否合理。蛋白质供能占12~15%,脂肪供能占20%~30%,碳水化合物供能占50%~60%。

(3)全天能量和营养素摄入是否适宜。食物中应有足够的各种营养素,各种营养素之间要有正确的比例,蛋白质、脂肪、碳水化合物之间的比例为1∶1∶4。

(4)优质蛋白质占总蛋白质的比例是否恰当。来自动物性的和豆类的蛋白质最好达到1/2,不能低于1/3。

(5)三餐能量摄入分配是否合理。早餐占25%~30%,午餐占30%~40%,晚餐占25%~30%,上下午的点心(乃至晚饭后的加餐或零食安排)占10%~15%。

(6)食物种类是否齐全,是否做到了食物的多样化,各类食物的量是否充足。

五、厨房及厨房工作人员卫生要求

(一)厨房的卫生要求

1. 厨房设备及其卫生要求

托幼机构的厨房不仅要窗户开阔,同时室内也要有人工照明,以便室内足够明亮,进而能彻底清除室内的污物。厨房同时还应具备良好的通风条件和通风设备,还要有排烟、排气、防尘、防蝇、防鼠、防蟑螂等设备。另外,厨房还应有提供清洁水源和排除污水的设备设施。厨房内的垃圾桶、垃圾箱等要有严密的顶盖,以免招惹苍蝇、蚊虫以及老鼠等,同时做到每顿餐次之后,及时清理垃圾。还有,厨房的地面、墙壁和顶面都要采用无毒无害且适宜在高温、油烟环境中使用的环保建筑材料。

2. 炊具餐具的卫生要求

严格做到厨房生、熟食用具和餐具等分开。每餐使用过的用具和餐具应及时清洗和消毒,做到餐餐消毒。一般来说,餐具消毒可以通过以下方式实现。(1)煮沸:餐具浸没水中煮沸10分钟;(2)蒸气:流动蒸气持续10分钟。清洗干净的碗、盘、筷、勺等应该在擦干后放进消毒柜或其他清洁、干燥的橱柜,而且下次使用前也应该再次清洗消毒。而炊具的卫生要求虽然不像餐具那样高,但也尽量将卫生清洗工作做足做细,例如每次餐后都用温碱水细致地刷洗炊具,下次餐前使用炊具时要再次清洗一遍等。

3. 厨房环境卫生

厨房周围不应当存在鼠、蝇及其他有害动物或昆虫生长繁殖的场所。而厨房内则要严禁外人出入,严禁厨房工作人员在厨房内吸烟等。在每天做好卫生保洁工作的同时,厨房还要注意定期进行大扫除。

(二)厨房工作人员的卫生要求

1. 定期进行健康检查

厨房工作人员每年必须进行健康检查,检查合格取得健康证者方可上岗。新参加人员必须先进行体检,取得健康证后方可参加工作。凡患有痢疾、伤寒等肠道传染病、病毒性肝炎、活动性肺结核、化脓性或者渗出性皮肤病以及其他有碍食品卫生的疾病的,不得参加接触直接入口食品的工作。

2. 个人卫生要求

厨房工作人员应保持个人的清洁卫生,做到勤洗头、勤洗澡、勤换衣、勤剪指甲,工作时不化妆、不涂抹指甲油、不戴首饰等。

炊事人员应坚持上岗前洗手,换上工作服,戴好帽子;在进行烹调操作前用温水和肥皂洗干净手;在烹调过程中使用专用的筷子或汤匙等品尝食物味道,而不能用手指或炒勺直接尝味或直接用手拿熟食。在做饭菜或分饭菜过程中,不能对着食物咳嗽、打喷嚏或说话等。如厕前脱下工作服,排便,擤鼻涕,处理生肉、垃圾等之后需要用肥皂(洗手液)洗手。

什么样的蛋白质营养价值高

食物中蛋白质的营养价值高低取决于三个因素。一是食物中蛋白质的含量。二是蛋白质的消化率,消化率越高、吸收越好,说明蛋白质的质量越高。三是吸收的氨基酸被机体保留、利用及贮存得越多,其营养价值越高,这主要取决于蛋白质中所含必需氨基酸的含量及其相互间的比值。蛋白质被消化成各种氨基酸后,通过肠壁进入血液,通过循环系统,最终到达各组织细胞。不同的食物其消化率不同,如豆类和干果类为75%~78%,大多数谷物为80%,水果为85%,蔬菜类为74%,肉蛋为97%,说明人体对肉蛋类蛋白质的吸收要高于植物类食物。

经过消化,蛋白质以氨基酸的形式被吸收入人体,机体便立即用它们合成自身所需要的蛋白质。组成人体蛋白质的20种氨基酸大部分在体内可自己合成,但其中异亮氨酸、亮氨酸、赖氨酸、蛋氨酸、苯丙氨酸、苏氨酸、色氨酸、缬氨酸和组氨酸9种氨基酸在体内不能自行合成,或合成的速度不能满足机体需要,必须由食物供给,所以又称为必需氨基酸。蛋白质含必需氨基酸种类越多、含量越高,则越容易被人体吸收利用,其营养价值也越高。鸡蛋、牛奶、牛肉、鸡等所含蛋白质虽然不是最高,但与理想氨基酸组成模式甚为相似,因此营养价值颇高。

评价食物蛋白质的营养价值不仅要考虑到蛋白质的量,而且还要考虑到蛋白质的质。食物蛋白质的质主要取决于氨基酸的组成和蛋白质的消化程度。凡是9种必需氨基酸的比例合适并且被人体消化利用率高的蛋白质,它的营养价值就比较高。一般来说,动物性食物蛋白质的消化率比植物性食物蛋白质高,并且氨基酸比例也合适,所以营养价值就高。植物性食物由于它的蛋白质被纤维薄膜包裹,因此不易消化,同时由于氨基酸比例也不很合适,所以营养价值一般都比动物性食物蛋白质低。例外的是大豆蛋白质,它的必需氨基酸比例可和动物性蛋白质媲美。营养价值低的食物蛋白质可以通过在同一餐膳食中配以多种食物蛋白质的办法,取长补短予以补救,使多种食物蛋白质的各种必需氨基酸混合在一起,从而提高营养价值,这就是所谓的"蛋白质互补作用"。如面粉中赖氨酸较少,而豆类蛋白质的赖氨酸含量相对较高,粮豆混合在一起吃,就能起到蛋白质相互补充的作用,以适合人体需要。

如果把不同种类的食物混合食用,这些食物中所含的蛋白质有互补作用。即不同种类的食物蛋白质可以相互补充含量缺乏的氨基酸,使混合食物蛋白质的组成更接近人体的需要,从而提高混合食物蛋白质的生理价值。例如,纯玉米粉制品蛋白质生理价值不高,若以科学的比例,加入一定量的黄豆粉,制成玉米粉和黄豆粉的混合食品,其蛋白质的生理价值将大有提高,几乎可以和牛肉媲美。这是由于玉米粉蛋白质中所缺乏的赖氨酸被黄豆蛋白质中所含有的高赖氨酸所弥补,而黄豆蛋白质中有限的蛋氨酸又为玉米蛋白质中多量的蛋氨酸所补充。所以,在不影响食品适口性和消化吸收率的前提下,应该注意应用蛋白质的互补作用,这是提高蛋白质营养价值的有效途径。蛋白质摄取质量的提高,除适量增加动物蛋白及大豆蛋白外,提倡日常生活中饮食要粮豆混吃、粗细粮搭配和荤素兼顾。

食物蛋白质的消化吸收率越高,利用率也越高,其营养效能发挥得也越好。同一种食物,加工与烹调方法不同,消化吸收率会有很大差别。例如,黄豆整粒炒,其蛋白质消化率为54%,发芽后炒制蛋白质消化吸收率可增加到65%左右,加工成豆浆后蛋白质消化吸收率可提高到85%,在豆浆中加入电解质(卤水或石膏)制成豆腐,其蛋白质的消化吸收率可以高达90%以上。所以,讲究加工、烹调的方法,提高蛋白质的消化吸收率,是提高食物营养价值的一个途径。

在同一餐的食物中应该做到食物品种多样化,不偏食,不厌食,荤素搭配,粗细粮搭配,力求最大限度地发挥蛋白质的互补作用,以提高食物的营养价值。

制订合理食谱

食谱是制作膳食的依据。托幼机构在制作膳食时既要保证儿童营养量的摄入达到要求,又要做到不剩饭,因此需要在花样食谱的基础上制定带量食谱。

一、制订花样食谱

根据市场供应情况,食谱每两周调换 1 次,适当调整花样。

对食谱要求:

1. 根据市场供应情况制订食谱。
2. 注意蛋白质的互补作用,充分利用豆制品。
3. 注意干稀搭配、荤素搭配、粗细粮搭配,少吃甜食和油炸食物,食盐要加以控制。
4. 早餐:以主食为主,优质蛋白质为铺。午、晚两餐都要有菜,午餐一荤一素,多选用各种季节性蔬菜。保证有一定量的绿、橙色蔬菜。
5. 食谱应满足儿童年龄特点(种类、大小、色、香、味)的需要。

二、制订带量食谱

在花样食谱的基础上,把膳食计划中各类食物的每周用量全部反映在食谱中,定出每餐或每日每人的各种食物原料的用量。

制订食谱和制订带量食谱是烦琐的事情,需要查看大量的食物营养成分表通过计算来完成。不过也可以通过软件来完成这项工作,使用膳食管理软件,在软件中提供大量食物的营养成分表,通过软件制作的食谱还可以同时计算出食谱的 DRIS 值,解决了很多需要手工计算的问题从而节约了工作时间。

案例分析

1. 洋快餐以其时尚、美味、快捷吸引了众多的消费者,儿童和青少年特别青睐洋快餐。从营养学的角度分析,洋快餐具有"三高"和"三低"的特点,即高脂肪、高热量、高蛋白质,低维生素、低矿物质、低纤维。洋快餐的制作方式以烤炸为主,脂肪含量很高,大大超过人体一天所需的脂肪量。能量过剩会导致超重和肥胖。超重、肥胖的少年儿童的比例越来越高,低龄化的趋势越来越突出。肥胖是引起高血压、糖尿病、心血管疾病的重要危险因素之一,肥胖还会对少年儿童心理带来负面影响。结合以上案例,分析学前儿童膳食的配制应符合哪些原则。

2. 菲菲小朋友遇到自己喜欢吃的东西时,就会吃得很快也很干净。遇到不喜欢吃的东西时,她就会一直坐着,不动一口。最重要的一点就是吃饭的时候不专心,很容易被别的事情所吸引,注意力不集中。结合案例,分析如何培养幼儿良好的饮食习惯?

3. 有家长为孩子准备早点,只吃鸡蛋、牛奶,不吃或很少吃主食,因为他们认为蛋、奶的蛋白质含量丰富,对孩子的健康成长有利。

请问这种做法对吗？这样做的结果会给孩子的身体造成什么样的影响，表现为什么病症？如果你是孩子的家长，你将会给孩子准备什么样的早餐？

国考真题

1. 某一幼儿最近晚上看不清物体并出现皮肤干燥、粗糙，毛发干脆、易于脱落及反复发生呼吸道、消化道感染等现象。（2017年上半年）

请分析：

（1）该幼儿缺乏哪种营养成分？

（2）导致这些症状的原因可能有哪些？

（3）说出主要预防措施。

参考答案

2.《幼儿园工作规程》指出，幼儿园应制订合理的幼儿一日生活作息制度，两餐间隔时间不少于（　　）。（2014年上半年）

　　A. 2.5小时　　B. 3小时　　C. 2小时　　D. 3.5小时

3. 婴幼儿应多吃蛋、奶等食物，保证维生素D的摄入，以防止因维生素D缺乏而引起（　　）。（2014年上半年）

　　A. 呆小症　　B. 异食癖　　C. 佝偻病　　D. 坏血病

4. 在幼儿的食物供应中，要求优质蛋白质占每日所需蛋白质总量的（　　）左右。（2017年上半年）

　　A. 20%　　B. 30%　　C. 40%　　D. 50%

5. 缺锌会导致婴幼儿（　　）。（2019年下半年）

　　A. 食欲减退　　B. 夜盲症　　C. 佝偻病　　D. 肌无力

模块五 学前儿童常见疾病

由于生理年龄、认知能力和托幼机构集体生活的特殊性，学前儿童更容易遭受某些疾病的侵袭。有些父母、教师由于缺乏相应的医学常识，错过病情救助最佳时机导致了疾病的蔓延，影响儿童正常的生活与学习，甚至造成他们长期的病痛与心理压力，给家庭造成了无法挽回的损失。

为了把学前儿童的健康风险降到最低，为他们营造一个安全、健康、愉悦的成长环境，学前教育工作者需要了解常见疾病的基本病理知识和表现，能够判断儿童的健康状况，并在此基础上实施适当的防治措施及护理方法。

探寻一　学前儿童患病的常见表现

早上，于老师在教室门口迎接小朋友入园，细心的她注意到可乐没有像往常那样主动和自己打招呼，而是径直坐到自己的座位上趴下了。于老师询问可乐的爸爸，爸爸说可能昨晚没睡好，所以今早没什么精神。爸爸自信地认为没有大碍，便急忙赶去上班了。随后，于老师便和其他两位老师交流了可乐的情况，一致认为今天需要重点关注可乐。当老师分发早餐点心时，可乐拒绝了往常爱吃的奶黄包，只喝了一口牛奶就自己坐到床上说想盖被子，老师摸了一下可乐的额头，发现有些发热，便让可乐先卧床休息并通知了家长。半小时后，可乐呕吐并说自己的肚子疼要上厕所。此时，可乐的爸爸刚好来到幼儿园。通过与可乐爸爸交流得知，他们是在路边摊点吃的早餐，老师初步判断，可乐可能出现了感染性腹泻，需要就医。

孩子的表现异于平常，有可能是季节、作息习惯、饮食规律或情绪的改变引起的正常现象，也有可能是疾病引起的非特异性反应。

一、疾病的基本分类

疾病是指在病因的作用下,自稳调节系统紊乱而发生的异常生命活动过程。目前,人类已知的疾病种类已有上万种,还有新的疾病不断被发现。不论是哪一种疾病,它们都由一种或多种致病因素所导致,这些致病因素来自包括物理、化学或生物的作用,也与人的营养、精神、遗传和免疫密切相关。

二、学前儿童患病的常见迹象

微课 14
学前儿童患病的
常见迹象

(一)食欲不振

当儿童出现感冒、发热或是积食,会出现短暂的食欲不振。如果儿童食欲骤降,并且已经持续一段时间,又找不到其他原因时,则需去医院做进一步检查,排除传染性肝炎、营养不良性贫血、慢性消化系统疾病的可能。正常情况下,儿童的食量也并非很有规律,一天当中的食欲有可能出现波动,并非都是疾病所致。

(二)发热

发热本身并不是一种疾病,而是一种症状。出现感染时,机体产生更多的抗体细胞对抗入侵的病原体,体温便会上升。发热实质上是身体对抗感染的一种积极行为。

对于较小的婴儿,即便是轻度发热也应谨慎对待,及时排除其他感染因素。对于大于1岁的儿童,如果精神很好,饮食也基本正常,身体又没有其他的一些特殊症状,那么发热很有可能与流感、一般的上呼吸道感染有关,这时的轻中度发热并非是需要立刻就医的指征。不论哪种因素引起的发热都有必要先将其与健康幼儿隔离开并进行物理降温,防止温度持续升高或在短时间内快速攀升。当儿童出现高热(39.1 ℃)、脱水、精神萎靡、无法正常进食或惊厥症状时,应立刻就医。

(三)高温惊厥

高温惊厥是婴幼儿时期常见的急症,通常在体温快速升高时出现,表现为全身僵直、抽动、双眼外翻,有可能伴随短暂的意识丧失,时间持续几秒到几十秒不等。短时间的高温惊厥一般不会引起大脑损伤等中枢神经的问题。当儿童出现高温惊厥时,应使其侧卧,及时清除口、鼻中的分泌物,保持呼吸道的通畅。如高温惊厥持续时间过长(大于15分钟),应及时就医。

(四)咳嗽

和发热一样,咳嗽也是人体应对内外环境变化的一种表现,并非一种疾病。偶尔的几声咳嗽可能是唾液呛到气管口或是空气干燥所致。是否是由疾病导致的咳嗽一般可以通过幼儿咳嗽的频率、持续的时间、异常的声音(痰鸣音,类似小鸭、小狗叫声等)和其他外部伴随症状(气促、流涕、发热、咽喉肿痛)来辨别并对症用药。盲目地镇咳并非明智的做法,甚至会使病情变严重。

（五）腹泻

2岁之前，婴幼儿排便时间和次数都不太规律，2岁以后，一般每天可有1~2次量多的大便。当儿童的大便性状突然变成水样便且频率明显高于平时，说明可能发生了腹泻。引起腹泻的原因有病毒感染、细菌感染、食物过敏、药物副作用等，其中病毒感染占大多数。当儿童腹泻较轻微且无发热、无呕吐，精神食欲正常，只需要让其多饮水，服用益生菌调节肠道菌群，不要急于服用止泻药。如果出现每隔1~2个小时就排一次水样便，或者出现了拒绝进食、血便、持续发热或脱水（尿量明显减少、哭闹没有眼泪、眼窝或囟门凹陷）等异常症状，就必须立刻就医治疗。

（六）呕吐

1岁以前的婴儿常常在喂奶后出现少量吐奶的现象，有些喝奶速度较快的婴儿可能会大口吐奶，但这种情况不会影响婴儿的食欲和精神状态。在每次喂奶后为婴儿拍嗝，让其安静或保持直立的姿势会减少吐奶的程度和频率。

如果1岁以上的儿童有反复呕吐并伴随发热、腹泻、腹痛等症状，常常与感染性因素有关。出现呕吐症状，可以让儿童俯卧或侧卧，防止呕吐物误吸到气管，并且应进食软性、半固体食物。如果影响进食，则要关注是否脱水，必要时服用电解质溶液。当出现呕吐物中带血、胆汁或伴随严重腹痛、腹胀、黄疸等特殊现象时需立即就医。

（七）腹痛

基本上所有孩子都有腹痛的经历，不会讲话的婴儿可能用哭闹、蹬腿、弓着腰、拒绝腹部抚摸等方式来表达疼痛，而大一些的儿童则可能捂着肚子告知成人"肚子疼"或"胃疼"。婴儿腹痛的常见原因包括肠痉挛、肠套叠、胃肠炎。1岁以上儿童的腹痛可能与便秘、尿路感染、脓毒性咽喉炎、胰腺炎、肺炎、阑尾炎、铅中毒或牛奶过敏有关。

探寻二　学前儿童常见的传染性疾病

丁老师班上的丫丫在午饭后出现高热，并伴随寒战、流涕和咳嗽。然而丫丫的父母都在出差返程的途中，不能及时赶到幼儿园。于是，丁老师和幼儿园保健医生将丫丫送往医院。经过诊断发现，丫丫很可能得了流感。第二天一清早，丁老师的手机就接二连三地收到了七八个孩子家长发来的请假信息，家长们描述的情形基本上都是上呼吸道感染的症状，丁老师猜测他们很有可能都被传染上了流感。这样的情形在秋冬季节并不少见，一个班上的孩子常常扎堆请假，多的甚至达到半数。

一、传染病

传染病是由各种病原体引起的,能在人与人、动物与动物或人与动物之间相互传播的一类疾病。大部分病原体是微生物,小部分为寄生虫,寄生虫引起的传染病又称寄生虫病。

传染病有四个基本特征,具体如下:

第一,有病原体。每一种传染病都是由特异的病原体所引起的。

第二,有传染性。这是传染病与其他感染性疾病最重要的区别。

第三,有流行病学的特征。传染病的流行过程在自然和社会的因素影响下表现出不同的特征。

第四,有感染后免疫的特点。人体感染病原体后,无论是显性或者隐性感染,都能够对病原体以及分泌的毒素产生特异性免疫。

二、传染病的病程规律

急性传染病的发生、发展和转归,通常分为四个阶段:

1. 潜伏期

潜伏期的长短和病原体种类、病原体感染量、个体免疫力有关。流感、细菌性痢疾的潜伏较短,为数小时不等。大多数传染病的潜伏期为几天至数周,也有少数传染病的最长潜伏期可达到几个月,如乙肝、丙肝和狂犬病等。

2. 前驱期

可能会出现头痛、发热、疲乏、食欲不振等症状,一般持续 1~3 天,起病急骤者,也可能无前驱期。

3. 症状明显期

在这个时期,传染病的典型性症状都会体现出来,例如手足口病儿童出现明显的呼吸道感染、口腔及全身丘疹。

4. 恢复期

机体免疫力增长至一定程度,体内病理生理过程基本终止,疾病的症状逐渐消失的这一过程称为恢复期。潜伏于组织内的病原体再度繁殖至一定程度,使初发病的症状再度出现,称作复发,常见于伤寒、疟疾、菌痢等病。在恢复期结束后,机体功能仍长期未能复常者则称之为后遗症,多见于中枢神经系统传染病,如脊髓灰质炎、脑膜炎等。

三、传染病传播的环节

传染病在人群中发生和传播,必须具备传染源、传播途径和易感人群三个基本环节。

1. 传染源

患传染病或携带病原体的人和动物体内均可能存在病原体,并可将其排出体外,威胁到周围人群的健康。在病程的各个时期，病人的传染源作用不尽相同，多数传染病病人在有临床症状时能排出大量病原体，恢复期不再是传染源，但某些传染病（伤寒、白喉）的恢复期病人仍可在一定时间内排出病原体，继续起到传染源的作用。

2. 传播途径

一种传染病的传播途径可以是单一的，也可以是多个的。常见的传播途径有空气传播、接触传播、食物传播、水源传播、土壤传播、动物传播、医源性传播、垂直传播（母婴传播）等。

3. 易感人群

易感人群是指对某种病原体缺乏免疫力，易受该病感染的人群。学前儿童处于特殊的生理阶段，又缺乏必要的自我保护意识，所以他们是预防传染病的重点人群。

四、传染病的预防

1. 控制传染源

发现传染病患儿，立即隔离治疗。利用每天晨检和日常观察，及时发现园内是否存在可疑的传染病患儿，一旦发现应立即将其隔离，通知家长带回，并迅速上报幼儿园相关负责人员。对于近期与患儿密切接触、座位相邻的幼儿也要多加关注。

2. 切断传播途径

做好消毒工作，培养学前儿童健康意识与卫生习惯。无论是否发现在园儿童出现患传染病的迹象，都应将儿童接触到的生活、学习、游戏用具和周围环境的消毒工作纳入常规工作的一部分。同时，应提高儿童应对传染病的自我保护意识，包括远离患病人群，当自己或周围儿童出现不适症状应及时告知家人或老师，学会正确的洗手方法等。

3. 保护易感者

督促家长按时完成学前儿童疫苗的接种工作。免疫接种是将免疫原或免疫效应物质输入机体内，使机体获得免疫能力的有效方法。目前，疫苗已经帮助人类攻克和减少了几十种疾病对儿童健康的威胁。因此，教师应配合各地防疫部门和社区做好儿童的疫苗接种工作，包括提醒家长按时接种，了解接种前后幼儿有无异常状况等。

疫苗接种

疫苗可以帮助人们远离哪些疾病？

在我国，儿童接种疫苗分为三类，第一类为国家免疫规划疫苗，包括卡介苗、乙肝疫苗、脊灰疫苗、百白破疫苗、麻疹疫苗；第二类为扩大国家免疫规划疫苗，这类疫苗在国家免疫规划基础上由各省市(区)政府根据具体情况免费向儿童投放,包括甲肝疫苗、流脑疫苗、乙脑疫苗、麻疹腮腺炎风疹联合等;第三类疫苗属于计划外自费疫苗,家长可根据儿童实际情况为其选择,例如流感疫苗、肺炎疫苗、水痘疫苗、轮状病毒疫苗、B型流感嗜血杆菌混合疫苗(HIB疫苗)、狂犬疫苗等。

哪些情况需延迟接种呢?

1. 正在发热。

2. 腹泻、哮喘急性发作或严重湿疹。

3. 中重度急性疾病初期,如感冒、肺炎、毛细支气管炎、手足口病等。

4. 近期有接触过急性传染病患者,如麻疹、手足口病、流行性腮腺炎、水痘等,不能排除是否处在潜伏期时。

5. 接受免疫抑制剂治疗时或近期使用过大剂量免疫球蛋白。

6. 早产儿或出生体重小于1 500 g的新生儿,尤其是合并较严重的新生儿疾病,如中重度窒息、严重感染、急性溶血、重度黄疸时。

免疫接种后的幼儿该如何护理?

1. 接种当天不宜洗澡,应多休息,多饮水,防止受凉。

2. 注射部位疼痛或红肿,可在三天内冷敷,后改为热敷。

3. 部分儿童可能出现中低热、精神欠佳、消化道不适或皮疹,如果体温未超过38.5 ℃,可以采用物理降温。一般疫苗接种后的不良反应多见于注射后24小时内,如果超过72小时症状仍不消退或体温过高,需就医。

五、学前儿童常见传染病

微课 15
学前儿童常见传染病

(一) 呼吸道传染病

1. 流行性感冒

流行性感冒是一类由流感病毒引起的急性呼吸道感染。

特点:通过唾液飞沫在人群中快速传播,高发于学前与学龄儿童,一般集中于秋冬季节,春季结束。潜伏期为数小时到3天不等,起病3日内传染性最强。

症状:突然出现的高热、寒战、发抖、头痛、易疲劳、喉咙痛、咳嗽、鼻塞、流涕,病程1~2周。

2. 流行性腮腺炎

流行性腮腺炎是由腮腺炎病毒引起的感染性疾病。

特点:通过唾液飞沫传播,多发于2岁以上的儿童,冬春季节为流行期,夏季较少,潜伏期为8~30日。

症状:发热(约80%的患儿出现)、头痛、咽痛明显、关节疼痛、肿胀、睾丸/卵巢肿胀,最典型的表现是一侧或双侧唾液腺肿大,1~3日达到高峰并持续4~5天,之后逐渐消退,康复后终身免疫。

3. 麻疹

麻疹是由麻疹病毒引起的极易传播的呼吸道传染病。

特点：可以通过口、眼、鼻的分泌物传播，多见于婴幼儿。在每年的冬春季高发，夏秋少见，潜伏期为6~18日。

症状：前驱期可出现发热、呼吸道和眼部炎症，偶见皮疹。出疹期2~5日，皮疹自耳后、发际、颈部开始蔓延至全身，颜色呈玫瑰色，按压颜色变浅，大小不一，直径2~4毫米，分布稀疏，后逐渐增多，颜色变深。大多数病人在发热后2~3天，口腔两侧靠近臼齿的地方出现灰白色小点，这是早期辨别麻疹的重要依据。麻疹持续1~2周消退，康复后绝大多数可获终身免疫，但在发病期需谨慎对待可能出现的细菌并发症，如肺炎、中耳炎和脑炎。

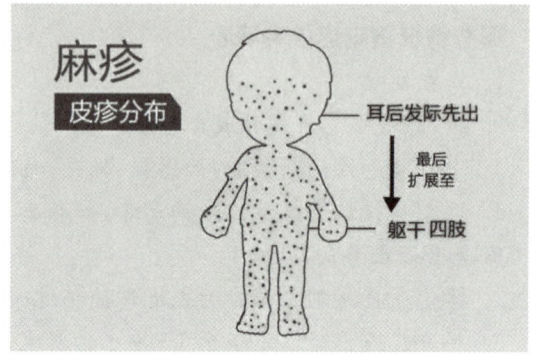

图5-1 麻疹

4. 猩红热

猩红热是由B型溶血性链球菌感染引起的急性呼吸道传染病。

特点：通过空气飞沫传播，多发于5~10岁的儿童，寒冷季节高发。潜伏期为1~7天。

症状：患儿在突发高热时出现类似扁桃体发炎的疼痛，舌头上附白苔，第二天头部、躯干和四肢就会出现细密的红疹，有痒感，面部也会变红，口唇周围发白，发病2~3天后白苔开始脱落，舌面光滑呈肉红色，并可有浅表破裂，舌乳头仍突起，称"杨梅舌"。皮疹一般在48小时内达到高峰，2~4天可完全消失，退疹后一周内开始脱皮，躯干多为糠状脱皮，手掌足底皮厚处多见大片膜状脱皮，甲端鞍裂样脱皮是典型表现，一般持续2~4周。

呼吸道传染病的预防：

第一，加强对班级儿童的全日观察，发现可疑情况及时隔离、上报。

第二，在传染病高发季节避免串班与集体活动。

第三，勤开窗通风，加强日常用品、玩教具的消毒工作。

第四，提醒儿童在打喷嚏时用纸巾或手肘挡住飞沫，并用正确的方法勤洗手。

第五，督促家长做好学前儿童疫苗的接种工作。

（二）消化道传染病

1. 手足口病

手足口病是由多种人肠道病毒引起的一种幼儿常见传染病。

特点：4岁以下儿童占85%~95%。可通过接触、飞沫及粪便传播，四季均可发病，夏秋季多见，冬季的发病较为少见。潜伏期2~10天。

症状：发病初期以发热、咳嗽和咽痛为主，随后以手、足、口出现红色斑、丘疹，快速发展成水疱为特征,8~10天水疱干瘪,疾病痊愈,病情一般轻而短暂,极少数并发脑、肺、心功能障碍。

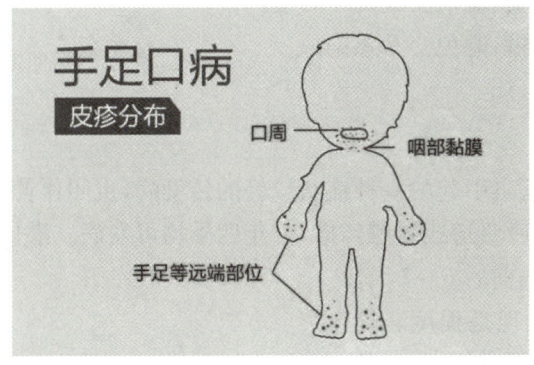

图 5-2　手足口病

2. 细菌性痢疾

细菌性痢疾又称菌痢,是一种由痢疾杆菌引起的消化道传染病。

特点:细菌性痢疾通常由水、手、食物、虫蝇等通过消化道感染人体,引起结肠黏膜的炎症和溃疡,并释放毒素入血。儿童和青壮年是高发人群。常年散发,夏秋多见。潜伏期为数小时至7天不等,多数集中于1~3天。

症状:发热、腹痛、腹泻、里急后重、黏液脓血便,同时伴有全身毒血症症状,需就医进行抗生素治疗,少数严重者可引发感染性休克和(或)中毒性脑病。

消化道传染病的预防:

教育儿童注意个人如厕卫生,加强环境与饮食卫生的管控。

(三) 寄生虫病

1. 蛔虫病

蛔虫病是由似蚓蛔线虫寄生于人体小肠或其他器官所引起的最常见寄生虫病。

特点:经口误食蛔虫卵,虫卵在肠道内孵化成虫而患病。国内流行比较广泛,儿童发病为多。

症状:当蛔虫寄生于肠道时儿童可无自觉症状,有些会出现食欲低下、肠道功能紊乱、生长发育缓慢或营养不良等。当蛔虫进入胆管、胰腺、阑尾、肝脏、肺部、眼、脑、甲状腺及脊髓等器官时,可导致相应的异位性病变,并可能引起严重的并发症。

2. 蛲虫病

蛲虫病是蛲虫寄生所致的常见肠道寄生虫病。

特点:经口误食蛲虫卵,虫卵在肠道内孵化成虫而患病。蛲虫成虫寄生下段小肠及结肠,是一种小型线虫。雌虫长约1厘米,乳白色,宛如白色线段。雄虫体长约为雌虫的1/3。雌虫在患儿的肛门附近产卵,孵化后重返肠道。

症状:一般以夜间肛门及阴部奇痒为临床特征,患儿肛门附近肉眼可见白色蛲虫卵,极少数异位寄生患儿可出现并发症。

寄生虫病的预防：

第一，教育儿童养成良好的卫生习惯，勤洗手，勤换内衣裤。

第二，不生食肉类，蔬果彻底洗净后食用。

第三，不穿开裆裤，避免交叉感染。

（四）其他传染病

1. 风疹

风疹是由风疹病毒引起的一种症状较轻的传染病，也叫作德国麻疹或三日麻疹。

特点：由飞沫经呼吸道或接触传播，一年四季均可发病。潜伏期为 14～21 天，传染期大约是发疹时的前后 5～7 天。

症状：特征性表现是程度较轻的发热，淋巴结肿大及皮疹，皮疹从面部开始发作，可见针尖大小到不规则的红色斑块，并凸于皮肤表面，2～3 天之内蔓延至四肢全身，然后逐渐消退。整个病程中，患儿除了轻微发热和出疹外，没有强烈的生理感受，所以容易被忽略。孕妇若患此病，可导致胎儿出现严重的先天性风疹综合征。

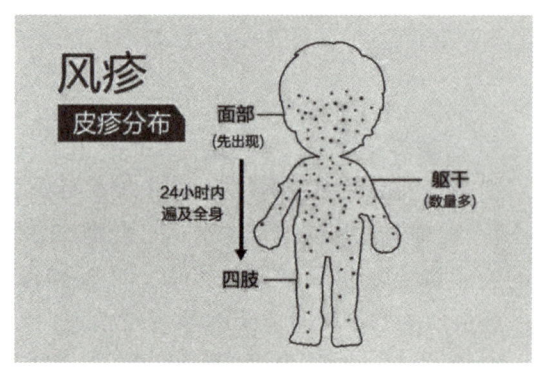

图 5-3　风疹

2. 水痘

水痘是由水痘带状疱疹病毒引起的幼儿最常见的出疹性传染病。

特点：接触或飞沫均可传播，冬春季节高发。潜伏期为 10～21 天，出疹前 24 小时到水泡结痂前具有传染性。

症状：最早在躯干和头皮出现水疱样皮疹，上颚部位有红疹，后蔓延至面部、躯干，四肢较少。可见 1～2 天的轻度发热。水痘会伴有强烈的瘙痒，正常情况下会自然破皮然后愈合，当没有新的红色皮疹出现，水疱渐渐成痂后就算痊愈了，愈后对水痘终生免疫。

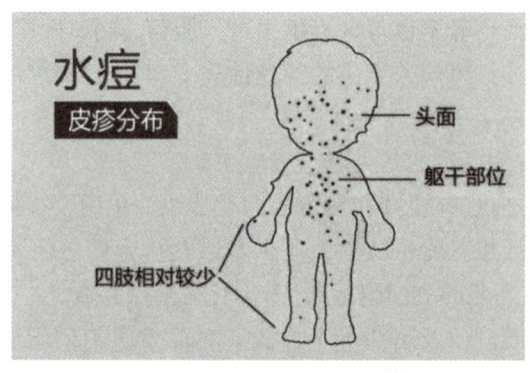

图 5-4　水痘

出疹期避免抓挠,防止感染而引起其他严重并发症,可正常清洗皮肤,注意卫生,尤其应注意体质较弱的慢性病患儿的护理。

3. 急性结膜炎

急性结膜炎又叫作"红眼病",是由病毒或细菌引起的传染性极强的眼疾。

特点:通过接触眼部分泌物在人群中传播,春夏季开始流行。潜伏期为数小时至6天不等。各个年龄段都可能患病,病程7~10天。积极治疗,预后良好。

症状:患病初期,患儿常有眼部异物感、烧灼感、发痒、流泪和分泌物增多,可见结膜充血、水肿或结膜下出血,部分患儿会出现耳前淋巴结肿大和压痛。病程7~10天。

预防:教育儿童避免用不清洁的手揉眼睛,确保儿童个人用品专人专用。

4. 流行性乙型脑炎

流行性乙型脑炎,简称乙脑,是由病毒引起的中枢神经系统感染。

特点:经动物传播,主要是蚊虫,人被带毒蚊叮咬后,大多数呈隐性感染,少数人发病为脑炎,且多为儿童。严重病例可出现瘫痪、痴呆等后遗症。该病常流行于夏秋季。潜伏期为4~21天。

症状:该病发病初期体温会迅速上升至39 ℃以上,伴有头痛、食欲不振、呕吐、精神萎靡,症状明显期出现中枢神经系统症状,表现为高热、意识变化、嗜睡、昏迷或惊厥等,治疗后的恢复期大约2周。

预防:保持环境卫生,避免蚊虫叮咬,注射免疫制剂。

5. 流行性脑脊髓膜炎

流行性脑脊髓膜炎是由脑膜炎球菌引起的化脓性脑膜炎,简称流脑。

特点:经空气飞沫传播,发病人群以5岁以内的婴幼儿为主,其中6~12个月的婴儿占绝大多数,冬春季容易出现。该病存在5%~15%的病死率,存活者也可能有后遗症。潜伏期为数小时至10天,多数为2~4天。

症状:初期主要表现为上呼吸道感染的症状,数小时突发高热、头痛、呕吐,皮肤有瘀斑,多为星状出血点和皮疹瘀点,指压不褪色,发病24小时左右出现脑膜炎症状,剧烈头痛、喷射状呕吐、烦躁不安或嗜睡等。

预防:高发季节避免密集场所,室内勤开窗通风,保持环境卫生,注射免疫制剂。

6. 病毒性肝炎

病毒性肝炎是由肝炎病毒引起的传染病。

特点:夏秋季的发病率较高。甲型肝炎病毒主要存在于肝炎病人体液及病毒携带者的粪便里,通过污染的手、饮水、食物或食具而经口传染,潜伏期约15~45天。乙型肝炎可经口、体液、血液传播,潜伏期可达45~160天。在儿童群体中,学龄期儿童发病较多,以甲型为主,其次为乙型,其他较少见。

症状:主要表现为发热、恶心、呕吐、食欲减退、乏力、肝区胀痛、黄疸、营养不良等。

预防:注意饮食和环境卫生,个人物品专人专用,注射免疫制剂。

表 5-1 常见急性传染病的潜伏期、隔离期和检疫期限表

疾病		潜伏期		隔离期	接触者观察期
		常见	最短—最长		
流行性感冒		1～3 日	数小时～3 日	退热后 2 日	大流行时,集体检疫,出现发热等症状者,应早期隔离
流行性腮腺炎		14～21 日	8～30 日	从发病日起至腮腺肿大完全消退后 3 天	幼托机构密切接触者应检疫 3 周
麻疹		8～12 日	6～18 日	发病之日起至出疹后 5 日	密切接触的儿童应检疫 21 日,如接受过被动免疫者应检疫 28 日
猩红热		2～4 日	1～7 日	不少于发病后 1 周	医学观察 7 日
手足口病		3～5 日	2～10 日	症状消失后 1 周,但不少发病后 2 周	出现重症或死亡病例,或周内同一班级出现 2 例及以上病例,所在班级停课 10 天,1 周内累计出现 10 例及以上或 3 个班级分别出现 2 例及以上病例时,托幼机构停课 10 天
细菌性痢疾		1～3 日	数小时～7 日	临床症状消失后 1 周或 2 次粪培养阴性解除隔离	医学观察 7 日
风疹		18 日	14～21 日	发病之日起至出疹后 5 日	一般接触者可不进行检疫
水痘		14～16 日	10～21 日	隔离至脱痂为止,但不得少于发病后 2 周	医学观察 21 日
急性结膜炎		12～24 小时	数小时～6 日	至少发病后 10 日	检疫 7 日
流行性乙型脑炎		10～14 日	4～21 日	隔离至体温正常为止	接触者不检疫
流行性脑脊髓膜炎		2～4 日	数小时～10 日	症状消失后 3 日,但不少于发病后 7 日	医学观察 7 日
病毒性肝炎	甲型	30 日	15～45 日	自发病日起隔离 3 周	密切接触者检疫 45 日
	乙型	60～90 日	45～160 日	急性期应隔离至 HBsAg 阴转	急性肝炎的密切接触者应医学观察 45 日,幼托机构发现病人后观察期间,不办理入托、转托手续

探寻三　学前儿童其他常见疾病

晨检时,保健医生在给萱萱检查完口腔后,告知她的奶奶,孩子的白齿出现了蛀牙,需要认真刷牙并去牙科就诊,奶奶却说:"反正大了要换牙,何必花那冤枉钱呀。"

有些家长会像萱萱奶奶一样,觉得牙齿问题很普通,殊不知即便是一些小毛病,没有采取合理正确的处理方式,也有可能引起更为严重的并发症,甚至还会影响孩子未来长期的生活质量。

一、呼吸系统疾病

微课 16

学前儿童其他常见疾病

(一) 呼吸系统疾病特点与症状

1. 上呼吸道感染

上呼吸道感染简称上感,又称普通感冒,是包括鼻腔、咽或喉部急性炎症的总称,也是学前儿童发病率最高的疾病。

约 80% 的感冒由病毒引起,潜伏期 1~3 天,病程 7~10 天,属自愈类疾病。当人体抵抗力下降时,外界入侵或原本存在于呼吸道的病毒或(和)细菌大量繁殖就会导致此病。该病可以通过唾液和空气传染他人,老幼体弱、免疫功能低下或患有慢性呼吸道疾病的患者均属易感人群。成人每年发生 2~4 次,儿童发生率更高,多者每年可有 6~8 次。全年皆可发病,冬春季较多。

症状:发热、流鼻涕、食欲不振、咽喉疼痛、咳嗽、颈部腺体轻微肿大。

感冒怎么办?

出现单纯的感冒,如果症状较轻且无并发症,不主张用药治疗,尤其是在没有明确细菌感染的情况下不能盲目使用抗生素治疗,否则反而容易促进感冒病毒在体内的繁殖。最好的方法是增加休息的时间,饮食清淡、细软,补充足够的液体,适当增加室内空气湿度。如果幼儿出现高热持久不退、精神萎靡、情绪暴躁、耳朵疼或呼吸困难等症状,需要入院诊疗,对存在某些慢性疾病(如慢性肾炎、心脏病、糖尿病、恶性肿瘤等)的幼儿更要谨慎对待。对于经常患流感、体质较弱的幼儿,每年秋季接种流感疫苗非常有必要。

2. 急性扁桃体炎

急性扁桃体炎为腭扁桃体的急性非特异性炎症,也称为急性腭扁桃体炎或咽峡炎。

大部分的急性扁桃体炎都具有传染性,传播途径同上感,可与上感的其他状况同时出现,也可能单独发生。

症状:发热、咽痛、头痛、两侧扁桃体红肿(细菌感染时附白色斑点)。

3. 急性支气管炎

急性支气管炎是指气管、支气管黏膜及其周围组织的慢性非特异性急性炎症。

病原体是细菌或病毒,或细菌和病毒的混合感染,与上呼吸道感染有一定的关联,有时会是麻疹、猩红热等急性传染病的并发症,常在一些抵抗力较低的幼儿中反复出现。

症状:发热、咳嗽(最初为干咳,后期逐渐有痰),患儿可能还伴随食欲不振、疲倦、头痛和消化系统的不适。

4. 肺炎

肺炎是由病原体感染或过敏反应等引起的肺部炎症。某些肺炎可通过空气飞沫或接触感染者的唾液、鼻涕在人与人之间传播。该病属婴幼儿时期的常见病,以秋冬季和早春多见。在特定月龄(年龄)接种肺炎球菌 13 价结合疫苗(PCV13)或肺炎球菌多糖疫苗(PPV23)可降低感染某些肺炎的可能性。

症状:发热、咳嗽、呼吸急促、呼吸困难,肋骨和胸骨之间及周围皮肤内陷,甲床和嘴唇青紫以及肺部啰音等。

(二) 呼吸系统疾病的预防

第一,营养均衡,适当运动,提高机体免疫力。

第二,避免受凉、过度疲劳等诱因。

第三,积极预防、应对上呼吸道感染。

(三) 呼吸系统疾病的护理

第一,多休息,多饮水,清淡饮食。

第二,保持适宜的室内温度(冬季 20 ℃左右,夏季 25 ℃左右)和湿度(50%～60%)。

第三,出现上感情形可利用盐水漱口、海盐洗鼻辅助治疗。

二、营养代谢类疾病

(一) 维生素 D 缺乏性佝偻病

维生素 D 缺乏性佝偻病是由于体内缺少维生素 D,致使钙磷代谢失调或钙磷摄入不足而引起的慢性营养性疾病。婴幼儿时期生长发育速度快,对钙、磷的需求量较高,但是否缺钙、缺磷,如何补充都需要在医生的指导下进行。

症状:睡眠易惊、多汗、易怒,并伴有一些体征,如方颅、马鞍颅、囟门闭合过晚、鸡胸、肋骨外翻、X 或 O 型腿等。

预防:

（1）从出生后 2 周到 2 岁之间补充维生素 D400IU/日。

（2）天气允许的情况下,接受充足的阳光照射。2 岁以上的儿童在冬季或光照条件不具备时额外补充维生素 D。

（3）营养均衡,摄入足够的钙、磷等营养元素。

（4）积极治疗胃肠道的慢性病及其他影响营养代谢类的疾病。

(二) 缺铁性贫血

当人体对铁的摄入量不足时,便会影响到血红蛋白的合成,从而使红细胞中血红蛋白的含量显著减少,红细胞数目随之减少。缺铁性贫血的发生与体质、遗传、饮食或疾病有关。不足 6 个月的婴儿贫血可能是生理性的,6 个月以后如果还存在,则要怀疑是否为缺铁性贫血。一旦确诊应补充铁制剂并配合食疗。

症状:面色发黄、口唇发白、烦躁不安、食欲不佳。长期严重缺铁还会伴随呼吸、心跳频率加快、反应迟钝、发育迟缓等症状。

预防:

（1）膳食均衡,保证含铁、叶酸、维生素 C 和维生素 B_{12} 食物的摄取,婴儿期按时添加辅食。

（2）及时治疗胃肠道疾病、寄生虫病及慢性出血性疾病。

(三) 肥胖

儿童肥胖症的标准一般指体重超过同身高平均体重 2 个标准差或 20％的情形。儿童肥胖症与先天遗传和后天环境因素有一定的关系,其中环境因素中的饮食习惯和生活方式对儿童体重影响作用极大。当儿童每餐摄入能量过多,进食过快,同时活动量不足时,日久即可发生肥胖现象。肥胖的儿童往往不喜欢活动,越不活动越胖,形成恶性循环。

预防:

（1）合理饮食,坚持运动。

（2）定期测量体重,若有体重增长过快的趋势及时干预。

三、五官疾病

(一) 龋齿

龋齿是一种由多种因素导致的牙齿硬组织进行性病损,表现为无机质和有机质的分解,随病程发展从色泽改变到形成实质性病损的演变过程。不论乳牙或恒牙都可发生。因此,从婴儿萌出第一颗乳牙开始就应该为其刷牙,并定期检查口腔健康。

预防：

（1）用正确的方式清洁牙齿。

（2）定期检查口腔健康，发现问题及时治疗。

（3）膳食中注意维生素 A、维生素 D、钙等骨营养素的摄入。

牙齿护理小技巧

1. 婴儿刚萌发的牙齿，可用纱布蘸水擦拭牙齿表面和牙龈，也可以选择硅胶指套牙刷配合婴儿牙膏清洁。

2. 应根据年龄为幼儿选择合适的牙具，三餐饭后刷牙、漱口。6 岁以前的幼儿很难做到彻底清理牙齿，不要过早地把护牙工作交给幼儿独自完成。

3. 抗生素、治疗心脏病类及某些哮喘药物等可能会导致口腔酵母菌过量生长，引起真菌感染，服用该类药物后需漱口。

（二）急性中耳炎

急性中耳炎是中耳黏膜的急性炎性疾病，高发于 6 个月到 3 岁的婴幼儿，是一种在幼儿时期特别常见的疾病。通常和上呼吸道感染、急慢性鼻炎、腺样体肥大和二手烟环境有关，液体入耳未及时清理也会导致该病。

症状：发热、耳部疼痛与灼热、暂时性的听力下降，无语言表达能力的婴幼儿常常表现为烦躁哭闹、摇头或睡眠不安。

预防：

（1）避免外力损伤外耳道导致感染。

（2）积极应对致病因素，学会正确擤鼻涕的方法。

（3）游泳及洗澡时应加以防护，如有液体进入应及时用棉花棒清理干净。

（4）尽量不用平躺姿势给婴儿喂奶，吐奶时防止奶水进入耳朵。

（5）远离二手烟环境。

（三）弱视

在眼球无明显器质性病变情况下，单眼或双眼矫正视力仍达不到 1.0 者称为弱视。该眼疾在儿童中发生率约为 2%，需要在 3 岁以前开始治疗，如未及时治疗，可能造成不可逆的严重视力问题甚至失明。

预防：

(1) 定期检查视力，发现问题及时治疗。

(2) 注意纠正不良的读写坐姿，每隔一个月调换一次儿童的座位。

四、皮肤疾病

（一）痱子

痱子是夏季或炎热环境下婴幼儿常见的浅表性、炎症性皮肤病。

预防及护理：

(1) 保持舒适的环境，勤洗澡。

(2) 对于好发部位可局部外用痱子粉、痱子水、痱子霜预防。

(3) 可涂抹婴幼儿专用的清凉止痒剂或炉甘石洗剂应对瘙痒，避免抓挠。

（二）湿疹

湿疹是一种由多种内外因素引起的瘙痒剧烈的皮肤炎症反应。

绝大多数儿童在婴幼儿时期都出现过不同程度的湿疹，病情轻重不一。湿疹多见于头面部，颈部、躯干、四肢也可能出现。根据婴幼儿的不同体质，可表现为丘疹、红肿、硬性糠皮样鳞屑、水疱或有黄色液体渗出。剧烈瘙痒是湿疹最明显的特征。严重湿疹的患儿可能会伴随夜间哭闹、躁动不安。可因搔抓而继发感染，引起局部淋巴结肿大，极少数患儿可发生全身感染。湿疹严重的儿童可遵医嘱使用低剂量激素类药膏，短时间使用是安全的，但是日常护理比治疗更为重要。

预防及护理：

(1) 保持适宜的环境温湿度。

(2) 患儿或乳母减少食用海鲜、豆制品或其他高致敏的食物。

(3) 避免接触刺激性的物品或液体（镍制首饰、皮革、胶水、染料、清洁剂等）。

(4) 穿柔软舒适的贴身衣物，避免选择羊毛、粗麻等硬制衣物。

(5) 规律地使用婴幼儿专用的护肤霜可以预防或减轻湿疹的症状。

(6) 瘙痒严重时可以用冷毛巾敷、涂抹炉甘石洗剂止痒，避免抓挠。

五、泌尿系统疾病（尿道炎、膀胱炎、急性肾盂肾炎）

泌尿系统感染，又叫尿路感染，是尿路上皮对细菌侵入导致的炎症反应。主要原因是大肠杆菌在泌尿系统大量繁殖，与饮水过少、不注意个人清洁和抵抗力低下有关。由于女孩尿道短，更容易感染此疾病。

症状：尿道炎和膀胱炎主要表现尿频、尿急、尿痛，膀胱区、会阴部不适及血尿等症状，可伴随低热。急性单纯性肾盂肾炎的症状除了下部感染症状外，还包括患侧或双侧腰痛、寒战、高热、头痛、恶心、呕吐、食欲不振等全身症状。

预防及护理：

(1) 不穿开裆裤，穿着宽松的棉质内裤，尿湿衣物及时更换。

(2) 注意外阴的清洁，不使用芳香泡沫剂、香皂以及其他含刺激性物质的洗浴用品,以防刺激泌尿道。

（3）多喝水,不憋尿,养成排尿的好习惯。

（4）大小便后用正确的顺序和手法进行擦拭。

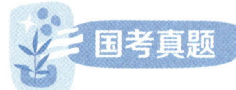

1. 风疹病毒的传播途径是（　　）。（2016下半年）
   A. 肢体接触　　　　　　　　B. 空气飞沫
   C. 虫媒传播　　　　　　　　D. 食物传播

2. 皮疹是向心性分布（即躯干多,面部、四肢较少,手掌、脚掌更少）的疾病是（　　）。（2017下半年）
   A. 麻疹　　　B. 水痘　　　C. 手足口　　　D. 猩红热

参考答案

1. 分小组讨论并总结学前儿童常见传染病及其他疾病的典型症状,完成下表。

学前儿童常见传染病

疾病名称	典型症状

2. 根据刷牙的步骤和要领,分小组利用实训室牙齿模型进行实操并录制视频。

第一步：先刷上下排牙齿的外侧面,把牙刷斜放在牙龈边缘的位置,以两至三颗牙为一组,用适中力度上下来回移动牙刷。

第二步：刷上下牙齿外侧时,要将横刷、竖刷结合起来,旋转画圈刷,即上牙画"M"形,下牙画"W"形。

第三步：然后再刷牙的内侧,重复以上动作。

第四步：刷牙内侧的时候,牙刷要直立放置,用适中的力度从牙龈刷向牙冠,下方牙齿同理。

第五步：要刷咀嚼面,把牙刷放在咀嚼面上前后移动。

3. 根据正确洗手步骤和要领,分小组进行实操并录制视频。

第一步:洗手掌。流水湿润双手,涂抹洗手液(或肥皂),掌心相对,手指并拢相互揉搓。

第二步:洗背侧指缝。手心对手背沿指缝相互揉搓,双手交换进行。

第三步:洗掌侧指缝。掌心相对,双手交叉沿指缝相互揉搓。

第四步:洗拇指。一手握另一手大拇指旋转揉搓,双手交换进行。

第五步:洗指背。弯曲各手指关节,半握拳把指背放在另一手掌心旋转揉搓,双手交换进行。

第六步:洗指尖。弯曲各手指关节,把指尖合拢在另一手掌心旋转揉搓,双手交换进行。

第七步:洗手腕、手臂。揉搓手腕、手臂,双手交换进行。

案例分析

1. 下午餐点时间,丁丁趴在桌子上无精打采的,什么都没吃。老师询问丁丁,丁丁告诉老师自己的嘴巴里面疼。通过观察,王老师发现丁丁扁桃体红肿,在口腔靠近舌根的位置有一个绿豆大小的溃疡,手心也出现了红色斑丘疹,还伴随发热的症状。请根据材料给出正确的处理方案并说明理由。

2. 妈妈送甜妞入园,将准备好的药丸交到保健医生手中,保健医生发现甜妞出现了发热、咳嗽等上感的症状,建议甜妞回家好好休息,等过了传染期再来幼儿园。甜妞妈妈以无人照看为由拒绝了保健医生的建议,并交代保健医生药是甜妞上一次感冒时吃剩下的,很管用,按时服用就行。请根据材料给出正确的处理方案并说明理由。

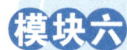

学前儿童心理健康

人们常常把学前儿童阶段比作"潮湿的水泥期",那是因为他们具有很强的可塑性且易受环境影响,幼年时期的某些心理问题也许不会在当时充分表现出来,但却可能成为日后的隐患。许多学者认为,人早期的不良经历往往会限制其未来的身心发展,并且这些问题可能会伴随一生,导致不同程度的心理问题或人格障碍。

本模块阐述了学前儿童心理健康的概念及其影响因素,介绍了学前儿童心理、行为问题的发生机制与表现,并提出了相应的教育建议与应对措施,目的是帮助幼教工作者有针对性地做到提前预防、适时疏导,为儿童创造适宜的心理环境,促进其全面发展。

探寻一　学前儿童心理健康

当今社会,越来越多的孩子享受了父母小时候无法企及的物质和教育条件,忙碌的父母看似倾注了一切,但却常常忽略了孩子的心理环境。有的孩子因为家庭富裕变得傲慢,认为"有钱就能称王称霸";有的因为家庭贫困变得自卑,认为"没钱就是错";有的因为自己从小是家庭的中心,认为"谁都得听我的";有的因为父母离异,认为"失去了一切";有的因为父母外出打工,认为"父母根本不爱我";有的因为老师严厉的批评,认为"我是一个糟糕的人";有的因为老师的忽视与冷漠,认为"我不值得被重视"。当孩子遭遇挫折与困难时,从父母、老师身上所得到不是积极应对的态度,而是简单粗暴的解决方式。久而久之,这种方法也逐渐成为孩子心中的"正解"。

一、心理健康

健康的概念不仅局限于身体没有缺陷和疾病,而是指身体、心理和社会适应三个方面的完满状态。其中,心理健康可以看作是个体充分发挥内部心理协调,并与外部行为适应相统一的良好状态。两者相统一的结果包含三个层次的含义。第一,心理健康的基本条件是无心理疾病;第二,良好的适应状态指个体能感到精神的愉快,能有效地应付各种心理压力;第三,高心理效能的理想状态即个体在智力、道德方面最大限度地发挥心理潜能。

《幼儿园教育指导纲要(试行)》指出:"幼儿园必须把保护幼儿的生命和促进幼儿的健康放在工作的首位。树立正确的健康观念,在重视幼儿身体健康的同时,要高度重视幼儿的心理健康。"对于儿童来说,心理健康表现为以下几个方面:

1. 动作发展正常

动作发展是在大脑、神经系统和骨骼肌肉控制下进行的,因此,儿童的动作发展和身体发展、神经系统的成熟密切相关。例如,正常情况下12~18个月的幼儿可以逐步熟悉走路并开始尝试跑的动作,如果一位小朋友直到24个月仍然无法自由地行走,在排除了肌肉、骨骼等运动器官的器质性病变之后,则要考虑是脑部发育障碍所致。

2. 智力(认知能力)正常

智力是指人认识、理解客观事物并运用知识、经验等解决问题的能力,包括记忆、观察、注意、想象、思维等,它是人们完成各项活动最重要、最基础的心理条件。一个人的智力高低和心理健康水平没有必然的关系,但当其智力严重偏离正常范围,表明个体缺乏正常的认知与反应,那么心理健康则无从谈起。影响人智力的因素有很多,其中遗传素质为智力发展提供了重要的先决条件,但要使智力的发展更大程度地发挥其潜力,还需要社会、家庭与学校教育等多方面的共同作用。

3. 情绪积极向上

情绪是一个人对所接触到的世界和人的态度反应。"幼儿的世界就是一个情绪的世界。"相比于成人,他们的情绪更加具有随意性和不稳定性。当儿童时常对外界事物持有悲观、消极的态度,那么他体验到的常常是失望、沮丧、紧张、压抑、恐惧的情绪。长时间的不良情绪是儿童与他人进行交往和参与各种活动的障碍,也会导致种种行为问题的产生。

4. 人际关系融洽

人际关系的状态体现了社会适应性,个体人际关系的质量也可以反映其心理健康的水平。对于儿童来说,亲子关系、师幼关系、同伴关系都是重要的人际关系。有较高心理健康水平的儿童能够在人际互动中获得肯定、信任、赞美,并倾向于长久地维系这样的关系,这将有利于儿童的健康成长。

5. 性格特征良好

性格是对客观现实的稳定态度和习惯化的行为方式,是个性中最核心、最本质的组成。心理健康的儿童常常具有坚毅、勇敢、勤奋、独立的特征,富有同情心和求知欲。而心理不健康的儿童则更多表现出自私自利、冷漠、胆小怯懦、退缩、不合群。

6. 无严重的心理问题

对于儿童而言,由于本身缺乏适切的表达能力,常会透过一些怪异特殊的行为表现出心理状态的失衡,例如严重的口吃、反复尿床、好动、无故逃学、经常说谎等。当儿童已经确诊如自闭症、适应障碍、癫痫、儿童期精神分裂症等心理障碍或心理疾病时,说明其心理问题已经非常严重了。

个体心理健康是一个动态变化的有机整体,在不同环境中成长,接受不同教育的儿童,其心理健康的状态很难用一个统一的标准来衡量。因此,掌握心理健康的内涵,可以帮助我们科学地评价与分析儿童心理健康的状态。

二、影响学前儿童心理健康的因素

心理的发生、发展过程以及心理状态的好与坏都受到多方面的共同影响与制约。对于学前儿童来说,影响心理健康的因素可以分为主观个体因素和客观环境因素两大类。其中,主观环境因素包括生物因素、先天的个性特征等,这些为个体心理健康状态提供了最基本的可能性。客观环境因素包括了家庭、托幼机构、社区因素等社会环境,这些因素之间又相互制约,产生作用于学前儿童心理健康的特别效应。具体来说,我们将影响学前儿童心理健康的因素分为以下几类:

(一) 生物因素

人的心理是客观现实在人脑中的主观反映,心理产生的主要器官就是以脑为首的中枢神经系统。生理基础的特质可以通过遗传的作用体现于下一代,也可能因后天遭受的意外伤害或疾病产生改变。

1. 遗传

遗传素质指的是那些从父母先辈继承下来的、与生俱来的生理解剖特点。我们的中枢神经从父母那里沿袭了相同或相似的生理形态与活动特点,作为心理产生的先决条件与物质前提,在一定程度上影响心理活动的发生与发展乃至整个过程。即便是从小就分开抚养的同卵双胞胎,他们也在个性、智力、气质和兴趣等方面表现出较高的一致性。国内外众多家谱分析研究也证实了,许多存在较严重心理健康问题的学生家族中,患有各种精神疾病、智力障碍等病史者明显多于对照样本。

2. 疾病

在个体成长过程中遭受意外伤害、躯体疾病、化学中毒、污染等因素都有可能影响神经、内分泌等系统的生理机制与功能,这种变化就可能使个体出现一些认知障碍、心理紊乱或精神疾病。大脑或其他神经系统的某一区域的损伤或病变会直接导致与之相应的心理活动减弱甚至丧失,从而导致某些认知障碍、心理紊乱或精神疾病。当然,疾病、意外等非正常因素对于个体心理的影响在母体孕育期就已经开始了,母亲孕期营养、情绪及身体健康状况都会对孩子的身心健康产生很大影响,母亲营养不良、严重焦虑可使胎儿畸形或个体身体、智力发育迟缓等。孕期若遭受病原体的侵袭,例如弓形虫、风疹病毒等,可能造成胎儿神经系统病变、认知功能障碍甚至胎死腹中。这些在胎儿时期遭受的意外伤害对其健康的威胁更为严重,不仅威胁个体的身体健康,并且未来出现各种心理障碍的概率明显也高于正常发育儿童。

(二)个性因素

1. 需要

需要是机体内部的某种缺乏或不平衡状态引起的主体自动平衡倾向。

人的心理一旦出现了不平衡的状态,就会产生需要,然后设定目标,开始实施满足自身需要的行为活动。因此,需要是行为的动力和前提。任何人都会有需要,只有产生需要,人才会有行动。

人的需要是复杂而又多样的。马斯洛根据行动需要对于机体的现实意义,把人类的需要划分为五个层次:生理需要、安全需要、归属与爱的需要、自尊需要、自我实现的需要。五个层次的需要由低到高,逐步上升,当低一级的需要获得满足或基本满足以后,高一级的需要才可能出现。众多的实验研究表明,当基本需要得不到满足时,人的生理与心理的发展都会受到一定的限制,而高层次的需要满足对心理健康的影响同样显著。有些父母给孩子尽可能提供舒适、安全的生活环境和优越的物质条件,却忽略了孩子的心理诉求;有些父母外出务工,与孩子聚少离多,又缺乏沟通,这种情感需求的缺失与亲子关系的危机就有可能成为童年时期的心理阴影,影响其安全感的建立与人格的健全,制约其天赋、才能的发展,进而影响儿童自我完善的意愿。

2. 气质

气质是婴儿出生后最早表现出来的一种较为明显而稳定的人格特征,具体表现在行为速度、强度、灵活性和指向性等方面,它与遗传物质有较大的关联,并在不同的情境和时间段内保持相对稳定。因此,气质与人们所说的"江山易改,本性难移"中的"本性"一词含义接近。然而,气质也并非一成不变的,气质的形成会受到后天环境的影响,例如家庭教养方式、生存环境、个人遭遇等。

希波克拉底认为气质取决于人体内的四种液体的混合比例,进而提出的著名的"四体液学说",即多血质、黏液质、胆汁质、抑郁质四种气质类型。巴甫洛夫等人又依据神经科学领域的探索,将气质类型做了更为细致的研究,并沿用了最早的四体液学说的名称。

21世纪50年代,托马斯和切斯在对100多名儿童父母进行了历时12年的追踪研究后,将儿童气质分为易养型、难养型、启动缓慢型三种。凯利等人在此基础上,将儿童的气质类型进一步细分为困难型、慢热型、中间近难养型、中间近易养型、易养型。

所有的气质虽无好坏之分,却能影响儿童的心理活动与社会行为,在成长的时期,如果身边成人不予以关注并缺乏适当引导,可能会阻碍良好个性的形成。气质特征通过环境因素对儿童的行为产生影响作用。儿童活动水平越高,退缩问题越少;适应性越慢,心境越消极,退缩问题越多。

3. 自我意识

自我意识指对自己身心活动的觉察,即自己对自己的认识,具体包括认识自己的生理状况、心理特征以及自己与他人的关系。自我意识具有意识性、社会性、能动性、同一性等特点,是人区别于动物心理的重要标志之一。

如果儿童经常被成人全盘否定或讽刺挖苦,会造成自我认知的偏差,导致自我认同感、自我效能感低下、自我排斥，进而产生强烈的内心冲突和挫折感，甚至出现严重的心理问题。而当儿童在自我意识方面过度优越，则会导致以自我为中心、骄傲自大的情况。

（三）社会因素

1. 家庭

家庭作为社会的最小单元，在个体不同的发展阶段发挥不同的作用。对于所有人来说，尤其是婴幼儿，家庭是身心发展最重要的场所。家庭环境对儿童的影响包括了家庭物理环境和心理环境两个方面。家庭的物理环境又包括了家庭结构、家庭的子女数量、经济条件、居住环境等方面。心理环境以父母的管教方式、家庭成员间的关系为主。

家庭结构主要是指家庭成员的构成和数量，还涉及是否是完整家庭、孩子的主要养育者是谁等问题。常见的家庭结构主要有父母与子女组成的核心家庭，祖辈、父辈和孙辈组成的主干家庭，还有包含其他成员在内的扩大家庭。成员间的关系、对儿童所持有的态度在一定程度上影响了儿童的心理发展。

生活拮据、家庭可支配的资源匮乏的儿童更易产生抑郁、敌对、人际关系紧张、焦虑、暴躁等不良心理状态。但是，这种作用并非绝对的，而是通过另一种隐性的影响——家庭心理环境，如父母的教养方式、亲子关系、学习环境等间接作用于儿童发展。

在所有的家庭环境因素中，最为关键的因素是家庭氛围与教养方式，亲子关系、家庭成员间关系亲密和谐、有序组织的家庭生活更有利于儿童心理发展。相反，儿童则会在家庭中体会到较低的幸福感和价值感。

父母对子女的情感联系和行为控制是教养方式中最重要的两个维度，这两个维度交互作用，产生了四种教养方式：专制型（低情感、高控制）、放任型（低情感、低控制）、溺爱型（高情感、低控制）、民主型（高情感、高控制）。积极且有责任感的教养方式对儿童早期认知能力的发展具有重要作用。在民主型教养方式下，儿童智商要高于严厉型和放任型，他们的社会性发展较好，往往具有积极阳光的性格特质；而专制型和溺爱型的教养方式中往往存在着过度保护、过度控制的行为，这将在很大程度上限制儿童能力发展的机会，从而造成其焦虑的特质，且缺乏主动性，不利于他们人格的独立。放任型教养方式不利于儿童正确的道德观、价值观的内化。由于缺乏父母的关心和教育，没有必要的行为准则，在这种家庭中成长起来的儿童自然容易出现情感冷漠、自制力差、意志薄弱、任性、社会适应性差等问题。

2. 幼儿园

幼儿园是儿童家庭以外生活和活动的重要环境，幼儿园的环境创设也是一项极其复杂而又意义深远的系统工程。为儿童创设适合他们生活、活动、娱乐、交往的适宜空间，必须以儿童的身心发展特点为出发点，充分认识环境中可能蕴涵的教育价值，并用科学的方法引导儿童与环境产生良性的交互作用。具体来说，幼儿园的环境也可包括物质环境与心理环境两大类。

幼儿园的物质环境应具有安全、卫生、科学、舒适、实用等特点，对于儿童使用的材料，选择、投放应合理，数量充足且能满足不同年龄阶段、不同接受能力儿童的需求。

除物质环境以外，幼儿园的心理环境也对儿童的身心健康起到了不可忽视的重要作用,心理环境包括了幼儿园的教学理念、教师的个人素质、师幼关系、同伴关系、整体园风等。

先进的教育理念是在科学儿童观的基础上形成的。树立现代儿童观和教育观,教师应以对儿童的爱为出发点,去认识儿童、了解儿童,不断更新教育理念,改善自己的知识结构,因材施教,帮助儿童在愉悦的氛围中主动获得知识,促进其全面发展。

3. 社区

社区是若干社会群体或社会组织聚集在某一个领域里所形成的一个生活上相互关联的大集体。社区是社会有机体最基本的内容,也是宏观社会的缩影。社区的生活环境与条件是儿童成长的重要外部空间。居住地环境恶劣、文化教育资源匮乏、群体压力性事件频发等社区因素均会对儿童的心理产生较大的负面影响。引导舆论和传播文化是社区另一个作用的体现。儿童尚未形成稳定的自我意识,价值观尚且模糊,如果缺少正向的舆论导向或是不加选择地让儿童接触成人复杂的世界,难以形成阳光的心境与积极的人生观。

综上所述,遗传物质、生理机制为人类心理发展提供了基本的可能性。在个体成长过程中,内在的心理特征又与周围环境之间产生了复杂的交互作用。当心理活动与环境之间能够相互协调、稳定发展时,便能够形成良好的心理健康状态。相反,心理发展则会受到制约,进而产生诸多心理问题。因此,作为一名幼教工作者,应该了解影响儿童心理健康的各种因素,适时调整教育的理念与方法,及时去除或降低不良因素对儿童心理健康的影响。

《3—6岁儿童学习与发展指南》中关于情绪的表述

3~4岁	4~5岁	5~6岁
1.情绪比较稳定,很少因一点儿小事哭闹不止。 2.有比较强烈的情绪反应时,能在成人的安抚下逐渐平静下来。	1.经常保持愉快的情绪,不高兴时能较快缓解。 2.有比较强烈的情绪反应时,能在成人提醒下逐渐平静下来。 3.愿意把自己的情绪告诉亲近的人,一起分享快乐或求得安慰。	1.经常保持愉快的情绪。知道引起自己某种情绪的原因,并努力缓解。 2.表达情绪的方式比较适度,不乱发脾气。 3.能随着活动的需要转换情绪和注意力。

教育建议：

1. 营造温暖、轻松的心理环境，让幼儿形成安全感和信赖感。如：
- 保持良好的情绪状态，以积极、愉快的情绪影响幼儿。
- 以欣赏的态度对待幼儿。注意发现幼儿的优点，接纳他们的个体差异，不简单地与同伴做横向比较。
- 幼儿做错事时要冷静处理，不厉声斥责，更不能打骂。

2. 帮助幼儿学会恰当表达和调控情绪。如：
- 用恰当的方式表达情绪，为幼儿做出榜样。如：生气时不乱发脾气，不迁怒于人。
- 和幼儿一起谈论自己高兴或生气的事，鼓励幼儿与人分享自己的情绪。
- 允许幼儿表达自己的情绪，并给予适当的引导。如：幼儿发脾气时不硬性压制，等其平静后告诉他什么行为是可以接受的。
- 发现幼儿不高兴时，主动询问情况，帮助他们化解消极情绪。

探寻二　学前儿童常见心理、行为问题与心理疾病

牛牛是大班上学期的插班生，没来几天，祁老师就发现他有比较严重的攻击行为。牛牛除了经常与其他小朋友争抢玩具，还动不动就砸东西，制造了多起"暴力致伤"事件，有时他还会用自己的脑袋使劲撞桌子。班上的小朋友都称其为"小霸王"，躲着牛牛。老师教育引导多次，效果不是很理想。牛牛到底怎么了？小小年纪脾气为什么如此火爆？行为问题背后又有着怎样的"隐情"呢？

一、学前儿童常见心理、行为问题

（一）分离焦虑

分离焦虑指儿童在与重要他人（通常是母亲）分离时，产生与其发育水平不相称的压力而过度焦虑的反应。这里所探讨的分离焦虑主要特指儿童初上幼儿园时产生的焦虑表现，具体表现为哭闹、用餐困难、依恋家长、午睡困难、呕吐、腹痛等生理与心理的不适现象。

微课 17

分离焦虑

正常情况下，初入园的儿童都要面对生活环境的变化而出现一定程度的分离焦虑，一般会在半个月到一个月内得到改善，较为严重的儿童持续的时间会更长。这样

的情形一般与教师的教育态度、家长的溺爱及过度保护、儿童个体的气质和独立能力有关。

为了尽快稳定新入园儿童的情绪,帮助他们度过入园焦虑期,新入园教育应该注意以下几项工作:

1. 多种渠道了解儿童

通过家访、电话、短信等形式了解每一名孩子的性格特点及一些生活上的习惯。有条件的情况下可以在正式入园前开设由家长陪伴的体验班,可以更加全面地了解儿童性格、情绪上的特点,也能够让儿童在家庭生活与幼儿园生活间产生一个心理与生理上的过渡适应。

2. 创设"像家"的幼儿园环境

在新生入园前提前规划并努力营造一个温馨、愉快、舒适的且有"家庭气息"的物理环境,利用一些粉色、黄色等让人感觉温暖舒适的色调,摆放一些绿色植物,提供足量的玩具与图书,做到环境的整洁、美观与卫生。允许儿童将心爱的玩具带到幼儿园,尽量减少空间上给儿童造成的陌生感。

3. 理解儿童的焦虑心理

用耐心平和的心态面对儿童因分离焦虑产生的行为与情绪,与家长积极沟通,分析原因,做好解释与正确引导的工作,尤其关注一些分离焦虑较为严重的儿童,可以利用能够被儿童接受的语言或微笑、抚摸、拥抱等肢体动作缓解儿童的焦虑情绪。

4. 开展入园适应的教育活动

当儿童的情绪基本平稳后,利用其感兴趣的形式开展丰富多彩的游戏活动。儿童通过亲身感受幼儿园有趣的活动和愉快的氛围,逐步从原先焦虑的情绪中转移出来,不再或更少去关注"分离"本身,以更快地适应幼儿园的新生活。

(二) 攻击性行为

攻击性行为指有意伤害他人(包括身体伤害或心理伤害)的行为或倾向,是一种最为常见的行为问题,尤其在学龄前儿童中发生率较高。

对于学前儿童来说,常见的攻击性行为包括身体攻击性行为、言语攻击性行为两类。身体攻击性行为是以身体动作实施的攻击行为,如打、踢、推以及抢夺、毁坏物品等;言语攻击性行为是通过言语方式所实施的攻击行为,如骂人、以人身攻击为目的的叫取外号等。

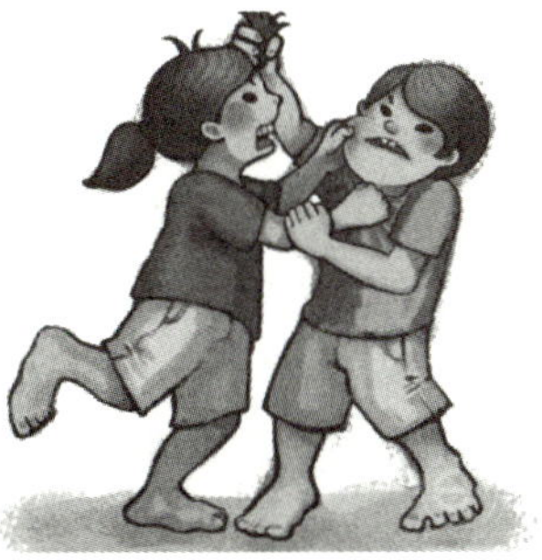

微课 18
攻击性行为

生理、心理及社会环境等因素都有可能引发儿童的攻击性行为。其中,家庭对儿童早期行为的塑造起着极其关键的作用。儿童在被忽视、家庭经济条件差、父母苛刻严厉等条件的作用下不易形成正确的行为标准和自我控制能力。家庭氛围民主和谐的儿童在人际互动情境中更可能表现出恰当的行为模式。能否与母亲建立安全型依恋也是人际交往中一个重要的影响因素。此外,幼儿园环境、

图 6-2 攻击性行为

大众传媒和社会风气也不同程度地影响着儿童的攻击性行为。

针对儿童的攻击性行为的预防与矫正，可以从以下几个方面入手：

1. 鼓励儿童合理表达情绪

一般的攻击性行为往往出现在儿童产生挫折的情绪体验时，家长与教师应教会儿童面对挫折时正确的应对方式，并以身作则，杜绝"用暴力的方法来惩戒儿童的暴力行为"。

2. 开展形式多样的活动

从儿童的兴趣点出发，组织丰富多彩的兴趣活动与体育游戏，消耗多余的精力，可以在一定程度上减弱攻击性行为的强度。

3. 使用行为疗法强化正确行为

观察儿童的日常表现，当儿童出现了积极行为后，教师和家长应及时、合理地利用奖励措施，强化正确的情绪表达与行为表现。

（三）发育迟缓

也称生长发育迟缓，指在生长发育过程中出现速度放慢或顺序异常等现象。发育迟缓的表现往往是多方面的，多有体格发育、运动发育、语言发育及智力发育落后。

导致发育迟缓的原因有很多，如环境污染、营养不良、产伤、宫内缺氧、早产等。

如怀疑儿童患有发育迟缓，应及时求助专业机构，及时且科学的专业训练对发育迟缓儿童的智能发展有着重要的意义。

（四）口吃

口吃是一种在儿童中比较常见的，以说话时字音严重重复、拖延难发、语流中途梗塞等为主要特征的言语流畅性障碍。

微课 19
儿童口吃及其预防

导致儿童语言障碍的原因多种多样，极少数与发音器官或神经系统的缺陷有关，大部分来自外部环境的影响，如对于在学习语言初期，因发音不准确受到责骂，从而导致对于说话产生恐惧的心理或是不良语言环境的刺激所致。

针对心理因素导致的口吃可以采用下列方法：

1. 缓解儿童的心理压力

帮助家长及同伴正确看待儿童的口吃，不在儿童面前评价其语言障碍的问题，鼓励儿童参与社会交往互动，也可以教授儿童一些放松心情的小技巧，减轻儿童在开口说话时的心理压力。

2. 提供良好的语言环境

学前阶段的儿童具有很强的模仿性，作为教师应引导周围成人、儿童做好正确的语言示范，做到讲话时语气平和、从容轻柔。

3. 帮助儿童以优势带动弱势

鼓励儿童参与唱歌、朗诵、体育、美术等丰富多彩的文体活动，善于发现他们的闪光点，从熟悉的内容开始逐步树立儿童的自信心。

(五) 偏食

偏食指的是在饮食过程中对食物有较为明显的挑剔行为,这是在儿童进餐过程中非常普遍的问题之一。由于缺乏食物摄取的均衡性,严重偏食的儿童可能伴有营养不良、发育迟缓或其他身心疾病。

缺乏某些微量元素或维生素可能会导致儿童偏食或厌食,但大部分的偏食与家庭中食物选择单一、父母自身偏食、强迫儿童进食或是儿童摄取过多零食有关。

因此,矫正儿童偏食行为需要做到:

1. 发扬榜样的力量

在班级中利用有良好就餐习惯的儿童作为大家学习的榜样,也可以利用儿童的向师性,在有条件的情况下,师幼共餐。

2. 多种形式开展健康教育

提供适宜的健康教育,向儿童强调营养均衡的重要性,开展丰富多彩的"食物营养"主题活动,让儿童在玩中提高对所有食物种类的进食兴趣。

3. 不过分干预儿童的食量

尊重儿童对于食量的选择,不强迫进食。同时,餐前、就餐时与餐后不批评孩子,提供一个愉悦轻松的就餐环境。

(六) 吸吮手指

微课 20
吸吮手指

吸吮手指是 2 岁以前非常普遍的一种行为。2 岁以后,还频繁出现吸吮、啃咬手指的儿童可能是单纯的自我娱乐,也可能和喂养方式不当(过早断奶、人工喂养、营养不均等)、幼儿缺乏安全感、心理压力较大有关。

纠正儿童吸吮手指的习惯,可以参考以下做法:

1. 分析儿童吸吮手指的原因

与家长沟通,分析儿童吸吮手指的原因,尽量减少环境中诱发该行为的消极刺激。

2. 分散儿童的注意力

对于学前阶段的儿童来说,即便再专注于某一行为,只要有令其感兴趣的事物出现,他们都有可能中断当下的行为,利用这一特点,教师可以利用有趣的声音、玩具、故事去分散其注意力,降低吸吮手指的频率与时间。

3. 采用行为疗法

利用积极的行为疗法来强化儿童行为上的改变,当儿童可以做到一个小时、半天甚至一整天没有吸吮手指应立即给予奖励。厌恶疗法(给儿童手指上涂抹苦味、辣味剂)的实际效果并不理想且会让儿童产生负面的生理感受,因此不推荐。

(七) 说谎

由于认知能力有限,3 岁左右的儿童还不能够完全区分现实与想象,理解水平和口语表达能力都还停留在较初级的阶段,因此可能会无意识地说出和事实不相符的内容。儿童有意识地说谎可能出于满足虚荣心或逃避责罚的目的。当家长、教师或同伴出现某些不诚实的行为后,儿童也会自然地产生模仿行为。

针对儿童的说谎行为,我们可以从以下几个方面加以矫正:

1. 分清儿童说谎的原因

无意识的说谎会随着认知能力的提高得到改善,当发现儿童有意识地说谎时,要先了解他们说谎的动机是什么,然后耐心向其说明说谎是一种错误的行为。对于导致儿童说谎的消极因素,要及时消除。

2. 树立诚实的榜样

教师应在群体中发现诚实、诚信的行为典型,运用现实中或是故事中榜样的影响力来纠正儿童说谎的行为。

3. 建立家园合作

与家长取得联系,取得家长的配合,共同教育。同时,作为教师与家长都应做到言行一致,树立一个正面、诚信的良好形象。

(八) 睡眠问题

睡眠问题是以有效睡眠时间短、睡眠质量降低为主及一系列相关症状构成的,相关症状包括打鼾、张口呼吸、呼吸暂停、多汗、肢体抽动、磨牙、梦话、梦游、频繁遗尿等。

当儿童长时间受到睡眠问题的困扰时,不仅会影响生长发育和情绪,还会降低家长的休息质量。儿童睡眠问题的表现很多,常见的有:生物节律紊乱、心理紧张、生理因素(呼吸系统)、白天活动量过低或过高、遗传等。

当儿童反复或长期存在睡眠问题时,有必要去医院就诊,排除一些生理性的问题。此外需要做到以下几点:① 创造一个安静舒适的睡眠环境,入睡前提前创设安静的状态,例如亲子共读,听听舒缓的音乐等;② 养成基本固定的生活作息时间,形成规律的生物钟;③ 排除一些可能引起儿童内心焦虑和紧张的因素;④ 根据儿童的年龄和生理条件调整白天的活动量。

(九) 退缩

儿童退缩行为泛指儿童在不同的时间和情景中表现出害羞、胆小以及不愿与其他人交往等抑制行为。

儿童的退缩行为是其先天气质、不安全依恋、父母的过多控制与保护及家庭压力等多种因素交互作用的结果,也与儿童所处的幼儿园环境及师幼关系、同伴关系有一定关联。

应对出现退缩行为的儿童,我们可以尝试:

1. 给予儿童适度的关注

积极并适度地关注儿童,与他们的交流应保持在一个让儿童容易接受的范围内,用平和的心态去争取其信任,逐渐拉近彼此的距离。

2. 鼓励儿童间的同伴交往

努力创造良好的同伴环境,让社交活跃的儿童带动社交退缩的儿童,再由被动交往向主动交往过渡,逐步培养他们的集体归属感。

3. 发现儿童的闪光点

对于行为退缩的儿童,教师在活动中,更应该有意识地去捕捉他们身上的闪光点,把他们感兴趣的活动作为切入口,对他们取得的进步及时肯定与鼓励,从而提升其在群体中的自信。

4. 强化家园合作

多与家长沟通,了解儿童在家庭中的表现与点滴变化,给予恰当的教育建议,鼓励家长为儿童提供更多的社交机会与体验。

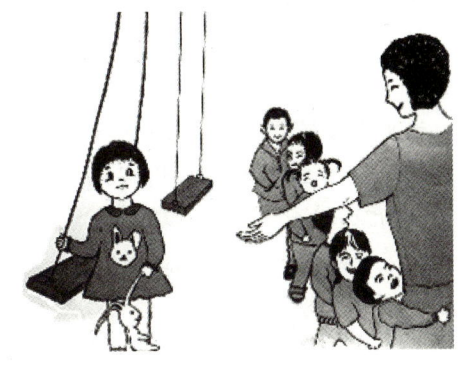

图 6-3

怎样处理孩子的负面情绪?

用"六月天娃娃脸"这句谚语来形容3~6岁的幼儿来说是再贴切不过的了。上一秒还拍着胸脯说自己是个"男子汉",以后都要自己睡,下一秒却又为了今晚自己要"独守空房"而"痛哭流涕";当听见爸爸说周末要带自己去迪士尼乐园,一下子就又"转悲为喜",似乎忘记刚刚自己是为了什么而哭了。3~6岁的幼儿在情绪上有着属于这个年龄的特殊性,主要表现为以下几点:

1. 易冲动性

学前儿童的情绪控制力较弱,当外界事物和情境对其产生刺激时,情绪易冲动,常常从一端迅速发展到情绪的另一端。

2. 不稳定性

这个年龄段的幼儿在情绪上有很强的情境性,得到新玩具、妈妈离去、新朋友出现……都会使其情绪大起大落。他们的情绪很难在长时间保持不变,常常会随着情境的改变而改变。

3. 外露性

与成人或稍大些的儿童不同,幼儿一般不会掩饰自己当下的情绪,而且他们习惯用自己的肢体语言来表达。如:开心、舒服就大笑或者手舞足蹈,伤心难过就哭,愤怒就瞪眼跺脚,有令人兴奋的事就要立刻向亲近的人诉说。当幼儿出负面情绪且情绪激动时,教师可以尝试下列方法:

第一,转移法。帮助幼儿把注意力从产生消极情绪的活动或事物上转移到能产生积极情绪的活动或事物上来。

第二,冷却法。当幼儿情绪强烈对立时,教师可以采取暂时不予理睬的冷处理,待幼儿冷静下来后，再与幼儿分析探讨问题。

第三，消退法。对幼儿的消极情绪不予关注，不予理睬，那么，这种行为发生的频率就会下降，甚至消失。

这里需要强调的是，上述方法一般适用在幼儿情绪反应初期且较为激烈的时候，当幼儿的情绪逐渐缓解后，仍需从他们的情绪表达上判断其需求，以合适、可行的方式做出回应，进一步进行心理疏导。

随着年龄的增长，幼儿的道德感、审美感逐渐发展，控制情绪的能力慢慢加强，易冲动、不稳定、易外露的特征就会逐渐减少，情绪的控制力、稳定性也会随之提高。

二、学前儿童常见心理疾病

（一）多动症

微课 21
多动症及其早期干预

多动症又称注意缺陷多动障碍（ADHD），是常见的行为异常。

多动症最突出的表现是注意力涣散与活动过度，其次可能出现情绪冲动，缺乏自控能力与规则意识，并伴有一定的认知障碍与学习障碍。

造成多动症的病因可能是遗传、脑损伤等生理因素，也可能与围生期的异常情形（胎儿发育不良、难产等）、营养、家庭环境、环境污染等有一定关联。

如果怀疑儿童存在多动倾向，要及时向专业医生咨询，积极干预，并做好以下几点：

1. 以平和的心态面对多动症儿童

充分理解多动症儿童特殊行为表现，对待他们需要更多的耐心与宽容，避免采取粗暴、冷漠的态度。

2. 利用行为疗法强化适宜行为

可采用行为疗法强化儿童遵从指令、等待、配合等适宜行为，注意对其提出的要求应"小步子前进"，循序渐进并及时鼓励、表扬。

3. 帮助儿童释放过多的精力

多动症的儿童一般精力旺盛，有更大的活动需求，因此可以根据儿童的个性特点选择合适的活动，如跑步、拍球、健身操、体育游戏等，还可鼓励儿童帮助家长或老师做些分发碗筷、擦桌子、扫地等简单工作，并且在活动中有意识地训练其主动注意的能力。

（二）自闭症

微课 22
初识自闭症

又称孤独症谱系障碍，是指合并认知功能、语言功能及人际社会沟通等多方面显著困难的广泛性发展障碍。表现为孤独离群，不能与他人建立正常的联系，言语障碍突出，兴趣狭窄，行为刻板重复，环境适应极度困难，大多智力发育落后及不均衡。

目前自闭症的病因还不完全清楚，但研究表明，某些危险因素可能同自闭症的发病相关,如遗传、感染与免疫、孕期理化因子刺激等。

如怀疑儿童患有自闭症,应及时求助专业机构。大量的研究已经证实,尽早接受专业训练能够使孤独症儿童逐步具备社会适应能力和生活自理能力。

1. 初入幼儿园的幼儿常常有哭闹、不安等不愉快的情绪,说明这些幼儿表现出了(　　)。(2017年上半年)

　　A. 回避型状态　　　　　　B. 抗拒性格
　　C. 分离焦虑　　　　　　　D. 黏液质气质

参考答案

2. 材料:奇奇是这样一个孩子:他胆子小,上课不主动发言,即便发言,小脸涨得通红,声音很小,特别害怕失败与挫折。他也不爱与同伴交往,老师和小朋友邀请他时,总是把头摇得像拨浪鼓似的……(2013年下半年)

　　问题:(1)造成奇奇性格胆小的可能因素有哪些?
　　　　(2)你觉得该怎样帮助奇奇?

3. 材料:星期一,已经上小班的松松在午睡时一直哭泣,嘴里还一直唠叨,说:"我要打电话给爸爸来接我,我要回家。"教师多次安慰,他还一直在哭。老师生气地说:"你再哭,爸爸就不来接你了。"松松听后情绪更加激动,哭得更加厉害了。(2014年上半年)

　　问题:请简述上述教师的行为,并提出三种帮助幼儿控制情绪的有效方法。

4. 材料:小班入园第二周,王老师发现小雅在餐点与运动后,仍会哭着要妈妈。老师抱她,感觉她身体绷得紧,问她要不要去小便,她摇头。老师又问:"要不要去大便?"她点头。老师牵她到卫生间,她只拉一点就离开了。过一会儿,她又哭了。老师给她新玩具,和她玩游戏,但她的情绪还是不好。离园时,老师与她妈妈约谈,了解到小雅在幼儿园拉不出大便。

　　第二天早操后,小雅又哭了,老师蹲下轻声问:"小雅是想上厕所了吗?"她点头。老师带她上厕所,她又只拉一点就站起。"老师陪你多蹲一会儿,把大便都拉出来,好吗?"小雅又蹲下,但频频回头。这时,自动冲厕水箱的水"哗"的一声冲出,小雅"哇哇"大哭,扑到老师身上,老师紧紧地抱住她,轻柔地说:"老师抱着你拉,好吗?"老师将水箱龙头关小,把小雅抱到离冲水口远一点的位置蹲下,小雅顺利拉完大便。连续一段时间,老师们轮流陪小雅上厕所,并指导她观察、了解水箱装满水会自动冲水清洁厕所。小雅渐渐适应了幼儿园的厕所,笑容回到了脸上。(2015年下半年)

　　问题:请分析上述材料中教师的适宜行为。

5. 材料:3岁的阳阳,从小跟奶奶生活在一起。刚上幼儿园时,奶奶每次送他到幼儿园准备离开时,阳阳总是又哭又闹。当奶奶的身影消失后,阳阳很快就平静下来,并能与小朋友们高兴地玩。由于担心,奶奶每次走后又折返回来,阳阳再次看到奶奶时,又立刻抓住奶奶的手,哭泣起来……(2016年上半年)

问题:针对上述现象,请结合材料进行分析:

(1) 阳阳的行为反映了幼儿情绪的哪些特点?

(2) 阳阳奶奶的担心是否必要?教师该如何引导?

6. 材料:开学不久,小班王老师就发现:李虎小朋友经常说脏话。虽然老师多次批评,但他还是经常说,甚至影响其他孩子也说脏话。(2017年下半年)

问题:(1) 请分析李虎及其他幼儿说脏话的可能原因。

(2) 王老师可以采取哪些有效的干预措施?

利用见习时间,对所在班级的幼儿进行心理、行为观察,分析心理、行为问题的形成原因及应对策略,完成下表。

幼儿心理、行为问题记录表

基本情况	姓名		性别		年龄	
	班级		记录人		记录时间	
心理、行为问题表现						
心理、行为问题分析						
应对策略						
效果						
备注						

案例分析

1. 多多是新入园的小朋友，每天早上入园时总是哭成个小泪人，一步三回头地盯着送他的妈妈，妈妈走后，慢慢地能控制起自己的情绪，自己玩玩具，偶尔和周围小朋友有一些互动，可一到吃饭时间，就又开始哭了："老师，我要奶奶。呜呜……老师，你喂我。"第四天早上，奶奶送多多来园，无论老师怎么哄，奶奶怎么说，都不愿进班，抱着奶奶的腿不放开，奶奶只好把他抱了过来，可老师一接手抱过来，多多就大哭大闹，完全不理睬老师。

根据材料分析多多分离焦虑的原因并形成相应的行为矫正方案。

2. 上午点心时间，小航偶然碰倒了自己的牛奶，当时刚好生活老师在旁边分发点心，小航低下头想了几秒钟，然后突然坐直了身子大声喊道："不是我碰倒的！是乐乐！"前一天也发生过类似的事情，水龙头忘记关的小航也是把责任推给了一旁的飞飞。于是，老师决定今天晚上和小航家长沟通此事，在电话里，老师了解到一个月前小航在家里跑动时不小心碰倒桌子，碰坏了爸爸刚刚买来的精致茶具中的2个杯子，爸爸回来后"龙颜大怒"，气不打一处来，朝小航的小屁股狠狠地揍了几下。

根据材料分析小航说谎行为的原因并形成相应的行为矫正方案。

模块七
学前儿童的安全与急救

本模块主要对学前儿童的安全与意外伤害的急救进行阐述,通过教学使学生熟悉儿童意外伤害的预防以及安全意识的培养,能基本掌握常见意外伤害的处理方法和常用护理技术,为今后从事幼教工作打下良好的基础。

探寻一 学前儿童意外伤害与安全意识的培养

3岁男孩小志平时在幼儿园食宿。一天晚上,小志父母突然接到幼儿园老师的电话,说孩子被烫到了。小志父母立刻赶到医院,看到孩子被烫掉的皮粘在被子上,非常心疼。据老师介绍,晚上7点左右,老师提着一桶开水准备帮小朋友洗澡,小志突然从旁边跑过来,撞洒了开水桶。小志被烫伤后一度休克,胸、腹、背、腰、左上臂、双臀、会阴、右大腿均被热水烫伤,全身烫伤面积达38%。

意外伤害已成为夺取学前儿童生命的第一杀手。儿童意外死亡和伤残后对家庭的打击是无法直接计算的。因此,学前儿童意外伤害是一个不容忽视的问题,意外伤害的预防显得尤为重要。

一、学前儿童意外伤害概述

(一)学前儿童意外伤害的概念

意外伤害是指突然发生的各种事件对人体所造成的损伤,它是一种突发事件,也是人类生活中对生命安全和健康有严重威胁的一种危险因素,其伤害主要是物理、化学和生物因素对人体的损伤,生理、家庭和社会是其发生的主要因素。

(二)学前儿童意外伤害的分类

根据伤害轻重程度,可把学前儿童意外伤害分为三类:

(1)迅速危及生命的伤害。这一类意外伤害必须在现场争分夺秒实行急救,以避免死亡。如窒息、触电、溺水、外伤大出血、气管异物、误食毒物、车祸等。

(2)伤害虽不会顷刻致命,但也十分严重。如各种烧烫伤、骨折、毒蛇、疯狗咬伤等,如迟迟不做处理或处理不当,也可造成死亡或终身残疾。

(3)轻微的意外伤害。如表皮擦伤、轻度烫伤等,可以在家中或幼儿园进行简单处理。

二、学前儿童意外伤害的危害

意外伤害对学前儿童健康的威胁不亚于疾病,甚至超过一般常见病对健康的危害。

(一)意外伤害对学前儿童的危害

意外伤害对学前儿童的直接危害是损伤、伤残,甚至是死亡。意外伤害造成伤残的后果,往往是使儿童丧失生活自理能力,对儿童心灵造成严重的创伤,也对家庭、社会造成沉重的负担,这种负担是无法用经济损失来衡量的。

(二)学前儿童容易发生意外伤害的原因分析

学前儿童容易发生意外伤害,这主要与其自身身心发育特点有关。学前儿童正处于身体生长发育和心理迅速发展的时期,他们身体各器官系统发育不成熟,知识水平低,缺乏生活经验和安全意识,缺乏自我保护能力。而且在学前儿童生活的环境中又存在着许多不安全的因素,这些都使得他们容易受到意外伤害。

1. 危险意识差

身心处于发育阶段的学前儿童,缺乏对危险的认知和防范能力,应对伤害的反应能力欠缺,他们本身神经运动发育还不完善,这些因素均会增加伤害的易感性。儿童认识水平低,缺乏对外界事物的理解和判断,更不会推理事物之间的因果关系。所以,学前儿童缺乏对危险及其后果的认识。

2. 好奇、好模仿

儿童有强烈的好奇心和探索欲望,低龄儿童可能会在无意中尝试冒险行为,而较大儿童和青少年则可能会主动寻求冒险行为,并以此体验冒险成功后带来的快乐。但是,在危险环境中的冒险行为很容易造成伤害的发生。男童的冒险行为比女童更普遍。因此,在多数伤害中,男童意外伤害的发生率远高于女童。

学前儿童具有强烈的好奇心,活泼好动,有时还会情绪激动和冲动,喜欢模仿和尝试成人的行为,对于成人阻止的事情有强烈的好奇心,这些都可能使他们忽略了周围的环境因素从而出现各种事故。例如,想看窗台上的东西或窗外的情景,就站在小椅子上却不慎摔倒;当与他人争抢玩具时,拿起玩具向他人头上扔去或去推他人等。

3. 骨骼和皮肤薄弱,逃避危险和自救的能力差

婴幼儿的颅骨骨质比成人薄,成人从床上摔下一般不会有严重后果,婴幼儿则容易发生颅骨骨折、颅脑损伤。60 ℃的开水,对成人来说最多烫伤Ⅰ度,而婴幼儿则为Ⅱ度,表皮脱落,甚至深入皮下组织。

学前儿童运动能力发育不完善,动作不协调,平衡能力较差。发生水灾、火灾时,无法靠自身能力逃离。

二、学前儿童安全意识的养成

安全意识是指学前儿童对安全知识的掌握及保证自身安全的基本行为的认识,它是学前儿童自我保护能力的一个重要方面。

(一)家庭和社会生活中学前儿童安全意识的养成

大多数的意外事故都是安全防范意识不强造成的。学前儿童安全意识的培养首先离不开家庭的重视。成人要经常教育儿童注意安全,教给他们一些基本的安全常识。要结合家庭和社会生活实际,不失时机地培养儿童的安全意识。

(二)幼儿园活动中学前儿童安全意识的养成

托幼机构的工作人员应有意识、有计划、有目的地通过以下途径培养学前儿童的安全意识:

1. 将安全意识培养渗透于日常活动之中

教师要抓住一日活动的各个有效环节,随机强化儿童的安全意识。例如,在组织散步时,要求儿童手不要插在口袋中,以防跌倒时身体失去支撑;在组织玩大型运动器械时,提醒玩滑梯的儿童两腿伸直,双手扶在扶杆上往下滑;提醒玩悬吊的儿童,双手要抓牢吊杆,两只手臂交替向前移动,当手上有汗时,必须擦干后再玩,以防从吊杆上滑落、摔伤等。

2. 重视良好习惯的培养

培养学前儿童的安全意识需要从培养他们良好的常规习惯开始。首先,要让儿童明确一日生活中各个环节和各项活动的具体要求,教给他们正确的方法。其次,注意督促和检查,使儿童的良好习惯不断得到强化,逐步形成自觉的行动。

3. 创设适宜的教育环境

引导学前儿童对日常生活中碰到的各种各样常见的安全标志进行识别,理解其含义,并在各个安全隐患处贴上相应的警示标志。教师制作的标志必须大而醒目,才能吸引儿童的注意,起到安全提示的作用。

4. 加强体能训练

在实际生活中可以看到,平时很少跑动的儿童相对来说容易受伤,活泼好动的儿童动作熟练、反应敏捷,磕碰也相对少一些。因此,教师应为学前儿童提供足够的时间和空间,合理组织有一定强度和密度的体育活动,提高学前儿童的身体发展水平,发展他们动作的平衡能力。

5. 家园教育一致性

在对学前儿童进行安全意识培养的过程中,教师应要求家长进行密切配合,因为安全意识的培养和家庭生活密切相关。目前,许多家长由于怕自己的孩子受到意外伤害,抱着一种"少活动,少出事"的错误观念,许多本该由孩子自己完成的事情,家长却包办代替,严格限制孩子的各种行为,剥夺了孩子的实践机会,减少了防范能力。教师应当将日常生活中的一些安全知识介绍给家长,让儿童在家长帮助下,获取一些直接经验。

总之,加强安全意识的培养,对缺少生活经验、体能发展不完善、运动机能差的学前儿童来说是至关重要的,它关系到每个孩子的安全和健康。

探寻二 学前儿童意外伤害的预防与安全教育

小三班的老师们正在组织孩子们区角活动,突然听到一声尖叫,并有人大喊:"不好了,出事了。"只见班里的小龙已经倒在地上,口吐白沫。这一突如其来的状况把老师给吓坏了。老师们发现小龙手边有个装着白色液体的雪碧瓶子,虽然瓶子是一模一样,液体颜色也相似,但里面装的是消毒厕所用的盐酸。估计是小龙趁着老师不留神,把盐酸当雪碧喝了下去。

一、学前儿童意外伤害的预防

学前儿童意外伤害多数是由于不当心、不留神、麻痹大意引起的,并非不可预防、无法控制。只要家长和老师们提高安全意识,加强安全管理和监护,许多的意外伤害和死亡是可以避免的。具体来说,可以从以下几个方面来预防意外伤害:

(一)创设安全的幼儿园内环境

学前儿童意外伤害常常发生在幼儿园和家庭附近场所。0~14岁儿童意外伤害最常发生的地点是在家中,其次是学校和幼儿园。受伤时,儿童有近一半是在娱乐活动,其次是体育活动。所以,除了成人对儿童精心照顾以外,应当及早发现他们活动场所的安全隐患,及时检查,排除意外事故发生的可能。

1. 注意室内外设施设备的安全检查

幼儿园室内设施设备的安全,主要包括门窗安全、地板和楼梯安全、家具和家用电器检查等。具体要求如下:

(1) 门窗安全

门窗不可装弹簧,要能上锁;除大门外,房门可以被打开;各种门可以加装安全门挡;窗户栏杆的间隔应小于11厘米,窗下不放家具,以免儿童爬高;有阳台的应将通往阳台的门锁上;落地窗选用强化玻璃。

(2) 地板和楼梯安全

地板和楼梯都要防滑,以免儿童滑倒;卫生间地面应用防滑垫并在便器边装上扶手;楼梯栏杆的间隔不能过宽,应小于11厘米。

(3) 家具和各类生活用品安全

家具应避免尖角、锐边、缺口和木刺等,有尖角的家具要套上塑料防护角;给抽屉等安装放脱落装置,给橱、柜门装上安全锁扣;经常检查电器、电线和插座,插座要安全,应安装在成人才能触到的位置;注意热水瓶、开水炉等放置在儿童拿不到的位置;暖气管、暖气片周围要用护栏隔离。

幼儿园室外设施设备的安全,主要包括户外活动场地、大型器械等的安全检查。

① 每天上班应检查登记户外运动器材,定期对户外器材安全性进行全面检查。

② 发现器材险情,如歪、倒、铁钉暴露、木头腐烂等要及时维修、更换。

③ 对有损坏的器材一时不能解决的应加以警示或封存。

④ 大型运动器材应标明安全使用方法,并有安全标志。

⑤ 学前儿童玩户外器材须有老师或家长带领。区域活动时教师应提醒学前儿童游戏规则,并切实负起安全责任。

⑤ 定期检查活动场地,及时清理场地里的碎石子等。活动场地不要堆放杂物。

2. 加强幼儿园内化学品及药品管理

幼儿园的化学品主要包括洗涤用品和药品,前者有各类消毒液、洗涤剂、皂粉、杀虫剂等化学制品。这些物品管理不善的话,可能被儿童误食,也可能被打开,接触皮肤造成化学灼伤。因此,幼儿园内化学品及药品必须严格管理,做到:

(1) 设立的专用药箱应放在学前儿童取不到的位置,严禁在儿童活动场所或休息室内放置药品。

(2) 严禁使用饮料瓶灌装杀虫剂、洗涤剂、消毒剂等,以免误食。

(3) 严禁使用装有药的瓶子当玩具。

(4) 各类消毒液、洗涤剂、皂粉、杀虫剂等化学制品应放入柜中并加锁。

(二) 注意幼儿园外的安全

学前儿童活动的公共场所,主要包括居住所在地的小区,户外活动的公园、动物园、儿童游乐场,购物的商场或超市,就餐的饭店等。这些场所的设施设备并不单独为儿童提供,成人带儿童到这些场所时应注意照顾好他们,避免意外发生。

(1) 防止失散。在人多拥挤的场合,如商场、公园、游乐场等,不要让学前儿童离开保教人员的视线,人多时拉住学前儿童的手避免走失、挤伤。

(2) 阻止学前儿童在有光滑的地面、台阶、玻璃等材料的场地嬉戏。防止学前儿童滑倒和被玻璃柜台边角的锐边割伤、撞到玻璃门。

(3) 阻止学前儿童攀爬自动扶梯和护栏,以免被撞倒、撞伤。

(4) 安全乘坐各类运输设备,注意避免过多的人集中挤在一个狭小的空间,注意不要被运行中的电梯扎伤。

(5) 严禁在水池边逗留,以防溺水。

(6) 注意周围的环境变化,有泥坑或水井、窨井、粪坑等,未加盖的易发生跌入,应告知他们禁止走近危险地带。

(三) 注意交通安全

交通事故发生率上升极快,是近年来儿童意外死亡的重要原因之一。成人带领儿童外出时必须注意以下几点:

(1) 遵守交通规则。在人行道上行走时,成人要手牵手带领儿童,行走于人行道上,没有人行道的靠路边行走。通过路口应走横道线,不闯红灯。不单独让儿童在马路逗留。

(2) 注意行车安全。乘坐四轮机动车时,严禁学前儿童单独或被抱在前排就座。宜在后排座位上,与成人同坐,而不是坐在成人身上,用安全带固定,或使用婴幼儿专用的安全座椅,以免刹车时撞伤。

(3) 乘坐公交车时,切勿让儿童的头、手伸出窗口。成人要抓牢扶手,避免急刹车时,儿童突然被撞。

(4) 骑自行车带儿童时,座位应放在成人前面,并注意脚的固定,防止脚被夹入车轮内。

(5) 为提高能见度,在黎明、黄昏以及其他能见度低的情况下,应当给儿童穿上有反光材料附件的衣物。

(四) 建立健全安全制度

建立健全托幼机构的各项规章制度,明确岗位职责,加强检查督促,杜绝意外伤害的发生。具体做法如下:

1. 建立健全学前儿童安全管理网络

幼儿园要成立安全管理领导小组,下设工作小组,明确各小组的职责。实行分工合作、责任到人,并把安全工作要求列入各岗位职责中。

2. 加强对门卫的严格管理

托幼机构应选择做事仔细、有责任心的门卫负责管理园所的大门。园所的大门只在接送时间对外开放,其余时间一律关上,防止学前儿童溜出园外。非接送时间接儿童的家长,应出示证件,进行登记。到幼儿园办事的外来人员应先登记,在传达室等候,不得随便入内。

3. 建立班级的交接班制度

各班应建立严格的交接班制度,保教人员在工作时间不得擅自离开儿童,教师在带领儿童进行室外活动前以及活动之后,应清点儿童人数,防止他们独自离开集体。

4. 建立并严格执行接送制度

要求接送者必须是儿童的父母、祖父母或固定的接送人。如果临时改变接送人,应提前与教师打招呼,并带接送人来园与教师相认。除此之外的一切外人,都不得接走孩子。

家长送孩子入园时,必须亲自把其交到教师手中,不能只把孩子送到大门口,防止走失。教师接待儿童入园时,对家长提出的要求、反映的情况、所带的物品要认真记在交接本上,防止遗忘。离园时,教师要帮助学前儿童做好准备,开大门后,由值班教师把儿童亲自交给家长。儿童在园期间发生的事情要如实向家长反馈。

5. 建立并严格执行安全检查防范制度

幼儿园应每月组织一次全园性安全检查,并及时做好记录,确保不留任何安全隐患。安全工作领导小组应认真分析本园的安全工作情况,预测可能发生的安全隐患,做到及时排查,对已发现的安全隐患必须立即整改。

值日行政人员做好日常安全检查工作,认真检查食堂、教室、功能室、消防设施、供电设施、运动设施、活动场地及活动的安全。

教师必须每天对本班的活动场地、活动器械及活动的安全进行检查,特别关注学前儿童的身体状况,是否携带不安全物品,有无不安全行为,检查用电安全,如发现问题应及时处理或报告,并做好详细的记录,确保安全。

厨房工作人员每天应检查炉火、柴油、用电以及食品的安全,如发现问题应及时处理或报告。

此外,幼儿园要组织全体工作人员进行卫生保健知识的业务学习。每学年开展有针对性的安全培训工作,加强幼儿园突发事件应急救助培训及演练。

二、幼儿园安全教育

微课 23
幼儿园安全教育

对学前儿童进行安全教育,可以帮助其逐步积累生活经验,提高对周围事物的认识能力和对周围环境的适应能力。

(一)幼儿园安全教育的目标

幼儿园安全教育的目标,主要是培养学前儿童的安全意识,让学前儿童了解造成危险的因素有哪些,知道如何维护自身的安全,并增进学前儿童的自我保护能力。

(二)幼儿园安全教育的内容

1. 学前儿童自我保护和安全意识的培养

学前儿童年龄小,自我保护意识差,每次活动前的安全教育都是必不可少的。因此,在原有认识的基础上,应适时、及时地提醒学前儿童,让其巩固已有的知识并获得更深层次的认识,让安全意识逐渐在学前儿童心里扎根。

对学前儿童进行安全教育,不能光靠说教,也不能靠吓唬。要抓住教育活动中可能发生的危险情况,也可以有意识地创设某些情境,对学前儿童进行教育,让他们了解什么是危险,什么是不可以做的,怎么做才是应该的。

2. 学前儿童安全知识与技能的教育

幼儿园应讲解和宣传科学常识,有针对性地对学前儿童进行安全知识与技能方

面的教育,主要包括以下一些方面内容:

(1) 学会保护自己,不轻信陌生人的话,未经允许不跟陌生人走。

(2) 能说清楚自己的姓名、园名、家长姓名、家庭住址和家长所在单位名称。

(3) 不要随身携带玩具及锐利的器具,更不应把它放在口、鼻、耳中,以防伤害。懂得玩火、玩电、玩水的危害。

(4) 不从高处往下跳或从低处往上蹦。不爬桌椅,不爬窗台,不扒窗户,不从楼梯扶手上往下滑。开门时要先推门,手不放在门缝中。不使用棍棒在室内外追打。过往楼道要轻声,走路有序。

(5) 乘车外出时不在汽车上来回走动、打闹。

(6) 不要捡拾小物件,不能将小钢珠、豆粒、碎玻璃等小东西放进耳、鼻中,或把玩具放在口中吸吮、咀嚼。不采食花草、种子,以免误食有毒植物。

(7) 自救的粗浅知识和技能。在幼儿园安全教育工作中,应提高学前儿童自我防备和救护的能力,教给他们自救的粗浅知识,如突遇火灾、煤气泄漏、烧烫伤、地震,以及迷路走失等情况的处理方法。还可以通过游戏、演习等方式让儿童掌握些自救的基本技能。

3. 养成遵守安全规则的习惯

经常性、多渠道地教育学前儿童遵守幼儿园的各项规章制度。在公共场所、参加游览、外出散步或户外活动时,应教育儿童不得随便离开集体,有事告诉老师。教育学前儿童在运动或游戏时应按顺序,避免碰撞。

学前儿童常常因为不懂得或不遵守交通规则而发生车祸。要教育儿童遵守公共交通秩序。没成人带领不能自己过马路,与成人一同过马路时,应走人行道,上街走路要靠右行,不能在马路上停留玩耍、追逐打闹等。

4. 保教人员的安全教育

保教人员应有较高的安全意识和对潜在事故的预见性,提高警惕,关注学前儿童生活的每一细小的环节,若发现危险苗头,应及时加以处理,并能掌握初步的紧急事故的急救处理知识和技能。通过学习安全管理工作文件精神、查阅安全教育相关网站、请有关安全专业人员来园做讲座等多种方式,丰富教职工的安全知识,提高其做好安全工作的意识和能力。

(三) 幼儿园安全教育的措施

成人应该通过优化保育环境,对学前儿童进行初步的、最基本的安全指导和教育,提高他们预见危险、排除危险、保护自己的能力,以下做法可供参考使用:

(1) 情景模拟

告诉儿童什么样的情况会出现危险,如何避免危险的发生,出现危险后如何沉着应对。比如不能随便跟陌生人走,迷失方向寻找警察,彩色豆豆不能随便当糖吃等。

(2) 创设环境

定期检查班上物品,发现不安全因素及时处理,如尖利器、钉子等;在幼儿园的楼梯口、转弯角贴上安全标志,时刻提醒儿童注意安全。

（3）重视开展户外活动

多让学前儿童进行走、跑、跳等基本动作的练习，增强他们的活动能力，提高他们的自我保护能力。例如，教学前儿童在走路跑步的时候，眼要朝前看，重心要在下半身，身体不要往前冲等。

（4）正确使用器具

教会学前儿童正确使用器具器材，具备意外灾害的应变常识。如手湿时不触摸电器，不拿着剪刀到处跑，滑滑梯时头不向后仰，烫伤时马上用冷水冲洗等。

（5）培养习惯

培养学前儿童的自理能力和良好的生活习惯，促进自我保护能力的发展。例如，吃鱼时提醒儿童把鱼刺挑干净能免受咽部刺伤之痛，吃饭时不嬉笑打闹可避免气管进异物，饭前便后自己洗手可减少细菌对身体的侵害等。

保证学前儿童的健康和安全，是全社会的职责，然而，健康与安全不能被动地等待给予，而应该让孩子主动地获得。这种获得要从良好的环境中来，从各种教育实践活动中来，从丰富多彩的游戏中来。

幼儿园还可以利用家园栏、家长学校、家长资源等向家长进行安全知识的宣传教育，家园合作，共同做好安全防范工作。

探寻三 常见意外伤害的紧急处理

贝贝穿了一条粉红的外套，上面有很多小的珠珠和亮片组成的图案，她没事做的时候就用手抠，张老师发现后阻止了好几次，就怕有意外发生，所以特别关注她。可是意想不到的事情还是发生了，吃过午饭后，先吃完的孩子们开始了自由活动，当张老师正忙于帮助几个吃饭慢的孩子时，突然有个小朋友告诉她："张老师，贝贝把一个珠珠塞到鼻子里了。"张老师马上跑过去，这时的贝贝神情有些紧张，嘴巴张开在呼吸，从她的眼神里看出孩子很害怕，急于求助。

学前儿童在托幼机构、家庭生活、社会生活中都有可能遇到某些意外伤害。作为成人，必须掌握一些意外伤害紧急处理的技能，才能尽量减轻伤害并有助于医生的救治。

一、意外伤害和急救处理的原则

1. 抢救生命

发生意外伤害事故后,首先要关注受伤儿童的呼吸、心跳是否正常。当呼吸、心跳出现严重障碍时,必须立即采取人工呼吸和心脏按压相结合的急救措施,同时联系急救中心。

2. 减少痛苦

各种烧烫伤、骨折会带来剧烈疼痛,甚至出现疼痛性休克,因此在处理包扎、固定、搬运时,动作要轻柔,位置要适当,语言要温和,必要时可用镇痛药。

3. 预防并发症

抢救时要尽量预防和减少并发症的出现,如伤口感染的问题。骨折时减少移动体位,防止韧带和血管的再损伤。若遗留残疾,将带来终生不幸。

二、常见意外伤害的种类及紧急处理

(一) 跌伤和碰伤

学前儿童奔跑、跳跃、追逐时,很容易跌倒,造成皮肤跌伤和碰伤,夏季更为常见。

跌倒或碰伤蹭破皮肤后,应先观察伤口的深浅和污染程度,若伤口较浅,仅蹭破表皮,没有出血,只需将伤口处的泥沙清洗干净;若伤口较深,有出血,说明伤口已涉及真皮层,此时应用生理盐水或凉开水清洁伤口,再用碘酒自伤口由内向外消毒,然后使用酒精脱碘。处理后如不再出血,不用包扎;若出血较多,伤情较重,加压包扎后送往医院治疗。

学前儿童玩沙包等游戏时,沙包等物体击中皮肤或身体撞击在坚硬圆滑的物体上,皮肤未破,伤处发青发肿,出现内部出血,造成钝挫伤。

处理办法:

第一,不宜揉搓伤处,宜局部冷敷止血,一天后改为热敷,改善伤处血液循环,促进局部瘀血吸收,减轻表面肿胀。

第二,用七厘散或活血止痛散调敷伤处。

第三,受伤部位限制活动。

第四,头、胸、腹部钝挫伤,可依伤者神志、面色、表情判断病情轻重,疑有颅脑和内脏损伤,立即送医院治疗。

(二) 五官和气管异物

1. 鼻腔异物

学前儿童无意中常将小物件塞入鼻孔,如豆粒、果核、橡皮等。异物造成鼻塞,影响呼吸,还会引起鼻腔炎症,甚至异物下行引起咽喉、气管异物。发现后应及时取出,否则危害甚大。

取出异物的方法是:嘱咐儿童深吸一口气,保教人员用手堵住无异物的一侧鼻

微课 24

幼儿异物入体的紧急处理

孔,用力擤鼻,异物即可排出。若异物未取出,切不可擅自用镊子夹取,否则会将异物捅向深处,甚至落入气管,危及生命。出现该种情况应马上去医院处理。

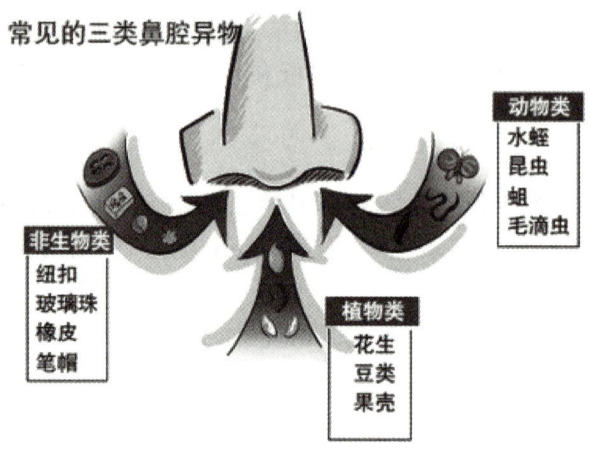

图7-1 常见鼻腔异物种类

2. 咽部异物

咽部异物以鱼刺、骨头渣、枣核等较为多见。异物大多扎在扁桃体或其周围,引起疼痛,吞咽时疼痛加剧。

儿童被异物卡住后,让他张大嘴,将舌头压下,用镊子轻轻夹出,如是鱼刺,可用米醋饮服,若无效,送医院处理。

注意:鱼刺卡住后,不要给孩子吃馒头、饭团等,因为这样做有可能使刺扎入更深,更不易取出。较大异物卡在咽部,可造成呼吸困难,发现有声音嘶哑、呼吸困难,应立即将儿童倒转,低头拍背使异物咳出或改变位置,并急送医院处理。

3. 喉、气管异物

一旦儿童气管吸入异物,教师或家长千万不要惊慌失措,在儿童没有出现神志不清前,应抓紧时间,迅速用以下方法清除异物。

(1) 拍背法

适用于1岁以下的婴儿。将婴儿脸朝下躺在救护者的前臂上,并把前臂放在大腿上以支撑婴儿,婴儿的头部应低于躯干,在婴儿两肩胛角连线的中点处,用手掌根部用力叩击5次(见图7-2)。这样可以通过异物的自身重力和叩击时胸腔内气体的冲力,迫使异物向外咳出。

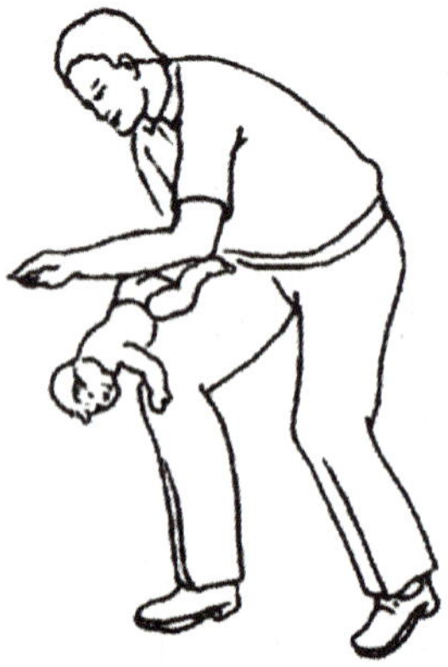

(2) 催吐法

用手指伸入患儿口腔以便刺激舌根催吐,适用于较近喉部的气管异物。

图7-2 拍背法

(3) 胃部迫挤法(海氏冲击法)

适用于1岁以上的儿童。站在患儿背后,手臂直接从患儿的腋下环抱患儿的躯干,将一手握拳,并用该手拳头的大拇指侧的平坦处对准患儿腹部的中线处,正好在剑突的尖端下和脐部稍上方(大约在剑突与脐部之间的中点处),用另一手握在拳头外,尽力有节奏地使劲向上向内催压,以促使横膈抬起,压迫肺底让其肺内产生一股强大的气流从气管内向外冲出,迫使气管内异物随气流直达口腔将其排出(见图 7-3)。

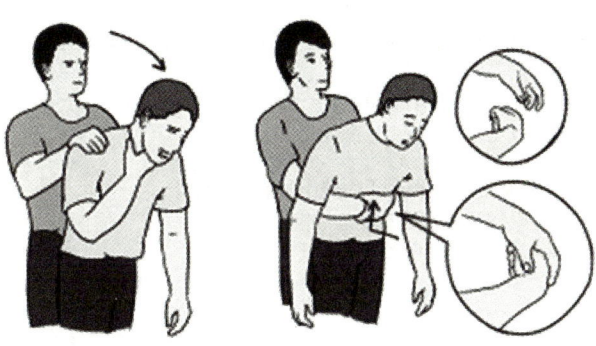

图 7-3 海氏冲击法

若以上方法无效或情况紧急,应立即将患儿送往医院,医生会根据病情施行喉镜或气管镜下取出异物,切不可拖延。如果患儿发生心跳停止,要进行心肺复苏的处理。

4. 眼内异物

大风天气,常有沙子或小飞虫入眼,造成眼内异物。

取出眼内异物的具体方法是:让儿童轻轻闭上眼睛,切不可揉搓眼睛,以免损伤角膜。操作者清洁双手,若异物粘在睑结膜表面,可用干净柔软的手绢或棉签轻轻拭去。若嵌入睑结膜囊内,须翻开眼皮方能拭去。

若运用上述方法不能取出,儿童仍感极度不适,有可能是角膜异物,应立即去医院治疗。

5. 外耳道异物

外耳道异物一般分为两种:一种是生物异物,如小飞虫;另一种是非生物异物,如儿童玩耍时塞入的纽扣、豆类、石块等。外耳道异物可引起耳鸣、耳痛、外耳道炎症及听力障碍,应及时取出。

取出的方法是:若外耳道异物为小昆虫,可用手电筒照射儿童外耳道,或吹入香烟烟雾将小虫引出来。若不见效,速去医院。若外耳道异物为非生物异物,可用倾斜头、单脚跳跃的方式,将异物弄出。若无效,应去医院处理。切不可用小棍捅、用镊子夹,以免造成外耳道和鼓膜损伤。

(三) 烧伤与烫伤

烧烫伤是儿童经常遇到的意外事故。烧烫伤对人体的损害程度主要与热源温度及与之接触的时间密切相关,但由于儿童的皮肤特别娇嫩,尚不具备及时消除致伤因素的能力,故往往遭受到比成年人更为严重的机体损害,感染机会多,并发症也多。

1. 烧烫伤的主要原因及分类

根据烧烫伤的深浅,可将烧烫伤分为三度,见表 7-1:

表 7-1 烧烫伤的分类

深度	局部体征	局部感觉	预后
Ⅰ度（红斑）	仅伤及表皮，局部红肿、干燥、无水疱	灼痛感	3～5 天愈合不留瘢痕
Ⅱ度浅Ⅱ度	伤及真皮浅层，水疱、创面肿胀发红	感觉过敏	2 周可愈合不留瘢痕
深Ⅱ度	水疱较小，皮温稍低，创面呈浅红或红白相间，可见网状栓塞血管	迟钝	3～4 天可愈合留有瘢痕
Ⅲ度	伤及皮肤全层，甚至可达皮下肌肉、骨骼等，形成焦痂，创面无水疱、蜡白或焦共，可见树枝状栓塞血管，皮温低	消失	肉芽组织生长后形成瘢痕

烧烫伤处理办法：

（1）迅速去除被烫伤物浸透的衣物，如身上还粘有热粥、热菜和生石灰等，要轻轻拭去。

（2）Ⅰ度烫伤，可在局部涂烫伤药膏，如獾油、京万红、清凉油等。3～5 天可痊愈，不留瘢痕，有轻度色素沉着，可吸收。

（3）Ⅱ度烫伤，用干净的纱布、毛巾覆盖创面，切勿弄破和挤压水疱，也不可在创面涂草木灰等不洁之物，将病人平稳送入医院治疗。

（4）Ⅲ度烫伤时，用干净的毛巾纱布覆盖创面，不能弄破和挤压水疱，若烫伤面积大，病人烦躁口渴，可少量多次给淡盐水饮用，速送医院处理。

（四）动物咬伤

动物咬伤主要包括猫狗咬伤、蛇咬伤、蚊子叮伤和蜂蜇伤等。

1. 猫、狗咬伤

一旦被猫、狗等动物咬伤，通常的做法是及时到疾病控制部门按要求全程接种狂犬疫苗。

被猫、狗咬伤，最担心的就是细菌感染。此时最重要的就是清洁、消毒伤口。用自来水洗净伤口后，再用双氧水消毒。消毒后，用干净的纱布敷在伤口，尽早就医诊治。被动物咬伤一定要看医生，伤口再小，也不可自行涂药了事。

儿童若被狂犬咬伤，极易因狂犬病毒引发急性传染病，如不及时治疗，患者可在几天内死亡，故必须引起高度重视。被狂犬咬伤后，应尽快处理伤口。可先用大量清水或 20％的肥皂液反复冲洗伤口，并挤出污血，然后再进行消毒。如出现下列情况之一者，必须立即去医院注射狂犬疫苗：

（1）确实是被狂犬咬伤或抓伤。

（2）咬伤部位在头颈处或伤口较大、较深。

（3）咬人的动物在观察期间死亡。

（4）咬人的动物已被当场捕杀或已逃跑。

2. 蛇咬伤

被蛇咬伤时,常常难以辨别其是否有毒,所以生活中蛇咬伤均按毒蛇处理。

毒蛇咬伤后的应急处理办法:

(1) 减少肢体活动,避免因血液循环而加快对毒素的吸收。

(2) 早期结扎。捆扎伤口上方(距伤口 5 厘米处),阻止蛇毒扩散。

(3) 以伤口牙痕为中心,用刀片划个十字切口,用力挤压伤口,使毒液通畅流出,用淡盐水冲洗伤口。冲洗多次后,将结扎的带子放松,送医院进一步治疗。

(4) 药物解毒。立即内服和外敷解毒蛇药。口服解毒药,如季德胜蛇药。同时将药片用温水溶化后涂于伤口周围。

3. 蚊子叮伤

夏季多见,被蚊虫咬伤时要阻止儿童挠抓,用蚊不叮、防蚊花露水、绿药膏、清凉油、酒精、氨水等涂于患处即可。

4. 蜂蜇伤

蜂毒液主要含有蚁酸等酸性物质,或含有作用于神经系统的毒素,蜇入人体后会产生全身或局部的中毒症状。被蜂类蜇伤后,应立即采取以下紧急措施:

(1) 黄蜂、马蜂蜇伤。先用橡皮膏将皮肤中的刺粘出来,再将食醋涂于患处(因黄蜂毒液为碱性)。

(2) 蜜蜂蜇伤。同样先用橡皮膏粘出皮肤中的刺,再将肥皂水、淡碱水涂于患处(因蜜蜂毒液为酸性)。

(五)骨折与脱臼

1. 骨折

在意外事故中容易因骨的完整性遭到破坏而导致骨折。骨折的处理应注意以下几个方面:

(1) 处理的重点应是及时止痛、止血,防止休克,不要盲目地搬动患儿,特别是在可能伤及患儿的脊柱和颈部时更应注意,以免加重伤势,或引起严重的并发症,甚至危及生命。

(2) 固定骨折,限制断骨的活动。可使用绷带和夹板,将骨折处上下关节都固定起来。在紧急情况下如无夹板,也可用木棒、竹片、树枝等代替,下肢也可将伤肢与健肢绑在一起固定。

(3) 对开放性骨折,在夹板固定前应先止血,局部消毒处理,不要将外露骨骼推入伤口,应盖上消毒纱布后再用夹板固定,送医院治疗。

2. 脱臼

由于外伤、牵拉上肢或穿脱衣服用力过猛等原因常引起婴幼儿脱臼。脱臼后,肢体变形,如常见的儿童肩关节脱臼后,上肢就无法正常运动,局部疼痛并出现关节肿胀等现象。脱臼后的紧急处理如下:

(1) 桡骨小头半脱位(见图 7-4)整复方法简便,可请托幼机构保教人员实行。

(2) 如不熟悉脱臼的整复技术,不要贸然实行复位,以免增加伤者痛苦或加重组织损伤。

（3）经医生复位后，仍需注意保护关节，勿用力牵拉。因为关节受过拉伤后，关节囊松弛，容易重复发生脱臼。

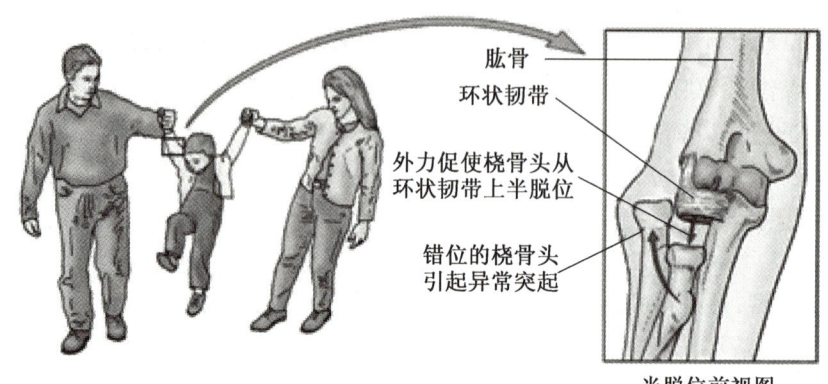

图7-4　桡骨头半脱位

（六）误服毒物

误服了酸、碱、灯油、杀虫水、毒药等，若能准确知道误服物品作用不强，可让儿童倒趴在成人腿上，然后用手刺激孩子的咽部令其呕吐，待将胃内容物吐出后可服大量牛奶；如果儿童服用的是作用较强的物品，除了给儿童喝大量牛奶外，应立即送医院抢救，千万不可自行处理，让孩子呕吐，这样只能加重食管的灼伤。

（七）触电与溺水

1. 触电

玩弄带电电器、湿手触摸开关或雷电天气在树木或高大建筑物下避雨，均可造成电击伤。

触电后的处理办法：

（1）切断电源，救护者应冷静分析现场情况，选择安全合理的办法，比如戴上棉布手套，穿上皮鞋，踩在塑料或干木板上，拉下电闸或用竹竿、长木棍将伤者身上的电线挑开。特别要注意的是，决不能在电源切断之前直接用手去推或拉触电儿童，也不能用潮湿的物品去分离电源，以免救护者自身触电。

（2）对呼吸、心搏骤停者进行现场急救（措施：口对口人工呼吸、胸外心脏按压，具体操作要领见本节基本急救方法）。

（3）有烧伤者，保护创面，待伤者呼吸心跳恢复后送医院治疗。

2. 溺水

溺水后平均5～6分钟，呼吸、心跳完全停止。

儿童溺水后，应立即采取以下处理办法：

（1）利用现场一切条件，抓紧水上救护。

（2）溺水者上岸后，观察其一般状况。若溺水者意识清楚，语言表达流畅，仅为体内进水,倒水就可以了(见图7-5)。倒水时,救护者取半跪姿势,让溺水者匍匐在救护者的膝盖上,使其头部下垂,按压其腹、背部,帮助溺水者将进入体内的水排出。也可就地取材,借助木凳、牛、马等物件的帮助,促其排水。

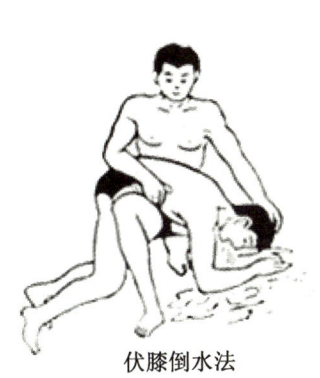
伏膝倒水法

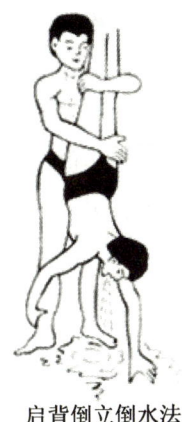
启背倒立倒水法

图7-5 倒水法

(3)若患儿意识不清,口内有淤泥杂草,则应迅速清除溺水者口鼻内的淤泥杂草,松解溺水者内衣、裤带、领口、袖口。若溺水者呼吸心跳已停,迅速施行人工呼吸和胸外心脏挤压术。

(八)鼻出血

鼻出血原因很多,最常见于用手抠挖鼻痂或发热及空气干燥时。处理措施如下:

(1)安慰患儿不要紧张,安静坐下,头略向前低。

(2)压迫止血,捏住鼻翼,一般压住5~10分钟即可止血。通常不用"堵"的方法。

(3)如果仍然出血,可用0.5%麻黄碱或0.1%肾上腺素湿棉球填塞出血侧鼻孔,一定要深达出血部位,前额、鼻部用湿毛巾冷敷。

(4)止血后,2~3小时内不做剧烈活动,避免再出血。

(5)若患儿有频繁的吞咽动作,一定让他把"口水"吐出来,若吐出的是鲜血,说明仍继续出血,应尽快送医院处理。上述情况常发生在鼻后部出血。

(6)若儿童常发生鼻出血,应去医院做全面检查。

流鼻血时,一般人都习惯于将头向后仰,鼻孔朝上,认为这样做可以有效止血,其实是错误的,如此做只是看不见血外流,但实际上血还是继续在向内流。

正确的方法是:头部应该保持正常或稍向前倾的姿势(见图7-6),使已流出的血液向鼻孔外排出,以免留在鼻腔内干扰到

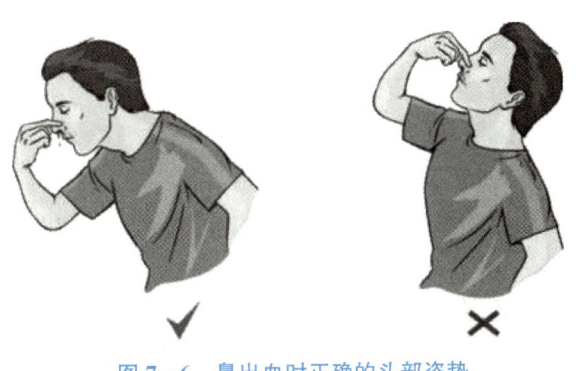

图7-6 鼻出血时正确的头部姿势

呼吸的气流。

（九）中暑

中暑是指因长时间在烈日下活动或处于高温环境中,导致人体体温调节功能发生障碍而引发的急性疾病。

1. 中暑的应急处理

立即将患儿移到凉爽的通风处,脱去多余的衣服,进行物理降温,同时让患儿饮用淡盐开水。根据患儿情况,考虑是否送医院作进一步处理。

2. 中暑处理的误区

(1) 过量饮用热水

虽然中暑后需要补充水分和盐分,但过量饮用热水,反而会使儿童因为大量出汗造成体内水分和盐分进一步流失,严重时还有可能引起抽风。

正确做法:给儿童少量、多次饮水,以淡盐水和凉白开为主。

(2) 过量进食

中暑后儿童体质较弱,如果此时给儿童吃得过多、过于油腻,反而会增加消化系统的负担,不仅营养物质不能被充分吸收,还会加重病情。

正确做法:尽量让儿童吃一些清淡爽口的食物,以适应夏季的消化能力。

(3) 冷饮降温

有人认为吃些冷饮可以给儿童降降温,但实际上,这样做对儿童的身体有害无益,因为凉性食品会损伤儿童的脾胃。

正确做法:可以给幼儿喝一些鲜果汁。

（十）出血

出血是创伤后的主要并发症之一,一次大量出血若达到全身血量的 1/3 时,生命就有危险,因此出血后的止血十分重要。

若皮肤没有伤口,血液由破裂的血管流到组织、脏器或体腔内,则称为内出血。引起内出血的原因较为复杂,必须立即送医院诊治。血液从伤口流向体外称为外出血,常见于刀割伤、刺伤等,应做初步止血处理后再送医院,防止短时间内出血过多。下面根据外出血的种类介绍相应的止血方法。

1. 毛细血管出血

血液从创面四周渗出,出血量少、色红,找不到明显出血点,危险性小,只需在伤口以消毒纱布或干净手帕等扎紧即可。

2. 静脉出血

血色暗红,血液缓慢不断地流出,其后由于局部血管收紧,流血逐渐减慢;危险性也较小。抬高出血肢体可以减少流血,然后在出血部位盖上几层纱布并扎紧。

3. 动脉出血

血色鲜红,呈搏动性喷出,出血速度快且量多,危险性大。

少量外伤出血不会有很大危险,但若遇到动脉损伤,就会引起大出血。发生大出血要立即采取止血措施。止血法如下：

（1）加压包扎止血法：用于动脉或大静脉破裂出血的止血。

具体做法：用无菌纱布或干净毛巾等折叠成比伤口稍大的垫子盖住伤口，再用绷带或三角巾加压包扎。

（2）指压止血法：用于紧急抢救时的动静脉出血，此法不宜长时间使用。

具体做法：救护者用手指或手掌将出血的血管上端（近心端）用力压向相邻的骨骼上，以阻断血流，达到暂时止血的目的。

常用的动脉压迫点有以下几处（见图7-7）：

头部出血：头部前面出血要压迫颞动脉，压迫点在耳朵前面，用手指正对下颌关节骨面压迫；头部后面出血要压迫枕动脉，压迫点在耳朵后面乳突附近的搏动处。

面部出血：压迫面动脉及面部的大血管，压迫点在下颌角前面半寸的地方，用手指正对下颌骨压住，要压住两侧才能止血。

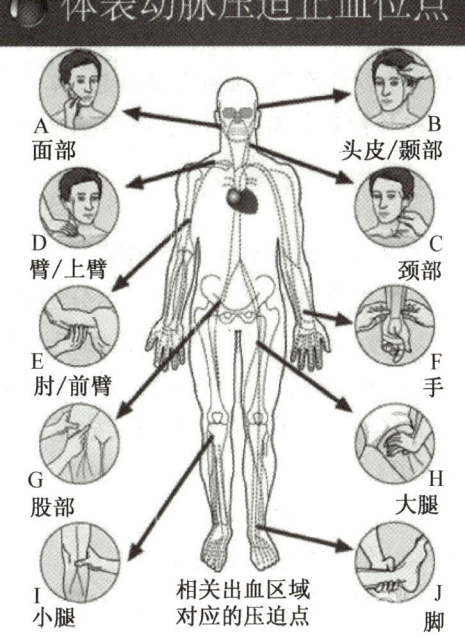

图7-7 体表动脉压迫止血位点

颈部出血：压迫颈总动脉。在颈根部、气管一侧，用大拇指放在跳动处向后、向内压下，注意不能同时压迫两侧的颈总动脉，以免引起大脑缺氧而昏迷。

腋部和上臂出血：可压迫锁骨下动脉。压迫点在锁骨上方，胸锁乳突肌外缘，用手指向后方第一肋骨压迫。

前臂出血：在上臂肱二头肌内侧用手指压住肱动脉可止住前臂出血。

手掌、手背出血：一手压住腕关节内侧桡动脉，即通常摸脉搏处，另一手压在腕关节外侧尺动脉处可止住手掌、手背的出血。

手指出血：手指屈入掌内，形成紧握拳头姿势能够止血。

大腿出血：在大腿根部中间处，稍屈大腿使肌肉松弛，用大拇指向后压住跳动的股动脉，或用手掌垂直压在其上部可以止血。

小腿出血：大拇指用力向后压迫腘动脉即可止血。

足部出血：两手拇指分别按压胫前动脉和胫后动脉可止血。

（十一）惊厥（抽风）

惊厥是学前儿童的常见急症，惊厥发作时，轻者表现眼球上翻，四肢略有抽动，重症患儿可突然不省人事、两眼紧闭或半开、眼球上翻或斜凝视、牙关紧闭、口吐白沫、口角抽动、口唇发紫、面部及四肢甚至全身肌肉持续性强直，每次发作数秒或数分钟，然后进入昏睡状态。有的儿童惊厥可反复发作或持续发作超过30分钟,如不及时抢救,可危及患儿生命。

1. 发生惊厥的主要原因

(1) 高热。因高热引发的惊厥称为热性惊厥。初次发生多见于6个月～3岁的小儿,一般急骤高热12小时内即可发生。

(2) 中枢神经系统感染。细菌、病毒、寄生虫、原虫等引发的脑炎、脑膜炎及脑脓肿。

(3) 全身性疾病。如维生素缺乏,水、电解质紊乱,食物中毒,以及全身重症感染等。

上述各种刺激因素作用于脑,致使神经细胞处于过度兴奋状态,神经元群发生过度的反复放电活动而产生惊厥。

2. 惊厥的处理

无论什么原因引起的惊厥,都应首先控制惊厥。

(1) 让病儿侧卧,便于及时排出分泌物,防止异物入气管。

(2) 松开衣领、裤带,保持血液循环通畅。

(3) 轻按病儿抽动的上下肢,避免其摔倒,但不可紧搂病儿。

(4) 将毛巾或手绢拧成麻花状放于上下牙中间,以免咬伤舌头。若病儿牙关紧闭,不可硬撬。

(5) 随时擦去痰涕。

(6) 针刺或指压人中穴止抽。

(7) 若有高热或上述处理后抽风不止,速送医院救治。

(十二) 晕厥

晕厥是指因短时间大脑供血不足而失去知觉。常因疼痛、精神过度紧张、闷热、站立时间过久等引起。

晕厥发生前,病儿多有头晕、恶心、心慌、眼前发黑等症状,然后晕倒。面色苍白,出冷汗,但很快能清醒过来。

处理方法:

让病儿平卧,头部略放低,脚略抬高,以改善脑贫血状况,松开衣领、裤带。清醒后,喝些热饮料。一般经短时间休息即可恢复。

如何有效避免幼儿发生意外事故?

防止幼儿发生意外事故,关键是家长和老师要善于在生活中发现事故的隐患。

一、户外

1. 孩子的主要活动场所,如家庭、幼儿园等,应远离尘嚣喧闹、废气排放量大的马路,远离池塘、危险品仓库、密集商业区、工厂区、加油站、煤气站等。

2. 注意孩子活动操场的地面平整度,阴沟盖有无松动。任何小石块、凸凹面、玻璃碴都可能造成损伤。

3. 大型玩具如滑梯、荡船、攀登架的衔接处是否牢固,有无断裂、木刺等,绳索有否松动;孩子玩耍时有大人在旁照应。

4. 戏水池的水以到孩子膝盖为宜,玩沙箱用的水池或水缸要严密封盖,使孩子打不开。

5. 树枝应定期修剪,高度超过孩子;不要让孩子接近带刺的花草,不在长青苔的地方玩耍。

二、居室

1. 地面最好铺地板,但不要抛光打蜡;地砖应该防滑,否则使用地毯。

2. 门向外开,不要装弹簧;窗子下沿高过孩子,不低于1.1米;窗外栅栏间距不大于10厘米,不设横杆,以防孩子攀爬。楼梯有良好的照明。

3. 所有的桌角、椅角、柜角应该是圆弧角,家具上不要有锁扣。

4. 盥洗间地面要防滑,不要潮湿,浴缸内最好放一防滑垫。

5. 婴儿小床要有护栏,插销安装在小儿摸不到的地方;如果和成人睡大床,床的一边最好靠墙。

6. 玻璃门窗、幕墙,要贴上颜色显著的双面胶。

7. 暖气管周围安装护栏或拦网,拦网的间隙不大于孩子的手指。

8. 厨房到处是危险的物品,尽量避免孩子进入。

9. 端汤菜、倒水时不经过孩子的头顶。

三、日常用品

1. 禁止孩子触摸电源开关、电器插头,电源最好安装在孩子够不到的地方。

2. 绳索、塑料袋、保鲜膜等不是孩子的玩具。

3. 水瓶摆放安全处,不让孩子使用电热水瓶。

4. 教会孩子使用刀剪的正确方法,使用时有大人监督。

5. 不要用饮料瓶装任何清洁剂、消毒液等,以免孩子误食。

6. 将药品锁进家庭小药箱,保管好钥匙。

7. 禁止孩子接触煤气阀、打火机、火柴等。

8. 杜绝孩子之间争抢筷子、小刀等,以免一方松手,一方在惯性下遭受损伤。

9. 不要让孩子口含筷子、冷饮棍、小汤匙、小玩具。

10. 不给孩子使用劣质化妆品。

11. 最好让小婴儿单独睡,不要挤在大人中间;不要给孩子盖太厚重的被子,不用松软的大枕头。

12. 给孩子穿脱衣服时,不要强行牵拉孩子手臂。

13. 做其他事情,千方不要将小儿放在沙发、桌子、小床上。

14. 从炉子上端东西,倒开水时,注意防止小儿突然冲过来。

15. 抱孩子时不要穿高跟鞋，尤其是上下楼梯、挤公共汽车。

16. 尽量不带孩子到车间、站台、冰库、停车场、猪圈、狗崽多的地方。

17. 用樟脑丸防护的换季衣物，拿出后最好晾晒一下再给孩子穿。

18. 骑车带孩子时，车轮子两边安装挡板；在车厢、轮船上不要让孩子乱跑，以免急刹车时撞伤孩子。

19. 不要给孩子穿开裆裤或肥大的衣物；孩子的用品不能带刺、带钉，或开裂。

四、饮食

1. 为防止食物中毒，不要给孩子吃隔夜的剩饭菜，即使吃，也要加热。

2. 不要给孩子吃瓜子、豆粒、糖豆，以免呛入气管。

3. 杜绝含有色素、防腐剂类食物；少吃油炸、膨化食物。

4. 早起后，自来水放出一些后再给孩子用，因为隔夜自来水的含铅量高。

5. 微波炉里拿出的食物会很烫，注意温度。

6. 不要让孩子随意开冰箱，更不能让孩子舔冰箱里的食物，以免舌头被粘住。

7. 避免鱼刺、碎骨头多的肉类和其他食物混在一起。

8. 烹饪的食物以细、小、软为宜。

9. 进食时，不准孩子大声讲话、说笑、哭闹，以防食物呛入气管。

10. 孩子使用的餐具需买正规产品，防止铅中毒。

五、玩具

1. 大型户外玩具，风吹日晒，易螺丝松动、油漆剥落、开裂，孩子玩时要注意检查。

2. 戏水池长期不使用，会长青苔，再使用时要清洗，防止孩子玩时滑倒。

3. 桌面玩具应轻巧、牢固、不脱色、不带刺；金属玩具切割面和边缘不能锋利。

4. 避免孩子玩危险的仿真玩具，如能射击子弹的枪、弹弓、宝剑、小刀等。

5. 骑小自行车，开仿真小汽车时，一定要有成人在旁照顾。

6. 玩具放在孩子随时能拿到的地方，而不是高处。

7. 有些家长在孩子哭闹时，喜欢随手拿一样东西给孩子玩，而没有考虑该物品是否有危险性。

8. 细小的物品是训练孩子手指精细动作的理想物，但成人应密切关注，以免孩子将小丸、木珠笔塞入鼻腔、耳道。

六、生活护理

1. 不要让孩子的手缩在衣服里，手指的动作练习可促进小脑的发育。

2. 孩子患病，要弄清病因，不要盲目地使用抗生素。

3. 孩子的护肤（化妆）品要无毒、无刺激。

4. 药品放在安全地带，尤其是有颜色的、带甜味的药；不可用饮料瓶装药。

5. 不要捏着小儿的鼻子灌药。

6. 孩子皮肤感染时，不要随便挤压、针挑，尤其是头面部的感染。

7. 眼睛里有异物时，不要用带针头的注射器去冲洗。

探寻四 常用护理技术

一、测量体温

人体正常体温（腋表）为 36～37 ℃，一昼夜间，有生理性波动。学前儿童的体温比成人略高，进餐、哭闹、衣被过暖或室温过高，都会使体温略微升高。所以测量体温最好在进餐半小时以后，安静状态下进行。

给学前儿童测体温时要测腋下，这样既安全又卫生。

用水银体温计测量之前，要先查看一下体温计的度数。拿着体温计的上端，使表和眼睛平行，来回转动几次，就能看清楚水银柱的度数。如果超过 35 ℃，向下、向外轻轻甩几下，使水银柱刻度线降至 35 ℃ 以下。

测体温前，要先擦去腋窝的汗，把体温计的水银端放在腋窝中间，注意别把表头伸到外面。夹好后，扶住孩子的胳膊，以免体温计位置移动测不准或折断。一般测 5 分钟即可，时间太短、太长都会影响所测体温的准确性。

二、物理降温

降温的方法有两种：物理降温和药物降温。对学前儿童来说，若体温不是特别高，尽可能采取物理降温的方法。这样做更安全，能减少药物对儿童机体的伤害。

常用的物理降温法有冷敷和酒精擦拭法。

冷敷的操作方法：把小毛巾折叠成数层，浸在凉水里，拧至半干，敷在前额，也可敷于颈部两侧、腋窝、肘窝、腘窝、大腿根等大血管通过的地方。每 5～10 分钟换一次毛巾。也可用热水袋灌进冷水或碎冰，做成冰枕或冰袋。冷敷除降温作用外，还可起到收缩血管、促进止血的作用，所以鼻出血、脚部扭伤、软组织损伤也可用此方法止血。

酒精擦拭的操作方法：酒精容易挥发，能使热量较快地散发出去。可用 75% 的酒精或高度白酒兑等量温水，把小毛巾浸泡在里面，拧至半干，擦拭颈部两侧、腋窝、胳膊等部位。

进行物理降温要注意避风。物理降温配合药物降温时，要注意药物的作用机理，否则会适得其反，影响药效甚至对机体造成伤害。物理降温可以单独使用，也可配合药物降温使用。

另外，在高热初起的时候，皮肤血管收缩，常常打寒战，这时候要保暖，不要降温。寒战过去了，体温迅速上升，就要采取降温措施，使体温降至 38 ℃ 左右。热退后，要及时把汗擦干。

三、热敷法

热敷法的作用:活血化瘀、消炎消肿,可扩张血管,促进血液循环。

该法适用于:① 疖肿初起时;② 陈旧性瘀血、瘀斑难以吸收的时候;③ 血液黏稠度高,局部循环差,尤其是末梢循环不良的患者。具体操作如下:

(1) 将 48 ℃左右的温水装入热水袋中,将袋内气体排出,拧紧盖子,用毛巾裹好,放在需要热敷的部位。

(2) 或准备 45 ℃的热水,将毛巾浸湿,折叠后置于患处,待热量部分散发后更换,重复多次。该法也可使用红外线灯烘烤代替。若发病部位为手和脚,可用热水浸泡代替进行。

四、测量脉搏

测量脉搏常选用较表浅的动脉,手腕部靠拇指侧的桡动脉即为经常选用的部位。

脉搏受体力活动和情绪的影响较大,为减少误差,需在儿童安静状态下、情绪稳定时进行。可连测三个十秒钟的脉搏数,其中两次相同并与另一次相差不超过一次脉跳时,可认为儿童已处于安静状态,然后数一分钟的脉搏数。

儿童年龄越小,脉搏越快。成年人正常状态下脉搏数为每分钟 70~80 次,平均 72 次左右。低于 60 次/分钟为心动过缓,高于 100 次/分钟为心动过速,脉率不齐则提示心律不齐。儿童 2~3 岁约为 108 次/分钟,5~7 岁约为 92 次/分钟。

五、观察呼吸

很多疾病会影响到孩子的呼吸,如气管炎、支气管炎、肺炎早期,患儿呼吸频率加快;贫血、休克则会使呼吸减慢减弱。通过观察呼吸,可了解相关疾病的严重程度并及早采取相应措施。

儿童以腹式呼吸为主,胸壁起伏不大,观察呼吸可以观察胸壁起伏的次数,一呼一吸为一次。若因种种原因呼吸微弱,可用棉线放于鼻孔处观察吹动的次数。

正常成人呼吸频率为 15~20 次/分钟。儿童年龄越小,呼吸频率越快。1~3 岁为 25~30 次/分钟,4~7 岁为 20~25 次/分钟。

六、喂药

给小婴儿喂药,可将药片研成细小粉末,溶于果汁、糖水等香甜可口的液体中喂服,或用奶瓶像喂奶那样喂进去。

1 岁左右的婴儿,似懂非懂,常会又哭又闹拒绝吃药,有时需要灌服。灌药的方法是:将药片压成粉末,放在小勺里,加点糖、少许水,调成半流状。固定婴儿头部,使头歪向一侧,左手捏住婴儿下巴,右手将勺尖紧贴婴儿嘴角将药灌入。待幼儿将药咽下去之后,放开其下巴,喝几口糖水,以免嘴苦。

对 2~3 岁以后的儿童,应鼓励其自己吃药,不宜再采用灌药的方法。

七、翻转眼皮

异物进入眼睛，常常需要翻转眼皮。

翻下眼皮：嘱儿童向上看，用洗干净的右手拇指向下牵拉下眼皮即可翻转。

翻上眼皮：嘱儿童向下看，将洗干净的右手食指放于上眼皮中部皮肤，拇指放在上眼皮中间的下部边缘，食指向下压的同时，拇指向上卷起，即可将上眼皮翻转。

眼皮翻转后，用干净柔软的毛巾轻轻拭去异物，不可用嘴吹，以免感染。

八、滴眼药水、涂眼药膏

很多药水跟眼药水外观很像，所以用前应核对药名，千万不可滴错药。操作如下：

（1）先把手洗干净，把患儿眼部分泌物用干净毛巾拭去。

（2）用左手食指、拇指将患儿上下眼皮轻轻分开，嘱儿童头向后仰，眼睛向上看。

（3）操作者右手持滴药瓶，轻轻将药液滴于下眼皮内，每次 1~2 滴。

（4）嘱儿童轻轻闭上眼睛，操作者用拇指、食指轻提其上眼皮，嘱儿童转动眼球，使药液均匀涂满眼内。

眼药膏宜在睡前涂用，操作如下：

（1）操作前先检查玻璃棒是否光滑，有无破碎。

（2）对完好的玻璃棒进行消毒。

（3）用干净的玻璃棒蘸少许软膏。

（4）嘱儿童向上看，分开其眼皮，将玻璃棒上的药膏放在下眼皮内。

（5）嘱儿童闭上眼皮，将棒平行由外眼角部抽出。

（6）轻轻按摩眼球，使药膏分布均匀。

九、滴鼻药水

幼儿患有鼻炎，或感冒引起鼻塞，常常需要局部鼻腔滴药。操作如下：

（1）嘱儿童平卧，肩下垫上枕头；或坐在椅上，背靠椅背，使头尽量后仰，鼻孔向上。

（2）右手持药瓶，在距鼻孔 2~3 厘米处，将药液沿鼻一侧轻轻滴入鼻内，每侧 2~3 滴。

（3）轻轻按压鼻翼，使药液均匀涂于鼻腔黏膜。

（4）滴药后保持原姿势 3~5 分钟，便于药液吸收，从而发挥其治疗作用。

十、滴耳药水

外耳道发炎或中耳炎引起鼓膜穿孔，常常需要通过外耳道局部滴药进行治疗。操作如下：

（1）先将外耳道分泌物或脓液擦拭干净。

（2）嘱儿童侧卧，患耳朝上。

（3）操作者左手牵拉患儿耳廓，使外耳道变直，右手持药瓶将药水沿外耳道后壁轻轻滴入 2~3 滴。

（4）轻揉耳廓，使药液充分进入外耳道深处。

（5）滴药后保持原姿势 5~10 分钟，便于药液吸收。

基本的急救方法

心肺复苏

微课 25

心肺复苏

一、人工呼吸

各种原因引起的窒息、触电、溺水等意外事故，药物中毒及过敏等，都会引起心跳呼吸骤停，从而导致机体缺氧和二氧化碳潴留，心肌收缩力减弱，血压下降，心律失常，脑组织受损直至死亡。通过人工呼吸和胸外心脏按压，使中断的心肺功能恢复称为心肺复苏。

当儿童处于危难时，最为紧急的就是保持或恢复儿童的呼吸和心跳，这样才能最大限度地保持儿童的生命。在保持生命的过程中，争分夺秒是关键的关键。因为一旦呼吸心跳停止对人体的影响与分秒相关（见图 7-8）。

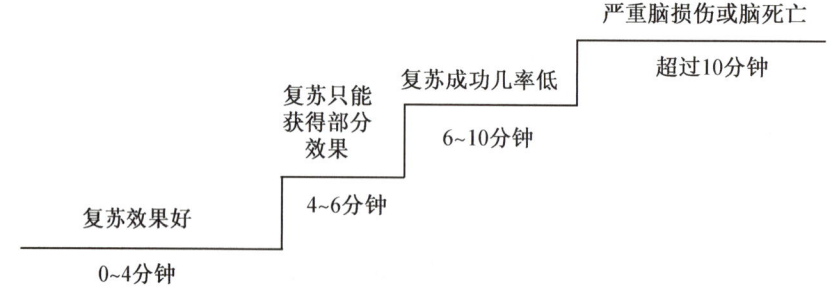

图 7-8　复苏开始时间与预后的关系

任何原因导致呼吸完全停止 4 分钟以上，就可造成死亡或濒临死亡。在无抢救用具的情况下，为达到肺复苏的目的，应在患者呼吸刚刚停止时，对其进行人工呼吸，可助其起死回生。常用的简便且行之有效的人工呼吸法是口对口（鼻）吹气法。

口对口（鼻）吹气法的操作要领（见图 7-9）：

1. 通畅呼吸道

（1）清除口鼻中的淤泥、杂草和痰涕。

（2）将病人颈部垫高，使其头部后仰，舌根抬起，保持呼吸道通畅，进行吹气。

2. 进行吹气

（1）对小婴儿，用嘴衔住婴儿的口鼻，往里吹气，吹完一口气，轻压其胸部，帮助呼气。这样有节奏地进行，2~3 秒间隔一次（一吹一压算一次）。小婴儿肺部娇嫩，胸壁较薄,吹气时不可太用力。见到其胸部隆起,就把嘴松开。这样有节奏地进行,直至病儿恢复自主呼吸为止。

（2）对较大儿童,救护者深吸一口气,捏住患儿鼻孔,嘴紧贴患儿的嘴,向里吹气。吹完一口气,嘴离开,放开患儿鼻孔,轻压其胸部,帮助其呼气。3～4秒间隔一次,直至患儿自主呼吸恢复为止。若患儿牙关紧闭,也可对着鼻孔吹气,方法和口对口吹气法相同。

若吹气后不见患儿胸部隆起,可能呼吸道仍不通畅,或自己的动作不合理,应及时予以纠正。

二、胸外心脏按压术

各种原因引起患儿心搏骤停,都可危及生命,须立即抢救,常用方法为胸外心脏按压术。通过给停止搏动的心脏施加压力,使心脏排出血液,保证全身的血氧供应,达到心脏复苏的目的。其具体操作步骤如下：

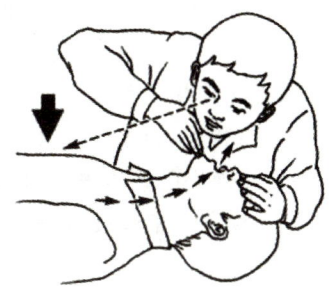
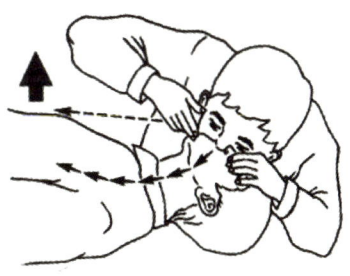

图7-9 人工呼吸的方法

第一步,使患儿仰卧,背部有硬物支撑。可就地取材,让病儿面朝上躺在硬地板或平整的地面上,这样才能使心脏按压有效。

第二步,按压心脏。

（1）对新生儿。双手握住其胸,用拇指按压胸骨（两乳头连线的中央）,使胸骨下陷1厘米左右,然后放开。每分钟120次左右,直至患儿心跳恢复（见图7-10）。

（2）对婴幼儿。左手托其背,右手手掌根按压其胸骨偏下方,使胸骨下陷2厘米左右。如此不断进行,直至患儿自主呼吸恢复。

（3）对较大儿童。救护者把右手掌放在胸骨偏下方,左手压在右手上,呈垂直交叉式,便于用力。每分钟60～80次,直至患儿自主呼吸恢复（见图7-11）。

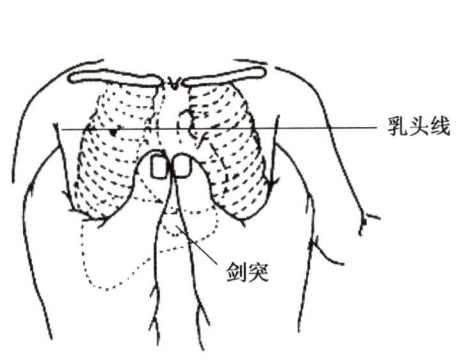

图7-10 环抱法胸外心脏按压

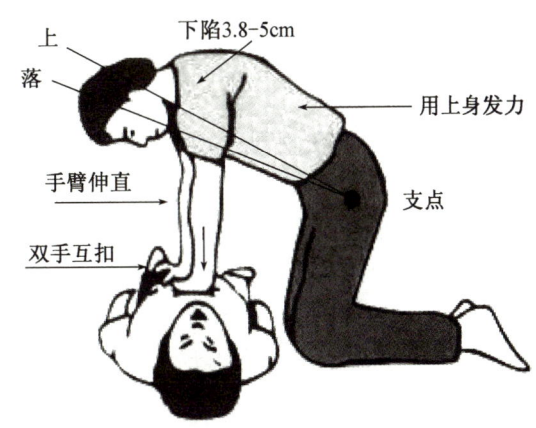

图7-11 双手胸外心脏按压

胸外心脏按压时,一定要使胸骨下陷。胸骨下陷则挤压心脏,相当于心脏收缩将血液注入动脉。救护者手放开时,相当于心脏舒张,静脉血回流入心脏。

进行胸外按压时,要垂直向下用力,按压面积不可过大,以免伤及肋骨,造成肋骨骨折,刺伤肺脏,加重病情。

三、胸外心脏按压与口对口吹气同时进行

垂危病人常常呼吸心跳同时停止,此时人工呼吸和胸外心脏按压应同时进行。一位救护者做人工呼吸,另一位救护者做胸外按压,人工呼吸与胸外心脏按压的频率之比为1∶5。

进行时,救护者可吹一口气,做4~5次心脏按压。若仅一名救护人员,也可先吹两口气,再做8~10次心脏按压。为了避免吹气和挤压互相干扰,吹气时,挤压动作暂停。如此交替,不断地进行,直至患儿心跳呼吸恢复为止。

国考真题

1. 幼儿鼻中隔为易出血区,该处出血后正确的处理方法是( )。(2014年下半年)

   A. 鼻根部涂紫药水然后安静休息
   B. 让幼儿略低头冷敷前额鼻部
   C. 止血后半小时内部剧烈运动
   D. 让儿童仰卧休息

2. 被黄蜂蜇伤后,正确的处理方法是( )。(2015年上半年)
   A. 涂肥皂水   B. 用温水冲洗
   C. 涂食用醋   D. 冷敷

3. 幼儿在户外活动中扭伤,出现充血、肿胀和疼痛,教师应对幼儿采取的措施是( )。(2015年下半年)
   A. 停止活动,冷敷扭伤处   B. 停止活动,热敷扭伤处
   C. 按摩扭伤处,继续活动   D. 清洁扭伤处,继续活动

4. 幼儿突然出现剧烈呛咳,伴有呼吸困难、面色青紫。这种情况是可能是( )。(2016年上半年)
   A. 急性肠胃炎   B. 异物落入气管
   C. 急性喉炎   D. 支气管哮喘

模块八 托幼机构的环境卫生

学前儿童的身心健康发展离不开良好的环境,托幼机构的环境卫生对学前儿童生长发育的影响很大。本模块主要讲述了国家和有关部门规定的托幼机构建筑的标准和要求,介绍了托幼机构园址的选择、园内布局和各室配置的卫生要求以及室内的采光、照明、通风、取暖等方面内容,阐述了托幼机构家具、文具、教具和玩具的卫生以及体育设备的卫生标准和要求,以及如何给这些设施、设备进行消毒。

探寻一 托幼机构的环境

何谓幼儿园环境?意大利著名教育家蒙台梭利认为:"教育的基本任务是让幼儿在适宜的环境中得到自然的发展,教师的职责在于为幼儿提供适宜的环境。"我国近现代儿童教育家陈鹤琴则提出幼儿园环境是"幼儿所接触的,能给他以刺激的一切物质"。根据人类发展生态学家布朗芬布伦纳(Bronfenbrenner, U.)对环境的定义,幼儿园环境是指幼儿本身以外的、影响幼儿发展或者受幼儿发展所影响的幼儿园中的一切外部条件和事件。我们认为,幼儿园环境就是指教育者根据教育目标,着眼于幼儿身心全面、和谐、健康发展的需要,在幼儿园内外精心创设的"适宜"的教育条件。自古就有"孟母三迁"的故事,由此可见培养人才需要重视环境的选择。对于身心还未健全的幼儿来讲,环境潜移默化的作用更加不能忽视。幼儿园环境是幼儿每天都会接触到的,影响着幼儿身心发展,幼儿园环境作为一项重要的教育资源必须得到重视。

一、托幼机构的建筑

1. 安全便利

托儿所、幼儿园等托幼机构应设置在居民适中的位置,便于婴幼儿安全入园离园,也便于家长接送,避免因往返路程过远而导致婴幼儿疲劳或发生意外伤害。

2. 远离污染

托幼机构在选址的时还应当考虑到选择环境清洁、安静、空气清新的地方。远离喧闹的交通要道、车站、码头、机场、市场等,也应尽量避免医院和工业区,防止噪音和空气污染等对儿童的身心健康带来伤害。远离化学、生物、物理等污染源,不与易燃、易爆、农药等危险品仓库为邻,不在架空高压线影响范围内。为保证儿童安全,幼儿园的园门不宜直接开向机动车流量超过 300 辆/小时的道路,门前应留有一定缓冲地带。如果是工厂等单位的自建园,则应建在工厂的上风地带,以减少各种污染的影响。

3. 地势平坦

幼儿园内的场地应在平坦干燥、排水通畅、地势较高的地段,这样既可以防止雨天污水积流给幼儿园内各项活动的开展带来不便,也能够有效地保障儿童活动时的安全。

4. 日照充分

幼儿园的主体建筑应与四周的建筑保持一定的距离。通常,在东、南两个方向上,与邻近建筑物的距离不少于最高建筑的两倍;在西、北两个方向上,距离则不少于最高建筑物的 1.5 倍。

5. 规模适中

托儿所、幼儿园的规模都不宜过大。幼儿园一般分为大、中、小三种基本类型。5 个班以下为小型,6~9 个班为中型,10~12 个班为大型。一般来说,小班 20~25 人/班,中班 26~30 人/班,大班 31~35 人/班。

二、托幼机构的房舍布局

若城市幼儿园建筑按主体园舍建筑分为三层房,附属建筑以平方计算,则建筑用地面积不宜大于幼儿园占地总面积的 30%。楼房以 2~3 层为宜,不应采用高层建筑。园内各种用房合计面积儿童每人不低于 5 平方米,户外场地每人 3~4 平方米,其中活动场地 1~1.2 平方米,绿化为 1.5~2 平方米,游戏设备场地 0.5~0.8 平方米比较合适。

城市幼儿园用地面积定额及园舍建筑面积定额参见表 8-1 和表 8-2。

表 8-1 城市幼儿园园舍用地面积

规模	园舍用地面积(m²)	用地面积定额(m²/人)
6 个班	2 700	15
9 个班	3 780	14
12 个班	4 680	13

表 8-2 城市幼儿园园舍建筑面积定额

规模	园舍建筑面积(m²)	建筑面积定额(m²/人)
6 个班	1 733	9.9
9 个班	2 481	9.2
12 个班	3 182	8.8

备注:每个班人数均以 30 人计算

生活用房是园内的主体建筑,它包括活动室、睡眠室、卫生间、多功能活动室等。一般小中班安排在低层,大班安排在高层,多功能活动室可安排在较高层次。生活用房应朝南,日照充足,通风良好。

生活用房在一、二级耐火等级的建筑物中不应设在四层及以上,在三级耐火等级的建筑中不应设在三层及以上,在四级耐火等级的建筑中不应超过一层。

服务用房与供应房是园内附属建筑物。服务用房包括保健室、隔离室、晨检接待室以及教职工办公室、会议室、值班室、资料室、教职工厕所等;供应用房包括厨房、消毒室、洗衣用房及储藏室等。

附属建筑物应与主体建筑物分开,但厨房与生活用房不宜距离太远,应有走廊连接,以便遮雨。厨房及隔离室应有单独出入口。

楼梯应按照保障安全、便于行走和疏散的原则来设计,楼梯内应有天然采光,不宜采用螺旋式楼梯。楼梯两侧应加儿童扶手,扶手高度不应高于 0.6 米。

楼梯宽度不应小于 1.2 米,以 3 人能同时上下为宜,每一踏步的高度以 0.12～0.14 米为宜,不应大于 0.15 米;台阶深度不应小于 0.26 米。

(二) 运动场地

托幼机构必须设置各班专用及全园共用的室外游戏场地。每班的游戏场地不应小于 60 平方米,当园内一旦流行传染病,各游戏场地之间可以隔离。全园公用的室外游戏场地,供设置大型游戏器具、30 米跑道、沙坑、洗手池和深度不超过 0.3 米的戏水池等,以便儿童进行户外活动。场地应为弹性地面。

平屋顶可作为室外游戏场地,但要有防护措施,阳台及屋顶平台的护栏净高不应低于 1.2 米,所采用的垂直线饰的净空距离不应大于 0.11 米。其最小面积可按下式计算:室外公共游戏场地面积(m²)=160+20N(N 为班数)。

(三) 绿化地带

绿化地带可改变局部小气候,对净化空气、减少尘埃、降低温度、增加湿度、减少噪声、美化环境都十分有利,同时可兼做自然科学园地。

校园四周应种植树木,以乔木和灌木为主;园内可以种植草坪、花;但主体建筑物周围不宜种植高大的树木,否则会影响室内自然采光和通风。园内严禁种植有毒、带刺的植物。托幼机构绿化面积的理想标准是达到全园总面积的 40%～50%。

三、托幼机构的各室配置

（一）托幼机构各室配置的卫生原则

托幼机构每个班级应有一套单独使用的房间，组成独立的单元，主要包括活动室、卧室、盥洗室、厕所、储藏室等。每个班级用房的配置一般应以活动室为主，单元内部各个室分别与之相接，活动室与卧室均应与盥洗室、厕所相通。每个班的单元房间都应有其通往园内的出入口。这样，必要时可将班级隔离，有效控制传染病的流行。

注意用电安全。电线应用暗线，不宜用暴露在外的明线。电器固定设备装置高度应在1.7米以上，应有带接地孔。

室内墙角及各种用具如窗台、暖气罩、窗口竖边等应避免棱角，必须做成小圆角；1.3米以下的墙面应采用光滑且易清洁的材料，不应粗糙。

门以开放式为佳，宽度为1.2～1.5米，门把高达1.2米，儿童经常出入的门应在距地面0.7米处加设儿童专用把手。在距地0.6～1.2米高度内，不应装易碎玻璃，不应设置门槛和弹簧门，不应装落地玻璃门，以避免外伤。

（二）托幼机构各室的卫生要求

1. 活动室

活动室是儿童生活和活动的主要场所，活动室应每班一间，使用面积90平方米，如果活动室与卧室分设，活动室的使用面积不宜小于54平方米。活动室的窗应向南，不应向北或向西，最好是双面采光。窗高（室内地面至窗上缘高）不低于2.8米。为使儿童能在室内向外远眺，窗台距地面的高度应为50～60厘米。楼层无室外阳台时，应设护栏，距地面1.3米内不应开设开窗。活动室净高不低于3.3米。地面应铺木地板，保湿、防潮、便于打扫，且防止儿童摔伤。室内噪声不应大于50分贝。

2. 卧室

寄宿制幼儿园或有条件的全日制幼儿园应设专门的儿童卧室。

为了避免儿童卧床的紧密接触，减少飞沫感染的机会，方便保教人员和儿童在床间行走，床头的间距应为0.5米，两行床的间距应为0.9米。每个儿童应有单独的床及床上用品。

卧室墙面宜用淡色，应有质地较厚的深色窗帘。地面宜铺木地板，室内注意防潮，经常开窗通风。被褥应经常清洗、暴晒。

3. 卫生间

每班一间，使用面积为15平方米，人均0.5平方米。内设大小便槽、盥洗室和淋浴池。厕所和盥洗池应分间或间隔，并且通风。

卫生间内不设台阶，贴墙砖与铺地砖，便于清洗。沟槽式或坐便式大便器，都应有1.2米高的架空隔板，并设儿童扶手；每个厕位的平面尺寸为0.8米×0.7米，沟槽式的槽宽为0.16～0.18米，坐式便器高度为0.25～0.3米。

盥洗室应位于厕所与活动室或卧室之间。应有一个盥洗台高度为0.5～0.55

米,宽度为 0.40~0.45 米,水龙头 6~8 个,水龙头的间距为 0.35~0.4 米。

4. 厨房

厨房是食品加工的主要场所,为避免油烟、气味和噪声,不应设置在主建筑内,应与生活用房分开单独设置,但又不宜过远。应有走廊与主建筑相通,便于雨雪天气送饭。

厨房内应有各种必备的烹调设备,洗切食物、储存生熟食物和洗刷食具的设备,应有纱门纱窗,有防蝇、防鼠、防蟑螂和防尘的卫生设备。

5. 保健室和隔离室

托幼机构应设保健室一间,其使用面积按幼儿园规模大小,一般为 14~18 平方米。通风良好,墙面为白色,便于观察儿童,有流动水。保健室应有如下设备:常规医疗用品,包括常规的医疗器械,如镊子、剪刀、听诊器、血压计、体温计、手电筒、压舌板、纱布、棉球、棉签、软皮尺等;常用药品,如各类外用药、急救药以及常用的西药、中成药;消毒设备,如高压消毒锅、紫外线灯、常用消毒液、测试纸、量杯;体检设备,如体重计、对数视力表和灯箱、身高计、坐高计。

托幼机构应设隔离室,使用面积一般为 10~16 平方米,内设隔离床 1~3 张,有专用的床上用品、盥洗用具和独立的厕所及玩具、食具等,以供隔离传染病患儿及临时观察治疗病儿所用。隔离室的出入口要远离活动室。

保健室和隔离室宜相邻设置,与儿童生活用房有适当距离,不在各班必经途中。

四、室内的采光和照明

采光又称自然采光,是指以太阳光线为光源,保证有效率的室内生活和活动的条件。照明,即人工照明,是指用人工光源(白炽灯、荧光灯、LED 灯)获得照明的方法。托幼机构的房舍(特别是活动室)应采光充足、照明良好,能帮助儿童减少视觉疲劳,保持情绪愉快,提高学习和生活的效率。

(一) 自然采光

活动室内自然采光的卫生要求是:满足采光标准,桌面和黑板面有足够的照度;照度分布较均匀;单侧采光应从儿童左侧射入,双侧采光也应将主要采光窗设在左侧;避免眩光的作用,形成愉快、舒适的生活与活动环境。

室内采光状况与多种因素相关,除了太阳光的强弱,还与玻地面积比、室深系数大小、有无室外遮挡物、建筑朝向、室内色调等因素有关。

为了提高室内采光的效果,采光窗应适当地加大,床的上缘应尽可能高些。玻地面积比是衡量室内采光状况的一个重要指标,是窗的透光面积与地面积之比,幼儿园活动室的玻地面积比值不应低于 1∶6,窗户越小,窗框遮光的面积比率越大,实际测量时应以实际的透光面积来计算。

室深系数是影响采光效果的另一重要指标,它是指窗上缘距地面高度与室深之比。单侧采光时,室深系数不应小于 1∶2,或投射角(室内桌面一点到窗侧所引的水平线与该点到窗上缘之间的夹角,也称为入射角)不小于 20°~22°。若是双侧采光,室深系数应不小于 1∶4。为了使玻地面积比和室深系数符合要求,活动室窗户要适量加大,窗上缘尽可能高些。

有无室外遮挡物也是影响室内采光效果的一个因素。如果室外有高大的建筑物、树木、围墙、大型运动器械等遮挡物,对室内的采光影响很大。一般来说,对面建筑物(遮挡物)至活动室之间的距离应不小于该建筑物高度的2倍。

窗玻璃的清洁程度也对采光有影响。普通玻璃的遮光率为10%左右,而被尘埃污染的玻璃的遮光率可达20%~30%。为降低遮光率,应保持门窗玻璃的清洁。

各种彩色对光的反射率是不同的,如白色是0.8~0.9,淡米黄色是0.5~0.6,浅黄色是0.5~0.6,黄色是0.4,浅蓝色是0.3,浅褐色是0.15,黑色是0.01~0.02。室内墙壁宜刷成白色,使反射系数值达到最高值。天花板、桌椅、橱柜宜为淡色,以改善室内的采光状况。

我国大部分地区的建筑物以南向(或南向偏东,或南向偏西)为宜。东西朝向所接受的太阳光时间过短,所以幼儿园主体建筑物不应采用东西朝向,最好采用南北向的双侧采光。南外廊北活动室时,应以北向窗为主要采光面,教师应将小黑板、贴绒板等置于活动室东面,使桌面能形成左侧采光。

为了综合评价活动室的采光情况,一般用采光系数作为衡量指标。采光系数是指室内工作面一侧的照度与同时间室外开阔地天空散射光的水平照度的比值。一般要求离窗最远的桌面上的采光系数不低于1%~1.5%。

(二) 人工照明

人工照明是利用人工获得光线,以弥补自然采光的不足。儿童在幼儿园大部分是在采光条件较好的白天,一般不需要人工照明;但在冬季及阴雨天或室外有遮挡物时,应补充人工照明。

幼儿园室内人工照明的卫生要求与自然采光的卫生要求基本一致,人工照明应保证桌面和小黑板面上有足够的照度;照度分布均匀;不产生或少产生阴影,没有或尽量减少眩光作用;不因人工照明而使室内气温过度增高或使空气受到污染,应该保证空气的质量和安全性;在儿童视野内看不到强烈的发光体等。

照度的大小取决于灯的数量、功率和种类。工作面照度的大小对儿童的视觉功能以及学习效率有直接影响。幼儿园活动室的照度值不应低于150lx,保健室、隔离室、办公室的照度值不应低于100lx,卧室、厨房等照明值不应低于75lx,卫生间和洗衣房的照度值不应低于30lx,门厅、库房等照度值不应低于20lx。如果暂时无法改变室内照度值不足的情况,就应缩减儿童作业时间,增加休息次数,以防引起视疲劳。

保证室内照度均匀。照度的均匀度即均匀系数主要与灯的数量、种类、悬挂高度、布置方式等有关。均匀系数是室内最小照度与平均照度之比,一般要求该系数不低于0.1。照明的均匀系数是随灯的悬挂高度的升高而加大的,但桌面的照度会应悬挂高度的增加而降低。

眩光是指在视野范围内形成不舒适的干扰或使视觉产生的疲劳的光亮,分为直接眩光和反射眩光。为减轻或消除室内眩光,可限制光源亮度,不用裸灯照明。适当提高灯的悬挂高度,适当提高环境亮度,减少亮度对比,都可减少或消除眩光。

五、室内通风和采暖

(一) 通风

室内的微小气候包括气温、湿度和气流,对儿童的健康起着影响作用。

通风的目的是通过空气流动,排出室内的污浊空气,送入室外的新鲜空气。

通风的形式可分为自然通风和人工通风两种。

1. 自然通风

自然通风是由于风力和室内外气温差的大小,引起空气流动。风力和室外温差越大,气流速度就越快,通风所需时间就越少。

为了加强自然通风,可采取以下措施:

(1) 活动室及卧室设气窗

气窗总面积不应小于地面积的 1/60~1/50。可在窗户的上部 1/3 处设风斗式小窗,以小窗底部为轴,向室内开启,回旋角度为 30°左右。窗边两侧设置铁制或木质夹板。室外气流经风斗式小窗流向天花板,呈弧形下降,这样可避免冷气直接吹到儿童身上,也不会使室内气温骤然下降。

(2) 合理的开窗换气制度

应按不同季节和天气规定合理的开窗制度。寒冷季节,应在儿童室外活动期间,及时开窗换气。如果室内有合理的供暖和通风小窗设备,即使在寒冷季节也可整日打开小窗。炎热地区四季都可开窗,温暖地区可采用开窗与开小气窗相结合的方式。

(3) 室内墙壁设自然抽出式通风管道

有通风管道的室内比无通风管道的室内的二氧化碳蓄积程度低,可使每小时换气次数自然增加。

2. 人工通风

在自然通风的情况下,室内气温仍然达到 30 ℃时,应采用人工通风的辅助设备,如电扇、空调、排风扇等,使室内外空气得以交换,弥补自然通风的不足。厨房与卫生间应安装排风扇。

(二) 采暖

严寒季节,既要保持室内一定的气温,又要保持室内空气新鲜,因此,托幼机构在注意通风换气的同时,还必须考虑合理的采暖。

托幼机构的采暖方式一般有集中采暖和局部采暖两种。

1. 集中采暖

集中采暖包括蒸汽式采暖和热水式采暖。

蒸汽式采暖时,散热片温度较高,容易引起儿童烫伤,并由于有机尘埃的燃烧产生臭味;停止供气时,散热片很快冷却,使室温波动较大。热水式采暖时,进锅炉加热的水温不超过 95 ℃,散热片表面温度不高于 70 ℃,停止供热时,散热片中的热水逐渐冷却,室温波动较小。所以,儿童活动室内以集中的热水式采暖为宜。

集中采暖所用的散热片应平滑以便清扫,安装在外墙下的墙壁凹处,使室内形成良好的气流条件;散热片应设有木栏或围挡,避免儿童烫伤。经济条件较好的幼儿园可采用空调设备取暖。

2. 局部采暖

规模较小的或经济条件较差的幼儿园可进行局部式采暖,如北方的火墙、地炕、火炉等都是局部采暖方式。其中,火墙和地炕较好。要防止墙面和地面漏烟,使灰尘进入室内。用火炉采暖时一定要安装烟筒,以便排烟。火炉周围应安放隔热铁板或栏杆。注意防止儿童烫伤、一氧化碳中毒。电热取暖器、电热油汀等也属于局部采暖的方式,应注意防止触电和烫伤。

局部取暖的缺点是室内的气温不均匀,不同部位温差较大,空气干燥。

室内取暖,应能达到使儿童感觉舒适的目的。活动室和卧室的气温以 16～18 ℃ 为宜,相对湿度为 40%～60%,50% 较佳,风速不超过 0.3 米/秒。年龄越小,室内气温可略高些。室内温度应尽量保持均匀,水平面各点的气温差及垂直各点(足部和头部)的气温差最好不超过 2 ℃,一昼夜气温差在 2～6 ℃。

六、托幼机构的设备及教、玩具

(一) 家具

1. 桌椅

桌椅是儿童在幼儿园游戏、学习、进餐、饮水时都要使用的家具,是儿童使用最多的家具之一。

合乎卫生要求的桌椅能培养儿童良好的坐姿,控制脊柱弯曲异常及近视眼的发生,与儿童身体的正常发育有着密切的关系。

桌椅的卫生要求是:适合儿童的身材,有利于形成良好坐姿,减少疲劳的产生,保护视力,不妨碍儿童正常的生长发育。安全、坚固、美观、造价经济,不妨碍教室的清扫。

桌椅的尺寸应根据儿童的身高及其上下肢的比例确定。主要包括以下几方面:

(1) 椅高。椅高是指椅面前缘最高点距地面的垂直距离。适宜的椅高应与小腿高相适应,使脚掌能平放在地板上,大小腿成 90°,腘窝下没有明显压力。椅面过低或过高都会使儿童坐姿不稳定,产生疲劳。

(2) 椅深。椅深是指椅面前后方向的有效尺寸。儿童就座时大腿的后 2/3～3/4 应置于椅面上,小腿的后方应留有空隙。

(3) 椅宽。椅宽是指椅面前缘左右方向的尺寸。椅宽应略等于臀宽,一般比儿童骨盆宽 5～6 厘米。

(4) 椅靠背。椅靠背最好具有与腰部外形吻合的形式,靠背以向后倾斜 3～7° 为宜,上缘高达肩胛骨下角处。幼儿园不应采取无靠背板凳。

(5) 桌椅高差。桌椅高差是指桌近缘高与椅高之差。当椅高确定后,再加桌椅高差即为桌高。适宜的桌椅高差应为儿童坐高的 1/3。

(6) 桌下净空。为保证儿童就座时下肢在桌下自由移动,桌面下一般不设抽屉或横木,如设置抽屉,则大腿上面与屉箱底之间应留有空隙。一般来说,桌面至箱底的高度不大于桌椅高差的1/2,使桌下有足够大的空间可以使儿童的小腿和脚前后移动自如,不受阻碍。

(7) 桌面。桌面有平面和斜面两大类。斜面桌有利于阅读和书写,斜度不宜过大,以10°~12°为宜,并在桌面远侧有大约9厘米宽的水平部分。平面桌则可以兼顾学习、游戏与就餐。桌面的宽度不宜小于书写时两肘之间的距离。桌面的前后尺寸约等于前臂加手长,或不小于书本长度的1.5倍。

(8) 桌椅距离。即桌与椅之间的水平距离。桌椅距离有椅座距离和椅背距离两类。椅座距离即椅面前缘与桌近缘向下所引垂线之间的水平距离。在椅深适宜的条件下,正距离和零距离都不能使儿童保持良好的书写姿势,要求最好有4厘米以内的负距离。椅背距离是指椅背与桌近缘之间的水平距离,就座儿童的胸应有3~5厘米的自由距离,避免挤压胸部。

2. 儿童床

寄宿制幼儿园和有条件的全日制幼儿园应给每位儿童配备专用的小床和寝具,以避免传染病的传播。床的大小应适合儿童的要求,床长应为身长加15~25厘米,一般为150厘米左右,床宽一般为70厘米。为了儿童的安全以及便于儿童自己整理被子。床不应过高,一般为30~40厘米。儿童床四周应有栏杆。儿童用床必须坚固结实,还应注意床绷的通气性和软硬度。条形木板床透气又有利于儿童脊柱正直,最为适宜。棕绷藤绷床也较好,但使用时间长了以后,绷床有可能松弛,应及时修理。帆布床具轻便便宜,也可使用,但必须扯紧帆布,否则时间一长,易造成儿童脊柱弯曲异常。双层床不宜在幼儿园使用。床的排列应注意床间距不应太小,且应避免床头对床头,以防传染疾病。床与床之间应留有过道,以便保教人员能够照顾儿童。

3. 橱柜

幼儿园内可设有多种橱柜,如玩具柜、教具柜、碗具柜和被褥柜等。儿童用橱柜的高度应相当于儿童的平均身高,一般为100~115厘米。柜内橱板的宽度相当于前臂加手长,为35~50厘米。橱柜可设置为落地式,既便于清扫,又稳固安全。橱柜里外应经常打扫,定期暴晒,防止蛀虫。为了给儿童留有更大的活动空间,避免儿童在活动时碰撞,室内的厨具不可设置过多。橱柜和拉手不应有棱角,防止碰伤儿童。

(二) 玩具及文具、教具

1. 玩具

玩具是幼儿园必备的物品,按照托幼机构卫生要求选择玩具、管理玩具,是托幼机构卫生保健的一项重要工作。符合卫生要求的玩具对于儿童的全面发展有着积极的意义。

(1) 无毒

托幼机构选用玩具时应考虑制作材料的无毒性。儿童常将玩具放入口中,有毒材料制作的玩具会对其健康造成伤害,如含有未充分缩合的酚和醛的酚醛塑料加入大量有毒增塑剂的聚氯乙烯塑料等用作玩具材料,会被唾液溶解进入儿童口中,所以不应选用这类材料制成的玩具。玩具所涂颜料含有铅、汞、砷或其他有毒物质都必须低于有关卫生指标,在有颜色的上层还应涂抹 2～3 层透明漆,以形成牢固的保护膜。颜料和透明漆必须无臭无味,不溶于唾液、胃液和水。

(2) 安全

托幼机构选用的玩具应是安全的,对儿童身体容易产生危害的玩具应禁用。玩具的表面应光滑,无尖刺,无裂缝。玩具不应有棱角或锯齿。如果金属玩具破损后出现锐利的棱角,必须经过修理才能使用。玩具的小零件如娃娃的眼睛、螺丝、钉子等牢固,不易脱落。体积过小的串珠、拼版等不宜选用,以免学前儿童误吞或放入耳鼻中。有些玩具性能不适合儿童,如玩具钢珠手枪、喷水手枪等,对儿童的眼睛会直接造成威胁,幼儿园不应购买。有些玩具能产生噪音,损坏儿童的听觉,应避免使用。

(3) 易于清洗和消毒

玩具使用频率高,容易弄脏,需要定期清洗和消毒。一般来说,聚乙烯塑料玩具最易清洗,经过太阳暴晒即可达到消毒的目的。此外,玩具应结实耐用。容易损坏的玩具不仅造成经济损失,而且会影响儿童的活动,甚至给儿童的身体和心理健康造成潜在危害。

2. 文具、教具

(1) 黑板

小黑板表面应由耐磨材料制成,无炫光,书写流畅,容易擦拭,书写时不产生噪声。如磨砂玻璃黑板,经磨砂处理后,能长期维持表面磨砂状态而不产生炫光现象。常用的墨绿色磨砂玻璃黑板及木质树脂涂面黑板使用效果较好,而普通木质黑板易膨胀造成表面凹凸不平,且易脱色,书写困难,字迹不清晰,不宜采用。书写时应尽量少用彩色粉笔,因其中多含有有毒物质。擦黑板适宜用湿布或吸粉尘的黑板擦。

(2) 文具

文具的规格与造型应在最大限度上适合儿童的生理特点,使用方便,不会因使用增加视力负担。供儿童阅读的图书、图片、画面和文字印刷应清晰,字体大小适宜,色调柔和色彩协调,避免给儿童视觉造成过度刺激。文字、插图、符号等与纸张颜色之间要有鲜明的对比。书本大小适宜,厚薄和重量适中,纸质结实,质地紧密,纸面平滑而不反光。

图书容易磨损和受污染,要及时修补,定期消毒。太过破旧和肮脏的图书应及时废弃。学前儿童使用的油画棒、水彩笔、蜡笔、铅笔等绘画材料等均不能含有毒色素或其他有毒物质。笔杆上所涂颜料应有不易脱落、不溶于水和唾液的透明漆膜。笔杆粗细适中,过粗或过细的笔杆会引起儿童手腕部的疲劳。儿童书写和绘画时所用的纸张以白色或浅色为宜,要求质地结实、坚韧。

(3) 背包

幼儿园一般不要求儿童来园时背书包。如为儿童准备书包,不宜选择单肩包,双肩背包最为适宜,有利于儿童正常发育且能减轻疲劳,它可以使书包的重量平均分配在肩背部肌肉上,书包重量一般不宜超过儿童体重的 1/10。

3. 体育设备

学前儿童体育锻炼以发展动作为主,体育设备大多为平衡设备、攀登设备、跳跃设备及投掷设备。幼儿园体育用具要适合学前儿童身心发展的特点,促进儿童动作的平衡性、协调性及灵敏性。各种体育器械应坚固、耐用、安全,便于修理和保养。应指定专人定期检查维修,大型体育器械一般安置在草坪上,并有专门的保护措施,如设有沙坑或者软垫,以确保儿童的安全。

学前儿童体育活动场地以草地或者泥地为宜,必须清洁、平坦,不得留有玻璃、石块、碎砖、木桩等会给儿童带来伤害的异物。在儿童进行体育活动时,保教人员应在一旁指导和保护,防止发生意外事故。

四招挑选安全玩具

1. 识颜色。尽量不买喷涂的积木、带图案的彩色气球等。因为这类经过喷漆加工的玩具都含铅,很容易导致儿童铅中毒。
2. 闻气味。不要选择带有强烈香味和异味的玩具。
3. 摸表面。对玩具的表面进行检查,劣质玩具做工粗糙,有毛刺、尖角,并且掉色。
4. 看认证。看是否有国家强制性产品认证"CCC"标志,仔细检查玩具是否明确标注了制造商或者销售商的名称及地址、产品的主要材质或成分、安全警示语等。

幼儿园的环境卫生问题

某幼儿家长反映了这样的一个问题:

我的孩子今年3周岁了,9月份把她送到了某幼儿园上学。这是一所新建的幼儿园,该幼儿园的收费比其他幼儿园略高。因为离小区近、方便接送,我便给孩子选择了这所幼儿园。

9月份刚入学的时候,就发现孩子身上有一些小红疙瘩。孩子也总说幼儿园里有好多小虫子咬她。我询问了其他的小朋友有没有这种情况,有好几个小朋友也说身上好痒,被虫子咬。看着孩子每天痒得用手直抓,我很心疼。孩子这么幼小的身体怎么经得起?

于是我来到幼儿园,想了解一下孩子平时在幼儿园的生活。结果发现幼儿园的房子因为朝向问题,即使晴朗的天气,房间内也很少晒到阳光,阴暗潮湿。室内布局也非常不合理,一个班的幼儿吃喝拉撒都在一个房间里,房间内的用品也凌乱拥挤。

案例中的家长反映了幼儿园的哪些问题?

创设"以儿童为本"的幼儿园物质环境

什么才是好的环境?就我国目前的幼儿园物质环境创设来说,是否真的符合儿童的需求?是否真的是儿童眼中的"环境"?通过笔者近几年对多所幼儿园的了解发现:施教者们长期沉浸在自己想当然的理解当中,认为幼儿园的环境应该是这样,孩子们会喜欢这样而非那样,在不断地尝试与改进中,将自己搞的身心疲惫。

然而他们却忽略了包括幼儿园物质环境在内整个教育环境的创设,既是一个技术层面上的活动,更涉及我们对一些基本问题的认识和理解,即怎样理解儿童,如何理解幼儿园教育,儿童学习与发展的规律是什么,它和儿童的后继可持续发展有什么内在关联等根本性的问题。说到底,就是是否"以儿童为本"。"以儿童为本"的理念在近二三十年的学前教育改革中,我国幼儿园教育环境的构建,深受"以儿童为本"理念的影响,一直在努力尝试为幼儿提供更优质的教育。这一理念也在很多理论层面上得以彰显。然而,一旦落实到具体的措施当中,这种努力更多地表现在施教者不断地为儿童发掘更加丰富的资源、引进不同的教育方式等主观因素上,却忽视了"以儿童为本"的本质在于儿童。

什么是"以儿童为本"?在幼儿园物质环境的创设中又是如何体现的?

(一)把主动权交给儿童

儿童的感知觉是一个整体,尚未被割裂,儿童是用自身所有的感知觉去感知世界和认识世界。正如黄武雄在其《童年与解放》中谈到:儿童对自然界中鸟的认识是"整体的认识",不单单是对外形,还包括了色彩、叫声等在内的一切细微的动作。而成人对事物的认识则有很强的目的性,重在对作用和规律的分析。而环境则是一个大的整体,对人产生的影响也是整体性的。不应该有明确的目标指向性,更不该被所谓的规则和条条框框所限制。反观我们当前的幼儿园环境,目的性过强,教师为儿童构思好了所有的细节、材料,甚至提前预期好了对儿童产生的影响。这些看似目的明确的环境,结果可能恰恰适得其反!作为环境的主体,儿童才是环境的主人。我们应该将教师从繁重的环境创设工作中抽离出来,把主动权交给儿童。让儿童借助自己独特的视角去观察、认识、感受、理解、体验周围的世界,并将这种情感体验以自己熟悉的方式表达出来,使教师从环境的准备者变成生成环境教育意义的推动者。儿童的学习,是要通过亲身体验才能够获得进步与发展的。儿童在环境创设的过程中与环境相互磨合生成了环境的教育意义,幼儿园环境创设必须提供一个过程来满足儿童的学习需求,而不是一种既成的学习条件。

(二)促进儿童与环境的有效互动

教师和儿童并非对立,而是相互促进的。"儿童是未成熟的……儿童在成长过程中需要成人的帮助。"尽管儿童是环境的主人,但由于儿童各方面能力的不成熟,他还无法自主去创设环境,并体验适宜的幼儿园环境带给他们的经验和意义。这时,他们更需要教师的有效指导。"以儿童为本"的幼儿园环境创设,是教师与儿童之间的理解与对话。这就需要教师站在儿童的视角下,倾听儿童的心声,尊重儿童的想法,领儿童一起探索环境,创造环境。鼓励儿童在环境的创设中通过多感官通道,运用自己的视角;通过孩子喜欢的方式,表征自己的视角;通过回应与对话,使儿童反思完善自己的视角。促进儿童与环境的有效互动,从而使儿童在参与环境创设的过程中获得成长与发展。"以儿童为本"的幼儿园物质环境创设,不仅仅是传统意义上的"为了儿童",更是"基于儿童"的情感体验与独特视角下,让儿童真正参与其中的环境。当儿童真正成为环境的"存在者",并实质性地参与到知识的建构中时,幼儿园的物质环境创设才会变得更有意义。

探寻二　托幼机构的卫生与消毒

虽然幼儿园的户外场地有限,园方还是专门开辟了一个玩沙的场地,来满足孩子的兴趣。一开始,这个沙池确实很吸引人,很多孩子一有时间就跑过去玩。但是一段时间之后,孩子们就去的少了。幼儿园老师认为孩子都图新鲜,热情过去了,所以很少去了。但一段时间后,一个家长向园长反应:你们的沙池怎么到处都是"地雷"?园长跑到这个处在角落里的沙池一看,果然如家长所言,沙池里遍布着小猫的粪便。园方立即清理了沙池,并安排人员每天清理、定时消毒,孩子们又喜欢到沙池来玩了。

卫生与消毒工作是托幼机构卫生保健工作的重要内容,托幼机构的工作人员必须引起重视。

一、卫生与消毒的要求

(一)环境卫生

(1)托幼机构应当建立室内外环境卫生清扫和检查制度,每周全面检查1次并记录，为儿童提供整洁、安全、舒适的环境。

（2）室内应当有防蚊、蝇、鼠、虫及防暑和防寒设备，并放置在儿童接触不到的地方。集中消毒应在儿童离园后进行。

（3）保持室内空气清新、阳光充足。采取湿式清扫方式清洁地面。厕所做到清洁通风、无异味，每日定时打扫，保持地面干燥。坐便器每次用后及时清洗干净。

（4）卫生洁具各班专用专放并有标记。抹布用后及时清洗干净，晾晒、干燥后存放；拖布清洗后应当晾晒或控干后存放。

（5）枕席、凉席每日用温水擦拭，被褥每月曝晒1～2次，床上用品每月清洗1～2次。

（6）保持玩具、图书表面的清洁卫生，每周至少进行1次玩具清洗，每2周图书翻晒1次。

（二）个人卫生

（1）儿童日常生活用品专人专用，保持清洁。每人每日1巾1杯专用，每人1床位1被。

（2）培养儿童良好卫生习惯。饭前便后应当用肥皂、流动水洗手，早晚洗脸、刷牙，饭后漱口，做到勤洗头洗澡换衣、勤剪指（趾）甲，保持服装整洁。

（3）工作人员应当保持仪表整洁，注意个人卫生。饭前便后和护理儿童前应用肥皂、流动水洗手；上班时不戴戒指，不留长指甲；不在园（所）内吸烟。

（三）预防性消毒

（1）儿童活动室、卧室应当经常开窗通风，保持室内空气清新。每日至少开窗通风2次，每次至少10～15分钟。在不适宜开窗通风时，每日应当采取其他方法对室内空气消毒2次。

（2）餐桌每餐使用前消毒。水杯每日清洗消毒，用水杯喝豆浆、牛奶等易附着于杯壁的饮品后，应当及时清洗消毒。反复使用的餐巾每次使用后消毒。擦手毛巾每日消毒1次。

（3）门把手、水龙头、床围栏等儿童易触摸的物体表面每日消毒1次。坐便器每次使用后及时冲洗，接触皮肤部位及时消毒。

（4）使用符合国家标准或规定的消毒器械和消毒剂。环境和物品的预防性消毒方法应当符合要求。

二、卫生评价标准

（一）环境卫生

（1）园内建筑物、户外场地、绿化用地及杂物堆放场地等总体布局合理，有明确功能分区。

（2）室外活动场地地面应平整、防滑，无障碍，无尖锐突出物。

（3）活动器材安全性符合国家相关规定。园内严禁种植有毒、带刺的植物。

（4）室内环境的甲醛、苯及苯系物等检测结果符合国家要求。

(5) 室内空气清新、光线明亮,安装防蚊蝇等有害昆虫的设施。

(6) 每班有独立的厕所、盥洗室。每班厕所内设有污水池,盥洗室内有洗涤池。

(7) 盥洗室内有流动水洗手装置,水龙头数量和间距设置合理。

(二) 个人卫生

(1) 保证儿童每人每日1巾1杯专用,并有相应消毒设施。寄宿制儿童每人有专用洗漱用品。

(2) 每班应当有专用的儿童水杯架、饮水设施及毛巾架,标识清楚,毛巾间距合理。

(3) 儿童有安全、卫生、独自使用的床位和被褥。

(三) 食堂卫生

(1) 食堂按照《餐饮服务许可审查规范》建设,必须获得"餐饮服务许可证"。

(2) 园内应设置区域性餐饮具集中清洗消毒间,消毒后有存放设施。应当配有食物留样专用冰箱,并有专人管理。

(3) 炊事人员与儿童配备比例:提供每日三餐一点的托幼机构应当达到1∶50,提供每日一餐两点或两餐一点的应达到1∶80。

三、托幼机构中常用的消毒方法

托幼机构是公共场所,儿童多细菌也多,由于儿童抵抗力低,很容易受到病毒的侵害。为了儿童的健康,托幼机构要经常进行消毒。下面我们来看一下,有哪些是最常用的方法及其适用范围。

(一) 消毒的基本方法

1. 物理消毒方法

物理消毒法是利用物理因素作用于病原微生物,将之杀灭或清除的方法。

物理因素按其在消毒中的作用可分为五类:

一是具有良好灭菌作用的物理因素,如热力、微波、红外线、电离灭菌等,它杀灭微生物的能力很强,可达到灭菌要求。

二是具有一定消毒作用的物理因素,如紫外线、超声波等,可杀灭绝大部分微生物。

三是具有自然净化作用的物理因素,如寒冷、冰冻、干燥等,它们杀灭微生物的能力有限。

四是具有除菌作用的物理因素,如机械清除、通风与过滤除菌等,可将微生物从传染媒介物上去掉。

五是具有辅助作用的物理因素,如真空、磁力、压力等,虽对微生物无伤害作用,但能为杀灭、抑制和清除微生物创造有利条件。

日常生活中常用的物理消毒法有煮沸法、紫外线照射法和通风换气法。

2. 化学消毒法

化学消毒法是用化学消毒物作用于微生物和病原体,使其蛋白质变性,失去正常功能而死亡。消毒液一般就是用化学消毒的原理。

使用消毒液不是越浓越有效。消毒剂一定要严格按照说明书的比例配制,稀释药液时,要戴上胶皮手套或一次性塑料手套及防护眼镜。消毒剂由于化学成分不同,消毒对象也不尽相同。

检查说明书:了解使用浓度、作用范围、作用方式、作用时间、有效期、存放条件。禁止将消毒液用于治疗。禁止用消毒液直接接触儿童皮肤。禁止口服消毒液,通过含漱而吞咽消毒液,通过含漱、吞咽消毒液方式不能预防呼吸道感染。

(1) 84 消毒液

现在市场上出售的 84 消毒液比较混乱,有效浓度含量区别很大,有 3‰、5‰、7‰等很多种。我们一定要向售货单位索取该产品的卫生许可证原件或复印件(固定一个单位,一个品种索一次证即可)。

配比:使用 84 消毒液,消毒物体表面或抹布用 1∶100 的比例(如果出厂期没超过 3 个月可以用 1∶200),拖把 1∶50 比例,空气消毒用 1∶200 的比例,浸泡时间 30 分钟消毒到位。

(2) 含氯消毒剂

根据含氯消毒剂易挥发、分解的特性,要求消毒液要随用随配,且有效氯含量为 250 mg/L。传染病高发季节含氯消毒剂的有效氯含量要加大到 500 mg/L。

(3) 宏达海因

宏达海因是此消毒剂的商品名称,它的有效成分为二溴海因,它属于一种高效消毒剂,但在应用于消毒时配比浓度不应低于 100 mg/L。二溴海因较不稳定,应在使用时配制,并注意有效期,它与含氯消毒剂相比味道较小,腐蚀性也较小,但价格较贵,各单位使用时应根据自己的情况选择。

(二) 各种用品的消毒

1. 室内环境卫生

早上打开活动室、寝室的门窗,一般通风 40 分钟,活动室做湿性清扫,用湿抹布有顺序地擦儿童摸得到的地方,活动室保持空气新鲜,地面整洁,通风良好,温度适宜,盥洗室无污垢,无臭味,便池勤冲洗,地面、扶手要用消毒液擦洗,保持整洁干燥。

需要注意的是,室内消毒次数并不是越多越好。如果没有病人,室内没有必要向医院和其他人群密集的公共场所一样进行密集的消毒。

目前普遍使用的过氧乙酸和含氯消毒液,如果剂量过大或使用过频,不仅容易刺激人的口腔、鼻黏膜等,使呼吸道受损,而且会伤害许多有益细菌,破坏定居在人体各腔道内的正常微生物构成的生物膜保护屏障,造成其他的疾病。

2. 室外环境卫生

第一,清扫户外场地,并擦洗儿童可触及的运动设备,检查有无安全隐患。

第二,植物角无枯枝败叶,无异味。

第三,阳台保持整洁通畅。

3. 物品消毒

(1) 房屋空间的消毒

一般每周一次,传染病流行期间每天一次,可选择在每天上午或下午儿童起床以后,关好门窗,用紫外线或臭氧灯消毒 30 分钟。每周用臭氧灯消毒一次,每次 30 分钟。

(2) 紫外线灯消毒

用紫外线灯对室内空气、物体表面进行照射消毒的一种消毒方法。适用于室内空气、物体表面等。另外用紫外线灯对室内进行照射,起到对空气的消毒作用,这种消毒方法适合于幼儿离园以后进行,需要门窗关闭 30 分钟,打开门窗再入内。适合空气消毒的图书和被褥。

(3) 毛巾消毒

先用肥皂浸泡搓洗,如果蒸煮消毒要浸没水后蒸煮 20～30 分钟。另外可放在阳光下曝晒,两巾之间的距离要间隔 10 厘米,上、下、左、右不能碰到一起。餐巾消毒同毛巾。

(4) 水杯消毒

儿童的茶杯专人专用,每日在儿童入园前必须放好已消毒的茶杯。清洗时先冲洗,再放入消毒柜消毒。茶杯箱每天早晨用消毒液抹一遍。

(5) 保温桶消毒

保育员将保温桶四周及盖子、壶嘴用消毒液擦一遍,用清水反复冲洗干净。每周清洗桶的内胆,先用肥皂水清洗一遍,然后冲洗干净,再用消毒液浸泡 10 分钟,再用清水冲洗干净。传染病流行季节保温桶要每天消毒。

(6) 餐具消毒

餐饮具、餐桶、菜盆等适用于蒸汽消毒,即利用 100 ℃水蒸气进行消毒的一种方法。消毒时间应在水沸腾并冒出蒸汽后开始计算,10～20 分钟为宜。被消毒的物品应垂直放置,并留有空隙。

(7) 玩具消毒

玩具消毒一般每周一次,先清洗再放在阳光下晒 2 小时,根据玩具的质地采用适当的消毒方法。

(8) 桌椅用具消毒

擦拭消毒时,应用抹布浸以一定浓度的消毒剂溶液,往返擦拭被消毒物品的表面。必要时,在擦拭好之后,用清水擦拭干净以减轻可能引起的腐蚀作用。适用于家具、门把手、水龙头等表面以及地面、墙面等。

(9) 厕所、洗手池清洁消毒

用 500 mg/L 含氯消毒液擦拭盥洗室门把手、扶手、洗手池龙头、面池台面、墙面、男女便器、便池踏脚处、地面等;便器消毒每天两次,分别安排在午睡时和幼儿离园后。

大便后用一次消毒一次;小便后用一次清洗一次,每日消毒两次,消毒时水面高于物面,浸泡30分钟,浓度为1 000 mg/L。

(10) 被褥的清洁消毒

幼儿用的垫被和盖被可每两周晒一次,每次晒2小时。如遇雨季,可将被褥打开,用消毒灯照射半小时。被面每月至少清洗一次,枕头可每两周清洗一次。

餐具消毒

一、清洗

1. 采用手工方法清洗时应按以下步骤进行:

一刮:将剩余在食(饮)具、用具上的残留食品倒入垃圾桶内并刮干净。

二洗:将刮干净的食(饮)具、用具用加洗涤剂的水或2%的热碱水洗干净。

三冲:将经清洗的食(饮)具、用具用流动水冲去残留在食(饮)具上、用具的洗涤剂或碱液。

2. 洗碗机清洗按设备使用说明进行

餐具表面食物残渣、污垢较多的,应用手工方法先刮去大部分后,再进入洗碗机清洗,然后就行了。

二、杀菌消毒

1. 煮沸消毒。将洗涤洁净的餐具置入沸水中消毒2~5分钟;

2. 蒸汽消毒。将洗涤洁净的餐具置入蒸汽柜或箱中,使温度升到100 ℃,消毒5~10分钟;

3. 烤箱消毒。如红外消毒柜等,温度一般在120 ℃左右,消毒15~20分钟。

幼儿园常见传染病危机管理策略

1. 以客观真实为原则,做好上报工作

一旦出现传染病患者,不得以任何理由谎报、不报、晚报,幼儿园管理者和保健医生要第一时间向上级教育主管部门和疾控中心报告,为传染病的控制提供及时、准确的监测信息。幼儿园要积极主动地配合疾控中心做好传染病的处置工作。

2. 隔离传染源,做好隔离、停课工作

应暂停全园性的集会活动和混龄、混班活动,避免发病班级幼儿与其他幼儿的接触,对发病班级进行隔离。必要时可采取停课等紧急措施,防止疫情的进一步扩散蔓延。停课期间,家长等应主动向幼儿园报告其是否出现发热、出疹等传染病症状,幼儿园每天跟踪幼儿的健康状况并按要求实行日报和零报告。待隔离期满后,幼儿症状消失,停课方可解除。

3. 不留死角,做好卫生、消毒工作

在属地疾控预防控制中心的指导下,根据不同的传染病类型,做相应的处理。对园内各类场所应进行彻底消毒,对门把手、课桌椅表面、楼梯扶手、水龙头等频繁、直接接触的部位进行重点消毒。在清洁消毒时,工作人员应戴手套、口罩,消毒工作结束后应立即洗手,做好个人防护。如果是诺如病毒,除了要做好隔离、消毒,还要对被呕吐物污染的被服、地板等物体表面进行消毒。对食物样品进行采样送检,对餐具、设施设备、生产加工场所环境进行彻底清洁消毒,厨工要进行健康监测。

4. 幼儿园常见传染病危机复原和总结

复课后,幼儿园应继续加强晨检和病例报告等工作,将幼儿园的卫生保健、教学工作恢复正常,并且将从中获得的经验回馈到往后的危机管理中。幼儿园管理者必须在处理完常见传染病危机以后,认真总结和深刻反思自身在常见传染病危机处理过程中存在的不足之处和需要改进的地方,在此基础上,结合幼儿园自身特点和传染病传播特征,对幼儿园常见传染病预防机制和体系进行修改、完善、评估和反馈,使幼儿园常见传染病的危机管理机制更加高效合理,为幼儿园的科学管理和健康发展奠定坚实基础。幼儿园常见传染病危机在处理上不管是何阶段,只要知晓问题所在,采取相应的应对策略,便能化险为夷。总之,面对当前日益严峻的传染病防控形势,幼儿园管理者必须正视危机,并建立系统、完善的管理机制,加强对常见传染病预防和控制的危机管理。面对传染病危机管理工作中的许多不确定因素,幼儿园管理者和职工必须具有危机意识和危机管理意识,事无巨细地做好预防和应对工作,从而降低幼儿园传染病发生率,保障幼儿园各项工作的正常开展。

模块九 托幼机构的卫生保健制度

托幼机构的卫生保健制度的建立,是实施保育、教育工作的基本保证。目的在于创设最优化的环境和条件,用科学的方法教养学前儿童,确保学前儿童在集体教育机构中健康成长。同时可作为对托幼机构各项保健工作进行检查和监督的依据,以此促进保健工作质量的不断提高和完善。托幼机构的各项卫生保健制度是否健全,以及贯彻执行的情况是否良好,是衡量托幼机构保健工作好坏的重要依据,也是防止和控制各种传染病在幼儿园发生和流行、保证儿童身心健康的必要条件。本模块包含了一日生活制度、膳食管理制度、体格锻炼制度、健康检查制度、传染病预防与隔离制度、卫生与消毒制度、环境卫生制度、卫生保健登记(统计)制度、安全制度、家长联系制度等。

婷婷老师是一位新教师,每天早晨走进幼儿园,她总能看到保育老师忙碌的身影。在幼儿进班前保育老师都会将消毒好的茶杯放入茶杯柜,并准备好保温桶内幼儿的饮用水,随时给幼儿喝水。婷婷老师还发现了一件事:每次保育老师将饮用水准备好后,总会用手背放在保温桶的水龙头下方,滴一些水在手背上。疑惑的婷婷老师忍不住问了保育老师。保育老师回答说:"保温桶内的开水水温要符合幼儿的安全要求,不能过烫。手背上的热敏感神经比较多,能较为准确地感受到水的温度。若滴在手背上的水不烫,则说明水的温度适合幼儿饮用。"

托幼机构的生活制度是指根据学前儿童身心发展的特点,对他们在幼儿园内的主要活动,如入园、进餐、睡眠、游戏、户外活动、教育活动、离园等每个环节在内容、时间、顺序、次数和间隔上的规定。制定合理的生活制度,不仅能使儿童劳逸结合,充分满足生理和生活方面的需要,养成良好的生活习惯,提高各个生活环节的效率,同时也有利于幼儿园各项工作有计划、有步骤地进行。

一、一日生活制度

(一) 制定托幼机构一日生活制度的意义

1. 合理的一日生活制度能保护神经系统的正常发育

学前儿童的神经细胞还不够成熟,经过一定时间的活动后,就会由于大脑皮质某一个区域的兴趣扩散而感到疲劳。因此,在学前儿童活动时要注意动静交替,交换活动的内容和方式,使大脑皮质各个区域轮流活动,轮流休息。此外,还注意使儿童得到及时和充足的睡眠以补充神经细胞所消耗的能量,保证学前儿童神经系统得到正常的发育。

2. 合理的一日生活制度能保护消化系统的功能

学前儿童的消化系统发育尚未成熟,消化能力弱,胃容量小。但每天的需要量相对比成人多。因此,制定合理的进餐次数和间隔时间,保证学前儿童能很好地消化吸收,满足对营养物质的需要。

3. 合理的一日生活制度能培养良好的生活习惯

合理地安排睡眠、吃饭、活动和游戏,经过长期有规律地刺激大脑皮层,有关区域对外界刺激就形成了条件反射。良好的生活习惯,使学前儿童睡眠好,吃饭香,精力充沛,精神愉快,注意力集中,从而促进学前儿童身心健康发展。

4. 合理的一日生活制度是保教人员做好工作的依据

托幼机构是集体生活的场所,儿童人数多,年龄又不一样。合理的生活制度成为保教工作人员对不同年龄的学前儿童进行不同教育和护理的工作依据。

(二) 制定托幼机构一日生活制度的依据

1. 学前儿童的年龄特点

学前儿童正处在生长发育时期,各器官的功能还不够完善,不同年龄阶段的儿童在生长发育上也有较大的差异。而且,学前儿童高级神经活动过程中兴奋和抑制不平衡,集中注意力的时间短,控制能力也较差。因此,生活制度的制定必须符合学前儿童的不同年龄特点。一般来说,年龄越小,同一类型活动持续的时间越短,活动量越小,户外活动、休息和睡眠的时间越长。

2. 大脑皮层机能活动的特点

托幼机构在制定生活制度时,应遵循动力定型规律,使学前儿童的生活有规律地按时进行反复多次,以养成到什么时间做什么事的良好习惯,增强儿童对生活的适应能力,并形成健康的生活方式。

在安排儿童活动时,要根据镶嵌式活动原理,做到动静交替,劳逸结合,使大脑皮质保持较长时间的工作能力,减少疲劳的发生。

3. 地区特点和季节变化

我国地域辽阔,具有较大的南北气候差异和东西时间差异。托幼机构在制定生活制度时,应根据本地区的地理特征和本园的具体情况,体现其地区差异。同时还应考虑不同季节的特点,对生活制度部分环节做出相应的调整。如,冬季昼短夜长,早晚气温偏低,可推迟儿童入园的时间,寄宿制幼儿园则可安排早上晚点起床,晚上早一点上床,相应缩短午睡时间;夏季日长夜短,早晚较为凉爽,中午气温较高,可将儿童入园时间适当提前,寄宿制幼儿园则可安排早晨提早起床,晚上睡觉时间也可相应晚一点,午睡时间可适当延长。进餐和其他的活动时间也可做出相应的调整。

4. 根据家长需要安排时间

托幼机构既要促进儿童的身心发展,又要解决家长的后顾之忧。因此,在制定生活制度时,也应适当考虑家长的需要。合理安排幼儿入园和离园的时间使儿童的家庭生活与托幼机构的生活制度相互衔接。

(三)幼儿园一日生活制度的制定

一日生活制度是指学前儿童在幼儿园内一日生活中重要环节的时间分配和顺序。合理掌握儿童一日生活安排的原则,将一日生活主要环节的时间、顺序、次数和间隔,给予科学合理的安排。寓教育于一日生活之中,注意动静交替、室内外活动交替、集体与分组交替进行。每日户外活动,要充分利用阳光和空气,日托儿童每日不少于2小时,全托幼儿每日不少于3小时,其中体育活动每日不少于1小时。

幼儿园一日生活安排(参考):

7:30—8:00　　愉快入园
8:00—9:00　　户外活动
9:00—9:15　　洗手如厕
9:15—9:30　　喝水、吃早点
9:30—10:40　　教学活动、体育锻炼、游戏
10:40—11:00　　餐前准备
11:00—12:00　　午餐
12:00—12:20　　饭后散步
12:20—14:30　　午睡
14:30—15:00　　起床盥洗
15:00—15:30　　午点
15:30—16:30　　游戏、户外活动
16:30—18:00　　离园回家

以上一日生活安排仅作参考,各地各园差异较大,可根据具体情况做适当调整,因地制宜,制定出适合本地本园的生活制度。寄宿制幼儿园可在此基础上另行制定适合寄宿制儿童生活的作息制度。

二、膳食管理制度

(一)膳食管理

(1)食堂必须取得"餐饮服务许可证",执行《食品安全法》等相关法律法规的有关规定。

（2）建立健全各项管理制度，包括食品安全管理制度、从业人员健康管理制度、食品采购查验制度、索证索票制度、食品安全事故应急处理制度等。定期检查各项食品安全防范措施的落实情况。

（3）制定食堂管理人员、炊事人员的岗位工作职责。食堂工作人员上岗前应当参加食品安全、儿童营养等专业知识培训。

（4）儿童膳食由保健员负责，建立由家长代表参加的膳食委员会，并定期召开会议，进行民主管理。工作人员和儿童膳食严格分开。儿童膳食费专款专用，账目每月公布，每学期膳食收支盈亏不超过2%。

（二）膳食安全

（1）为儿童提供符合国家"生活饮用水卫生标准"的生活饮用水，并保证儿童按需饮水。

（2）食堂和食品库房应当定期清扫，保持内外环境整洁卫生，采取有效措施，消除苍蝇、老鼠、蟑螂和其他有害昆虫及其滋生条件。

（3）食品应当在具有"食品生产许可证"和"食品流通许可证"的单位采购。保证食品新鲜。食品进货必须索证验收，建立食品采购和验收记录。

（4）禁止加工变质、有毒、不洁、超过保质期的食物。不提供生冷拌菜。存放时间超过2小时的熟食品，需再次利用的应当充分加热。加热前应确认食品未变质。加热时中心温度应当高于70 ℃，未经充分加热的食品不得食用。

（5）食品及加工用具必须生熟标识明确，分开食用，定位存放。餐饮具、熟食盛器应在食堂或专用清洗消毒间消毒，消毒后保洁存放，符合卫生标准。使用的洗涤剂符合国家规定的标准。

（6）留样食品按品种分别盛放于清洗、消毒后的密闭专用容器内，在冷藏条件下存放24小时以上，每个品种留样量不少于50 g。

（7）接触食品的炊事人员和保教人员应做好个人卫生，接触食品前均应用肥皂、流动水洗净双手，穿戴清洁的工作衣，不留长指甲、涂指甲油，不戴戒指，炊事人员操作熟食时需戴口罩、帽子，禁止穿工作衣如厕，各项操作符合要求。

（8）进餐环境应当卫生、整洁、舒适，餐前做好充分准备，按时进餐，保证儿童情绪愉快，培养儿童良好的饮食行为和卫生习惯。

三、体格锻炼制度

儿童体格锻炼制度是根据儿童的生理特点，对其体格锻炼的内容、运动量、用具、外界环境条件等提出相应的卫生要求，制定出切实可行的制度，预防运动创伤，以达到促进发展、增强体质的目的。

（1）根据园所内儿童年龄分布，结合季节变化，保健人员参与制定儿童体格锻炼计划，并为各年龄段儿童设计不同形式的锻炼内容。尤其要制定两岁半以内的婴幼儿的体格锻炼制度，如婴儿每天做1~2次被动体操和主被动体操，3~6岁每天要做1~2次体操和活动性游戏。

（2）保健人员要根据儿童的生理特点，负责对体格锻炼的内容、运动量、用具、室内外环境条件提出相应的卫生要求。在正常气候条件下，应保证儿童充足的户外活动时间，每天不少于2小时，尤其要加强冬季的体格锻炼。

（3）要创造条件，充分利用大自然条件，如日光、空气、水等自然因素，进行有计划的体格锻炼。利用日光进行锻炼，太阳是一切生命的源泉，适当的紫外线照射对儿童的生长发育有促进作用。利用空气锻炼是一种最简单易行的方法，不受地区、纬度、季节和物质条件的限制，任何年龄或不同地区的儿童均可进行。利用水锻炼的方式很多，如浸浴、摩擦、冲淋，以及天然浴场游戏等。

（4）体格锻炼应坚持不懈、持之以恒、循序渐进、由简到繁、由易到难。时间从短到长，逐渐提高锻炼强度，并根据儿童的个体差异情况给予区别对待和照顾。每班有专人负责督促、检查儿童体格锻炼制度的执行情况，并进行医学监护。仔细观察儿童对锻炼的反应，及时采取措施，预防运动创伤。

（5）按儿童的年龄制定锻炼计划。锻炼前，应做好活动场地、器械、儿童穿着等准备工作。锻炼过程中，应注意保护儿童的安全，做好保育护理，观察儿童的反应，出现异常情况立即停止锻炼，及时处理。锻炼结束后，应观察儿童精神、食欲、睡眠等情况，保证水的供给。对不同年龄、性别和健康状况的儿童，注意个别对待，选择锻炼的方法应有所不同，活动中注意对患病儿童的特殊照顾（活动量、衣着、持续时间等）。

（6）遵守合理的生活作息制度，注意锻炼与保健、营养、护理的结合。保证儿童有充足的休息及睡眠以消除疲劳。对体弱的儿童要给予特殊的照顾，儿童生病时暂停锻炼。

（7）注意补充足够的营养。体格锻炼时要消耗很多的热量，因此，应适当增加热量、蛋白质及维生素的供给，以补充消耗。

（8）儿童体格锻炼与效果评估。每学期根据体格锻炼计划评估儿童的体格发育情况，如身高、体重、血色素等情况。观察儿童体格锻炼后饮食、睡眠的改变状况。

四、健康检查制度

微课 26

体格检查及预防接种制度

（一）儿童的健康检查

健康检查是指对儿童进行的定期或不定期的体格检查。体格检查不是单纯的称一称或量一量，而是要通过全面、系统的检查，了解儿童的生长发育和营养状况是否达到正常的标准，尽早发现儿童的疾病和生理缺陷，以便及时进行矫治。

1. 入园前的健康检查

第一，每个儿童入园前必须在保健医院做全面身体检查（胸透、肝功、血色素、红白细胞计数等），检查合格方可入园，体检表经保健医生审核合格后方可进班，并建立儿童健康档案。

2. 定期健康检查

第一，一般1岁以内的儿童，每3个月检查一次；1~3岁每半年检查一次；3岁时做一次总的健康评价;3～7岁每年体检一次。常规体检都要做详细记录,并做好健康分析,发现问题及时矫治。按规定半年驱虫一次,每季度对儿童进行身体、体重、视力的复查。

3. 晨检

晨检是幼儿园卫生保健工作的一个重要环节。通过这一环节,不仅可以及早发现疾病,而且,对一些不安全的因素也可以及时加以处理。同时,也能了解到儿童在家庭中的生活情况,有利于教师更好地做好当日的工作以及密切家园间的联系。

每日坚持晨检,认真做好"一摸二看三问四查"。一摸是指摸摸儿童的前额部位,粗知儿童的体温是否正常,摸摸儿童颈部淋巴结是否肿大;二看是指认真查看儿童的咽喉部是否发红,观察儿童的皮肤、脸色以及精神状况等有无异常;三问是指询问一下家长,儿童在家里饮食、睡眠、排便等的生活情况;四查是指检查儿童有无携带不安全的物品到园内来,发现问题及时处理。

晨检中,如果发现儿童有身体不适或疾病迹象,应劝说家长带幼儿去医院检查,或暂时将该儿童隔离,请卫生室医生进一步检查,然后再确定是否入班。

4. 全日健康观察

除了认真进行晨检,保教人员还应结合日常护理,对在园儿童进行全日健康观察,随时注意儿童有无异常表现,处理健康相关问题,并做好记录。

观察的重点是儿童的精神、食欲、大小便、体温及睡眠情况。尤其是在传染病流行期间,更要注意儿童的健康状况,以便早发现、早隔离、早治疗。

保教人员每日午间、晚间(全托)应巡视全班一次,对可疑情况及时处理,并掌握儿童缺勤情况,及时了解缺勤原因。如传染病,则要对该班的儿童及时采取预防措施,对环境进行彻底的消毒处理。

(二)工作人员的健康检查

幼儿园的工作人员上岗前必须到当地卫生行政部门规定的医疗机构进行全面健康检查,按国家规定的健康检查项目全部检查合格,取得健康证后方能持证上岗。保教人员因故离园三个月以上要重新上岗者,必须重新体检合格后才能上岗工作。在园职工每年应至少进行一次体检,定期检查率要达到百分之百。如果在职期间患有传染病,应立即隔离或调离幼儿园,治疗到痊愈后持医生开具的健康证明才可恢复工作。

患有精神病、结核病、慢性肝炎、慢性痢疾、艾滋病、滴虫及真菌性阴道炎、化脓性皮肤病的职工应调离幼儿园。

保健医生应建立并保存职工的健康档案,为职工进行健康评价,提供就医指导和预防保健,直到职工退休或调离幼儿园才可将健康档案交还本人。

五、预防疾病制度

(一)做好经常性的疾病预防工作

(1)按年龄及季节完成防疫部门所布置的预防接种工作。

(2)及时了解疫情,发现传染病要及时报告,做到早发现、早报告、早诊断、早隔离、早治疗,实行及时正确的检疫措施,对所在班级进行严格的消毒。积极采取各种办法防治疾病,降低发病率。

(3)在传染病的流行期间,不带儿童串班,不到公共场所,做好全体儿童预防投药工作。

(4)加强对家长及工作人员卫生保健知识教育,做好宣传工作。

(5)做好营养配膳和食品卫生管理工作,并按季节做好防病护理工作。

(6)加强体育锻炼,增强儿童体质,提高儿童对疾病的抵抗能力。

(二)常见疾病的预防与管理

(1)托幼机构应按管理要求,落实各项措施,积累正确资料,掌握每个患病儿童的情况,提高其管理的工作质量。

(2)常见疾病包括:营养性缺铁性贫血、生长迟缓、轻度营养不良、反复感染(呼吸道和消化道感染)、哮喘、肾炎、糖尿病、先天性心脏病、肥胖病等。

(3)患病儿童的班级教室要空气流通、阳光充足、环境整洁,便于开展室内活动。患病儿童的活动应轻松愉快,避免剧烈活动,保证一定的户外活动时间,以增强患病儿童的抵抗力。

(4)保教、保健人员要关心患病儿童的生活、保健、护理、治疗和教养工作,按要求定期学习有关业务知识,做好患病儿童的全日观察工作。

(5)建立并认真做好患病儿童个案记录,每月至少记录一次,发现症状及时记录,每月统计分析一次,对营养不良和肥胖儿童每月测量身高、体重一次,对贫血儿童每月查血色素一次。

(6)定期开展儿童眼、耳、口腔保健及心理卫生保健工作。

六、卫生与消毒制度

清洁消毒工作是托幼机构重点的防病工作之一,建立消毒制度是切断传染途径的重要措施。做好清洁消毒工作,可以有效地杜绝疾病的传播。清洁消毒工作分为日常清洁消毒、定期清洁消毒、传染病流行期间清洁消毒。

微课 27
消毒及环境
卫生制度

幼儿园要制定一整套适合本园的卫生消毒制度,让各岗位人员严格执行,做好环境的卫生清洁和消毒工作。幼儿园消毒制度的执行主要依靠保育员,保育员要熟悉幼儿园各类物品的消毒方法、时间,熟悉本园的消毒工作,并接受保健医生的定期检查。另外,要做好清洁工作和消毒工作的记录,保健医生应检查保育员的消毒记录本,了解其是否按规定进行了清洁和消毒。每周应抽查各部门卫生消毒措施的执行情况,定期进行卫生评比。

消毒制度:

(1)保持室内空气流通,每天开窗通风2次,每次不少于20分钟。

(2)每日早晚用流动水清洗口杯。

（3）儿童用餐桌椅、三餐擦嘴毛巾每餐一消毒，擦手毛巾每日一消毒，毛巾用含有效氯 500 mg/L 的消毒液浸泡 30 分钟。

（4）桌椅、门把手、水龙头、楼梯扶手每日用含有效氯 500 mg/L 的消毒液擦洗一次。

（5）儿童寝室、活动室随时清扫，且每日用含有效氯 500 mg/L 消毒液的拖把擦洗消毒一次。

（6）儿童玩具每周用含有效氯 500 mg/L 的消毒液浸泡一次，至少 30 分钟，并晒干。

（7）活动室、寝室每天一次紫外线消毒，每次不少于 1 小时。

（8）厕所要清洁通风，随时清扫，做到无异味，每日用含有效氯 500 mg/L 的消毒液冲洗、浸泡一次。

（9）工作人员要保持仪表整洁，勤洗澡，勤剪指甲。

（10）如遇传染病毒传播时期等特殊情况，将另行通知加强卫生消毒工作。

七、环境卫生制度

（一）环境卫生

（1）建立室内外环境清洁制度。分片包干，每天一小扫，每周一大扫，定人、定点、定期检查，奖优罚劣，注意消灭蚊、蝇、蟑螂等害虫。

（2）室内桌椅、儿童玩教具要保持清洁，定期消毒、清洗。

（3）保持室内空气流通、阳光充足，冬天也要定时开窗通风换气。室内要有防蚊、防蝇、防暑和取暖设备。

（4）厕所要清洁通风，定时打扫并消毒。儿童用的便盆，每次用后要立即倾倒，刷洗干净，每日用消毒液浸泡，三岁以上儿童要提倡用蹲式厕所。

（5）儿童桌椅高度应符合要求。

（6）教育儿童养成良好的卫生习惯，做好室内外保洁工作。

（二）室外环境卫生管理要求

（1）室外环境做到整洁、美观，所有墙面按园统一规划布置，不随意更改，教育幼儿不在墙上乱涂乱画。

（2）不乱扔垃圾果壳等杂物，不随地吐痰，保持走廊、前院、后院等场所的整洁。

（3）场地做到雨天无积水，下水道等有定期灭虫消毒措施。

（4）绿化有专人负责管理，做到绿地无杂草，花坛无杂物，定期修剪，教育儿童不随意攀摘花草树木，加强爱护绿化教育。

（5）园内及过道上不随意停放自行车和堆放建筑垃圾等杂物，保证儿童活动的安全和道路的畅通。

（三）室内环境卫生管理要求

（1）由教师、保育员负责教室房舍设备、环境的清洁卫生工作。做到墙面完好无损、布置美观,教育儿童不抠墙,不弄脏墙面。

(2) 不随意在墙上拉线、钉钩子、钉隔板等,确保室内清洁。

(3) 建立健全环境清扫制度和四定制度。每月一大扫,每周一小扫,分室分片包工,定人、定点、定时、定期检查。

(4) 保育员要管理好室内的设备和自己的工作用具,如抹布、拖把、扫帚等物,要按固定地点安放,不随意乱放。

(5) 每天擦洗便池,保持厕所清洁,无尿垢、无臭味。定期打扫走廊和擦玻璃窗,保持园内玻璃窗明亮、走廊清洁。

(6) 保持各活动室无灰尘、无垃圾,并做好灭蝇、灭鼠、灭蟑螂工作。

(7) 园内做到无死角,库内存放物不宜过多,应离地、离墙、防虫害和霉变。物品要按类堆放、排列整齐。保健老师负责全面环境卫生检查工作,发现问题及时与有关部门联系并妥善处理。

(四) 个人卫生

(1) 儿童每人一巾一杯,日常生活用品专人专用,做好消毒工作。

(2) 饭前便后要组织儿童洗手,早晚用流动水洗手和脸,经常保持清洁。

(3) 饭后漱口,教育儿童养成早晚刷牙的习惯。

(4) 每天洗脚、洗屁股,洗屁股巾要每天消毒,定期洗头和洗澡。每周剪指甲一次,每两周剪趾甲一次。

(5) 保护视力,室内要注重采光,灯具损坏要及时修理,看电视不宜离得太近,时间不宜过长。

(6) 要求儿童服装整洁,勤晒被褥,床单一个月清洗一次。

(7) 工作人员要讲究个人卫生,保持仪表清洁。勤洗头洗澡,勤剪指甲,饭前便后和给儿童开饭前用肥皂洗手。和儿童接触时不抽烟。

八、卫生保健登记、统计制度

托幼机构卫生保健工作的内容、质量、儿童受益状况往往需要用工作记录、统计数字等加以反映,统计数字又来源于常规登记的建立与完善。托幼机构要建立健全各种记录的登记、统计制度。

一般有以下几种记录表:出勤登记表、疾病登记表、晨间检查记录表、传染病登记表、预防接种漏种记录表、体弱儿童管理记录表、体格检查记录表、缺点矫治记录表、膳食调剂记录表、性格锻炼观察表、意外事故登记簿、家长联系簿。卫生统计要求做好性格发育评价、膳食评价、出勤率、缺点矫治率、各种常见病患病率、传染病发病率、预防接种率等项统计。

入园儿童基本情况记录表见表9-1。

表 9-1　入园儿童基本情况记录表

编号	入园日期	班级	姓名	性别	出生年月日	家庭详细住址	电话	备注

出勤登记表：每日登记。

晨间检查记录表：每日登记。

疾病登记表：每日登记。

传染病登记表：发现传染病后登记。

预防接种漏种记录表：对预防接种漏种和补种情况进行记录，见表9-2。

表 9-2　预防接种查验记录表

班级	姓名	年龄	基础免疫	接种疫苗名称
			完成　（未完成）	乙脑、流脑、麻风腮、甲肝、流感、白破二联、水痘、轮状病毒……

体弱儿童管理记录表：记录对体弱生病儿童采取的措施和儿童发展情况。

体格检查记录表：儿童体检后记录。

缺点矫治记录表：记录儿童缺点情况及采取的措施。

膳食记录：包括每周食谱、营养计算、班级膳食反馈表。

体格锻炼观察表：记录每周测查儿童体育锻炼的情况(强度和密度)。

意外事故登记表：记录儿童走失、伤残、中毒等情况，见表9-3。

表 9-3　儿童意外伤害记录表

事故发生情况：(写明时间、地点、场合、原因和损伤部位)
处理：(写清是何种损伤和处理方法)
结局：(写清是否恢复和恢复的时间)
分析：(事故性质：如责任事故或一般事故)

家长联系本：记录与家长联系配合给儿童防病、治病、宣传栏等情况。

九、安全制度

（一）安全制度

（1）各岗位工作人员要树立安全意识，时时处处把保护儿童的生命和促进儿童的健康放在一切工作的首位。

（2）注意房屋、场地、玩具、用具及运动器械的使用安全，定期检查，及时维修，避免触电、砸伤、摔伤、烫伤，预防异物入耳、鼻及气管以及火灾等重大事故的发生。

（3）保健员必须妥善保管儿童的药品。病儿服药时，必须仔细核对药名、药量、儿童姓名，按时给儿童服药，不准吃错药。保健室药品标签清楚，不得存放、使用过期的药品，消毒药品专人管理。

（4）认真贯彻卫生防疫部门下达的有关食品卫生的规定，严把食品的进园关和食品入口关，严防食品中毒事件的发生。

（5）食品、开水要适当降温后方可端给儿童。员工在打开水、端热饭时要避开儿童，保温桶要有保护措施。

（6）工作人员要进行卫生保健知识的业务学习。每学期开展有针对性的安全培训工作，加强幼儿园突发事件应急救助培训及防震演练、消防演练。加强教职工的职业道德教育，对儿童坚持正面教育，严禁态度粗暴、体罚或变相体罚，杜绝因上述原因造成的事故。

（7）幼儿园组织的各项活动都应以儿童的安全为第一，进行认真细致的事先准备，对场地进行全面考察，考虑周详。严禁带儿童到有危险的地方开展活动。

（8）儿童来园、离园，严格实行安全接送，并由门卫加强管理，防止儿童出大门走失，禁止外来人员来园玩耍。外来人员来访的一律要求登记。坚持规范使用"接送卡"，凡儿童呼不出称谓者及未成年人不得带儿童离园。

（9）对儿童加强安全教育，各班根据实际通过游戏、儿歌、故事、角色表演等教学活动对儿童进行防拐骗、绑架等自我防护意识的培养，开辟专栏定期向儿童及家长宣传安全知识，在幼儿园有危险的地方张贴醒目的安全警戒标志，提高儿童的安全意识和自我保护的能力。

（10）下班后，各班教师要负责关好门窗，整理好教室内的物品。及时关灯，电视、电扇、饮水机等电器插头应拔下。门卫或值班人员要做好安全巡查工作，严防各类意外事件的发生。

（11）每周进行安全检查并做好记录。实行安全事故及时上报制度，发生一般事故做好记录，幼儿园内发生重大伤害事故后，应在1小时内及时向上级主管部门汇报情况，并报当地的有关部门，不得漏报。

（12）设立门卫值班室，配备2名专职保安，配齐配足不少于7种防卫器械，设立幼儿园电子监控系统。

（二）门卫制度

（1）进入幼儿园的外来人员都应接受门卫值班人员检查，对神情异样的外来人员要仔细盘查，严禁其进园。外单位人员出示介绍信、身份证或工作证，并填写登记表，入园后不得随意接触儿童。

（2）托幼机构要实行 24 小时值班制度，儿童在园期间实行封闭式管理，门卫做到按时开门、关门。

（3）在上课期间，家长确因特殊情况需要接儿童回去或者家长需要探视送药物给儿童时，必须持有接送卡和主班老师签字同意接走的字条，保卫人员查验后方可放行并将字条存档备查。

（4）谢绝外部人员来园玩耍、散步、锻炼、闲逛等。严禁商贩、传推销人员入园。

（5）保卫人员对进出幼儿园的外来人员携带的物品进行登记，对可疑物品要进行查验，严禁易燃易爆、剧毒、管制刀具等危害物品进入，确保师生的人身财产安全。

（三）安全检查防范制度

（1）幼儿园要每周组织一次全园性安全检查，并及时记录好安全台账，确保不留任何安全隐患。

（2）安全工作领导小组应认真分析本园的安全工作情况，分析预测可能发生的安全隐患，做到及时排查，对已发现的安全隐患必须在第一时间内立即整改。

（3）值日行政人员应做好日常安全检查工作，认真检查食堂、教室、功能室、消防设施、供电设施、运动设施、儿童活场地及儿童活动的安全。

（4）教师必须每天对本班儿童的活动场地、活动器械及儿童活动的安全进行检查，特别关注检查儿童的身体状况，是否携带不安全物品，有无不安全行为，检查用电安全，如发现问题应及时处理或报告，并做好详细的记录，确保儿童的安全。

（5）厨房工作人员每天应检查炉火、柴油、用电以及食品的安全，如发现问题应及时处理或报告。

十、家长联系制度

（1）建立家长委员会，定期召开会议，每学期两次，并向家长委员会汇报幼儿园工作计划和工作情况，虚心听取意见，不断改进工作。

（2）各班设立"家园联系本"（或联系卡），及时与家长交换意见，同步教育好儿童。

（3）园内和各班设立"家长园地"，宣传科学育儿的知识。

（4）各班定期向家长开放半日（每学期 1～2 次），让家长了解儿童生活、学习情况，并虚心听取家长意见，改进本班工作。

（5）定期开办家长课堂，并对社区家长开放。

（6）园长定期在幼儿园门口接送儿童来园和离园，及时听取家长意见和要求。

（7）保教人员定期进行家访，了解儿童在家生活和行为习惯情况，并征求家长意见。

（8）园内设立征求家长意见的"意见箱"，随时听取家长要求和建议。

（9）举办家长、幼儿、教师三方联谊活动，如庆元旦、庆六一、亲子运动会等，邀请家长参加幼儿园的各种活动，密切家园联系。

（10）加强幼儿园与社区的合作，争取相关部门的支持。

请根据具体情况因地制宜制定出适合本地某日托幼儿园的一日生活制度。

留意午睡时的花花

花花是新插进小班的，一周后的一天午睡时，孩子们进入午睡不到20分钟，就都安静地闭上了眼睛，老师以为孩子们都睡着了。值班的王老师也感到了一些疲劳，就轻轻地关上门，斜靠在椅子上，闭上眼睛想休息片刻，可是不知不觉就睡着了。等王老师睁开眼睛，一眼看到午睡室的门打开了，再一巡视午睡室发现空了一张床，这恰恰是花花的床，她赶紧跑出去找，发现花花一个人竟然跑到了楼顶，正骑在彩色栏杆上四下眺望。

不熟豆浆引发食物中毒

2007年4月25日9时，位于郑州市的一所民办幼儿园发生集体食物中毒，部分孩子出现肚子疼、呕吐、恶心等症状。据园方介绍，共有50余名儿童被送往医院治疗。化验分析结果为食用未煮熟的豆浆而引起的肠胃不适。

分析：根据托幼机构的卫生保健要求，分析上述两则案例中的问题及解决思路。

《托儿所幼儿园卫生保健工作规范》规定托幼园所工作人员接受健康检查的频率是（　　）。（2015年上半年）

  A. 每月一次　　　　　　　　B. 半年一次

  C. 每年一次　　　　　　　　D. 三年一次

参考答案

高温蒸汽消毒与臭氧消毒的区别

一、高温蒸汽消毒

高温蒸汽不仅可杀死一般的细菌、真菌等微生物,对芽孢、孢子也有杀灭效果,是最可靠、应用最普遍的物理灭菌法。由于蒸汽的穿透性强,蛋白质、原生质胶体在湿热条件下容易变性凝固,酶系统容易破坏,蒸汽进入细胞内凝结成水,能够放出潜在热量提高温度,更增强了杀菌作用。在影响微生物生命活动的各种物理因素中,利用水的沸点随水蒸气压力的增加而上升,从而达到高温灭菌的目的。但是,只有充分利用潜热才能在短时间内获得完美的灭菌效果。

优点:具有安全、环保、无辐射、穿透力强、传导快、无死角等独特的优点。

二、臭氧消毒

臭氧(O_3)是一种强氧化剂,灭菌过程属生物化学氧化反应。臭氧灭菌有以下3种形式:

第一,臭氧能氧化分解细菌内部葡萄糖所需的酶,使细菌灭活死亡。

第二,直接与细菌、病毒作用,破坏它们的细胞器和DNA、RNA,使细菌的新陈代谢受到破坏,导致细菌死亡。

第三,透过细胞膜组织,侵入细胞内,作用于外膜的脂蛋白和内部的脂多糖,使细菌发生通透性畸变而溶解死亡。

优点:可杀灭细菌繁殖体和芽孢、病毒、真菌等,并可破坏肉毒杆菌毒素,另外,O_3对霉菌也有极强的杀灭作用。

缺点:投资大,费用较氯化消毒高;水中O_3不稳定,控制和检测O_3需一定的技术;消毒后对管道有腐蚀作用,故出厂水无剩余O_3,因此需要第二消毒剂;与铁、锰、有机物等反应,可产生微絮凝,使水的浊度提高;臭氧氧化含有溴离子的原水时会产生溴酸根。溴酸根已被国际癌症研究机构定为2B级潜在致癌物。

模块十

学前儿童生活活动环节的卫生保健

模块概要

《3—6岁儿童学习与发展指南》指出:"幼儿的学习是以直接经验为基础,在游戏和日常生活中进行的。"学前儿童的学习与生活是相互交融的,托幼机构的一日生活蕴含着丰富的教育价值,是学前儿童积累经验、养成良好生活习惯和学习品质的重要途径。

本模块详细介绍了托幼机构一日生活各个环节保育工作的要求,提出了实用的教育建议,对合理组织幼儿园一日生活具有重要的指导意义。

情境导入

陈老师告诉晓宇,作为一名教师,每天来园准备是件很重要的事。陈老师每天到教室的第一件事情就是打开电脑,把一日活动的安排再熟悉一遍,然后再检查一下与活动相关的教具和用具是否都放到了相应的位置。

陈老师说她刚工作的时候,来园准备工作做得不充分,也没有意识到准备工作的重要性。有一天,她上第一堂美术活动课,由于事前没把记号笔从柜子里拿出来,结果当她说让孩子们开始画画的时候,孩子们就嚷嚷着没有笔,这时她才匆忙地从柜子里取出几盒记号笔,一时间教室里十分混乱。听着孩子们的吵闹声,她既紧张又后悔,后悔一早来园没有把准备工作做仔细,导致了教学活动中的混乱场面。这件事情之后,每天一早的准备工作,陈老师都格外仔细,再也不让类似的事情发生了。

一、入园

微课 28

幼儿园一日生活
的安排及执行

入园是学前儿童在园一日生活的开始。教师要紧紧抓住这一环节,在入园准备、晨检、晨间活动中,为学前儿童营造良好的环境,有计划地组织各种有趣的活动,让学前儿童以愉悦的情绪开始,以不断增强的各种能力开始,投入一天丰富多彩的生活中。

在入园准备方面,教师要准确地把握学前儿童身心发展的特点和规律,为他们营造温馨舒适、丰富有趣的入园环境,吸引他们投入活动,让其从心理、身体、能力等方面都得到一定的发展,使入园环节成为他们一日生活的开始。

在晨间活动方面,教师应根据不同年龄班学前儿童的特点和地区特点,安排他们自主选择感兴趣的区角活动或其他游戏、户外活动等。中大班的学前儿童还可以安排一些自我服务,比如,安排值日生收拾摆放同伴随身携带的衣服,擦桌椅,打扫责任区等。晨间活动应以小型、丰富的游戏为主,使学前儿童从一入园就保持轻松愉快的情绪,全身心感到舒适。晨间活动的时间长短应该根据季节、学前儿童年龄及班级的实际情况决定。

每一位学前儿童来园时,都要接受晨间检查。晨间检查的主要目的是防止儿童将传染病及危险品(如小钉子、玻璃片等可造成创伤的小东西)带到园所内。晨检可在学前儿童每天入园时,由有经验的保健人员执行。保健老师要掌握全园学前儿童的健康状况,发现可疑情况要及早诊治,必要时应采取隔离措施;要对家长带来的药进行记录,标明学前儿童的姓名、所在班级、用法及用量,并放在学前儿童够不着的地方,以免他们误服;要按时给他们服药。

(一)实施要点

1. 儿童

(1)能使用礼貌用语主动问好,和家长愉快地说再见。

(2)乐于配合保健医(员)、教师晨检,能将晨检牌插入指定位置。

(3)会整理衣物并将其放到指定地方,积极投入晨间活动。

(4)主动与同伴、教师交谈自己感兴趣的事情。

2. 教师

(1)在儿童来园前,要先做好活动室的通风和清洁工作。

(2)为儿童活动做好准备,并主动热情迎接儿童。

(3)灵活组织晨谈活动,与儿童交流感兴趣的事,并向他们介绍一天的计划或活动安排。

(4)参与儿童的晨间活动,回应他们的个别需要。

(5)热情接待家长,必要时与家长简短交流。

3. 保育员

(1)做好儿童生活的各项准备工作,环境整洁,空气清新,保证物品及饮用水安全。

(2)协助教师做好晨间接待,帮助或指导儿童整齐地摆放个人物品。

4. 保健员

(1)热情接待儿童与家长,按要求做好晨检工作,发现问题及时处理,杜绝漏检。

(2)发现儿童有异常病症时,建议家长带他们及时就诊,做好应急处理。

(3)与家长做好药品的交接、登记,并妥善保管。

(二)实施建议

(1)保证每个儿童在成人视线范围内安全到达活动室。

（2）针对不同年龄的儿童，对整理衣物、值日生工作、礼貌行为等提出不同的指导和要求。

（3）计划好晨间谈话的内容。关注儿童对谈话内容的兴趣和参与度，及时调整话题或谈话方式。

（4）带药儿童晨检牌与其他儿童有颜色区分。观察儿童情绪、身体状况及衣着，发现异常及时与家长沟通。

二、盥洗

微课 29
趣味来盥洗

盥洗环节是保障学前儿童身体健康的第一道防线，也是托幼机构一日生活的重要内容，包括洗手、洗脸、漱口、梳头等活动。其中，洗手是进行最频繁的盥洗活动，如饭前饭后、便前便后、活动前后都需要将手洗干净；学前儿童每次进餐后都应漱口，一般每天要进行四次左右；洗脸和梳头一般在学前儿童午睡起床后进行。

此环节的重点是学前儿童良好的卫生和生活习惯的养成，教师应该根据学前儿童的年龄特点和发展水平对学前儿童提出不同的要求。年龄越小的学前儿童盥洗的要求越细致，教师和保育员的照料也应该更耐心周到。学前儿童进行盥洗时，教师和保育员应对他们进行观察，对有困难的学前儿童进行适时的指导和帮助。

（一）实施要点

1. 儿童

（1）会用正确的方法洗手，懂得节约用水。

（2）知道人多时排队，轮流洗手。取自己的毛巾擦干手，将毛巾挂在固定的地方。

（3）养成饭前便后、手脏时要洗手的好习惯。

（4）知道漱口能清洁口腔，餐后能坚持用鼓漱的方法漱口。

（5）知道起床后、脸脏时要及时洗脸，会用正确的方法洗脸。

2. 教师

（1）利用多种方式，引导儿童掌握洗手、漱口、洗脸的正确方法。

（2）提醒儿童排队轮流洗手、漱口或洗脸，确保盥洗安全。提醒他们节约用水。

3. 保育员

（1）做好盥洗前准备工作。

（2）指导儿童洗手方法，照顾个别需要帮助的儿童。

（3）注意观察儿童洗手后的衣服状况，发现问题给予帮助指导。

（二）实施建议

（1）为儿童准备温度适宜的流动水。

（2）提醒儿童洗手时挽好袖口，避免弄湿衣袖。

（3）合理分工，调整好各自的位置，便于照顾所有儿童。

三、饮水

水在人体内具有无可替代的重要作用,学前儿童在园内是否主动饮水,饮水量是否适宜,都会影响到身体的正常发育和健康成长。因此,培养学前儿童主动饮水、科学饮水的习惯是极具价值的生活教育课题。

微课 30
科学来喝水

(一) 实施要点

1. 儿童

(1) 能知道随渴随喝,接足够量的水。不在剧烈运动后立即喝水。

(2) 自然有序按照标记取放水杯。学会等待,不打斗,不拥挤,不影响他人。

(3) 接水后能找到适宜的地方饮水。不洒水,不浪费水。

2. 教师

(1) 创设安全便捷的饮水环境。

(2) 每天除有固定的时间安排儿童喝水外,还要提醒他们随渴随喝,保证他们的饮水量。

(3) 引导儿童节约用水。

3. 保育员

(1) 做好饮水前的准备工作:每天清洗水罐,消毒水杯,提供足量且温度适宜的水。

(2) 保证每个儿童喝到足量的水,照顾好身体不适的儿童,并根据需要提醒儿童增加饮水次数。

(3) 保持地面干爽,发现水渍及时清理,保证儿童安全。

(二) 实施建议

(1) 为儿童提供符合国家《生活饮用水卫生标准》的生活饮用水。每日上午、下午各 1~2 次集中饮水,3~6 岁儿童饮水量 100~150 毫升/次,并根据季节变化酌情调整饮水量。

(2) 为儿童创设便于饮水的环境,掌握取放杯子的要求,杜绝交叉感染。

四、进餐

微课 31
温馨进餐点

进餐活动包括进餐前心理准备、餐前盥洗;进餐中学前儿童技能的掌握、习惯的养成;进餐后的整理、盥洗等。此环节的重点是向学前儿童进行饮食、营养方面的教育,帮助他们养成良好的进餐习惯。

进餐前,教师应组织学前儿童进行一些活动量较小的安静游戏,营造愉快的进餐环境。进餐前,可向学前儿童介绍饭菜的名称及所具有的营养价值,教师也可在此环节教学前儿童正确使用筷子、勺子和叉子的方法,以及向学前儿童介绍一些饮食文化。进餐之后,由于每个学前儿童的吃饭快慢不一样,为了减少吃饭快的学前儿童不必要的等待时间,可以安排他们先进行活动。学前儿童消化能力差,胃容积较小,食物在胃排空所需要的时间为 3~4 个小时,幼儿园安排学前儿童进餐的时间应与学前儿童的这一生理特点相一致。幼儿园宜实行三餐两点制（如果幼儿园供应早餐和晚餐），在早餐、午餐和晚餐之间安排两次点心。

（一）实施要点

1. 儿童

（1）养成文明进餐习惯，会正确使用餐具，进餐速度适宜。

（2）会饭菜搭配着吃，不挑食，不剩饭菜，保持桌面整洁。

（3）餐后能将餐具送到指定地方，饭后能独立收放餐具、擦嘴、漱口，方法正确，并形成习惯。

2. 教师

（1）营造舒适的进餐环境和氛围，餐前保证儿童情绪愉快。

（2）了解和尊重每个儿童的饮食需要与习惯，掌握全班儿童进食量，照顾好特殊儿童。

（3）指导儿童文明、安静进餐，提醒结束用餐的儿童收拾餐具、擦嘴、漱口。

（4）合理安排儿童餐后活动，餐后可结合不同季节指导儿童进行适宜活动。

3. 保育员

（1）做好餐前餐后物品和用具消毒、清理等工作。

（2）介绍食谱，分餐时要掌握全班儿童进食量，照顾好有特殊需要的儿童。

（3）指导儿童文明进餐。

（二）实施建议

（1）进餐前要减少儿童等待时间。进餐时间 20～30 分钟/餐。

（2）应将饭菜器皿放在安全固定的位置，确保食物卫生及儿童人身安全，避免烫伤。

（3）提供的食物温度适宜，应使用食品夹或消毒筷分发餐点，避免教师间传递餐具，减少污染。

（4）个别指导时要走到儿童身边去提示。

（5）餐后不进行剧烈活动，计划和安排好儿童餐后的自选活动。餐后散步时间为 10～15 分钟，根据季节和天气情况，可将散步改为安静活动。

（6）待全体儿童进餐结束后方可清扫地面。

（7）膳食管理和消毒工作要按照卫生部颁发的《托儿所幼儿园卫生保健工作规范》相关要求执行。

五、如厕

学前儿童的神经发育尚不完善，再加上幼儿园的如厕方式与器具可能与家里不同，所以对多数学前儿童来说，在幼儿园如厕是一种挑战。学前儿童的如厕，应根据学前儿童的即时需要，照顾个别差异，而非制度的规定。如厕环节是培养学前儿童良好习惯的环节，也是学前儿童学习自我保健知识的环节。如有的幼儿园通过让学前儿童辨别自己的小便颜色，来调整自己喝水的次数和喝水的量。

（一）实施要点

1. 儿童

（1）有良好的大小便习惯，学会正确使用便纸，并能逐步自理。有困难时知道请老师或同伴帮助。

（2）知道人多时要排队，便后整理好衣裤，知道洗手，便后不在厕所逗留。

2. 教师

（1）指导儿童正确如厕。

（2）了解儿童的排便习惯，鼓励儿童在有需要时及时去大小便。

（3）帮助儿童建立保护身体私密部位的卫生及安全意识。

3. 保育员

（1）保持厕所清洁通风，便池、便盆使用后及时清洗消毒，干爽、无异味。

（2）备好便于儿童取用的卫生纸，督促儿童便后洗手。

（3）看护儿童如厕，保证儿童的安全，针对自理有困难的儿童给予帮助。及时为出现遗尿等情况的儿童更换和清洗衣物。

（4）观察记录儿童大便情况并向家长反馈，发现异常及时与家长交流。

（二）实施建议

（1）指导并帮助儿童整理好衣裤，不露小肚皮和后背，便后洗手。

（2）要用专用的干墩布随时擦拭卫生间地面水渍，保持地面干爽，保障儿童安全。

（3）卫生与消毒工作要按照卫生部颁发的《托儿所幼儿园卫生保健工作规范》的相关要求执行。

六、睡眠

微课 32
甜蜜午睡时

午睡是幼儿园一日生活中非常重要的环节，直接影响学前儿童的身体健康、生长发育、学习状况。午睡之前，教师应该为学前儿童营造安静的午睡氛围，对于一些有午睡困难的学前儿童，教师应该耐心地提供帮助，不要大声地进行呵斥和恐吓。对于学前儿童午睡习惯上的个别差异，应有区别地对待。教师可抓住这个环节引导学前儿童学习穿脱衣服、鞋袜的方法，午睡后，教师根据班上的学前儿童的年龄特点，引导学前儿童自己整理自己的被褥。对于年龄较小的学前儿童或者能力较弱的学前儿童，教师应该提供耐心的帮助，教师要学会耐心地等待，给学前儿童学习的时间，不要以为这是在浪费时间。午睡起床后，教师要注意观察天气情况，引导学前儿童根据天气变化增减衣服等。

（一）实施要点

1. 儿童

（1）能够安静进入睡眠室。在指定位置按顺序脱衣服，并将衣服折叠整齐放在固定地方，鞋子摆放整齐。

（2）安全有序上床，保持正确的睡姿。不打扰他人，不带小玩物。

(3) 安静有序地起床、穿衣、如厕。懂得保护自己的身体。

2. 教师

(1) 午睡前组织安静活动,稳定儿童情绪,营造安静、温馨的午睡环境,让儿童自然入睡。

(2) 了解和尊重儿童的睡眠时间或需求上的个体差异,安抚入睡困难的儿童。

(3) 巡视儿童午睡情况,有异常情况及时处理。

(4) 组织儿童按时有序起床,引导儿童穿衣、整理。

3. 保育员

(1) 做好午睡前后的准备、整理工作。检查儿童床上有无异物,以防意外。

(2) 保证上床走道通畅,组织儿童安全有序上床。

(二) 实施建议

(1) 3～6岁儿童午睡时间根据季节以2～2.5小时/日为宜。教师做好早晚班交接工作并做好记录。

(2) 引导儿童午睡不佩戴饰物,对已佩戴饰物的儿童睡前都要摘掉,保证学前儿童安全睡眠,以免造成危险。

(3) 合理安排入睡困难、睡眠时间短的儿童的睡床位置,确保其睡眠质量,减少对其他儿童的影响。

(4) 做好夏季冬季睡眠室防暑保暖工作,夏季采取防蚊措施。睡床要避开电源插座、暖气片等有危险的地方。

七、离园

离园是幼儿园一日生活的最后一个环节,是学前儿童一天在园生活的结束。教师要根据实际情况,适时地组织有目的、有计划的活动,抓住离园环节中有价值的教育契机,实施有效的指导和帮助,以满足学前儿童多方面的需要,使学前儿童的离园活动充实有趣、轻松自然。

(一) 实施要点

1. 儿童

(1) 能进行安静的活动,活动结束后会收放好玩具、图书等。

(2) 会自取衣物、穿好衣服、带全自己的物品,衣着整洁地离园。

(3) 主动和老师、小朋友告别,愉快离园。

2. 教师

(1) 组织儿童进行安静游戏,保证儿童安全有序离园。

(2) 帮助或提醒儿童整理衣服,引导儿童主动和老师、小朋友告别。

(3) 确认儿童家长的身份方可接走儿童。需要时与家长简短交流儿童情况。

3. 保育员

(1) 协助教师做好离园前的准备工作,配合教师组织儿童安全离园。

（2）全面做好环境卫生清洁消毒工作。

(二) 实施建议

（1）他人替接儿童时,要与家长确认,不能把儿童交给陌生人。

（2）大部分儿童离园后,教师在确保学前儿童有人看护的情况下,方可与家长交流沟通。

（3）做好班内安全检查工作,关好门窗、水电等。

项目一　晨检、全日健康观察、儿童出勤记录

利用在幼儿园见习的时间,对幼儿园晨午检及全日健康观察、儿童出勤情况进行记录,完成以下两个记录(登记)表的填写工作。

表 10-1　晨午检及全日健康观察记录表

日期	姓名	班级	晨检情况 家长主诉与检查	全日健康观察 （症状与体检）	处理	检查者

备注:记录晨午检和全日健康观察中发现的儿童异常情况。

表 10-2　儿童出勤登记表

班级：　　　　　　　　　　　　　　　　　　　　　　　　　　　　　　年　　月

姓名	日期							备注
	1	2	3	4	5	……	31	

备注:1."√"代表出勤,"○"代表缺勤；

　　　2.缺勤儿童查明原因后在"○"内补全相应的符号:"×"代表病假,"—"代表事假；

　　　3.因病缺勤,需在备注栏注明疾病名称。

项目二　晨检特殊情况处理与记录

晨检后,保健医生需将观察中发现的异常情况登记下来,并与当班教师一起关注当日学前儿童的情况,如有异常情况,保健医生进行诊断后决定入园或去医院诊治。

1. 遇到可疑发热儿童应安抚其测量体温,一般情况下儿童发热要说服家长带其到医院就诊或带回家好好休息。

2. 发现疑似传染病的儿童,应立即隔离观察,并请家长带儿童到医院就诊,待疾病痊愈且隔离期满后方可返园。

3. 对家长带来的药进行记录,标明儿童的姓名、所在班级、用法及每次用量,并放在儿童够不着的地方,以免儿童误服。请家长填写《用药记录表》并签字。

表 10-3　在园(所)儿童带药服药记录表

日期	班级	姓名	药物名称	服用剂量和时间	家长签字	喂药时间及签字

4. 儿童携带危险的物品如小珠子、玻璃片、带尖的玩具等;或儿童不宜食用的食品,如瓜子、口香糖、果冻等,发现上述物品或食品应由家长带回,或者暂时由教师保管,离园时由家长带回。

项目三　六步洗手法

幼儿园通常要求学前儿童饭前便后及活动后用流动水和肥皂洗手。洗手常采用六步洗手法。

第一步:洗手掌。流水湿润双手,涂抹洗手液(或肥皂),掌心相对,手指并拢,相互揉搓。

第二步:洗背侧指缝。手心对手背沿指缝相互揉搓,双手交换进行。

第三步:洗掌侧指缝。掌心相对,双手交叉,指缝相互揉搓。

第四步:洗指背。弯曲手指使关节在另一手掌心旋转揉搓,交换进行。

第五步:洗拇指。左手握住右手大拇指旋转揉搓,交换进行。

第六步:洗指尖。将五个手指尖并拢,放在另一手掌心旋转揉搓,交换进行。

项目四　如何正确漱口和刷牙

一般幼儿园小班儿童只要求漱口,漱口不仰漱,以免把生水咽下去。引导学前儿童用鼓漱法进行漱口。提醒幼儿将漱口水含在嘴里鼓漱 3~5 次,再轻轻吐进水池里,不要把水咽进肚中。

中班儿童学习刷牙,大班儿童要养成早晚刷牙的习惯。刷牙前要用水漱口,然后挤适量的牙膏在牙刷上。刷牙时先刷牙齿的外侧面,再刷牙齿的内侧面。刷上排牙

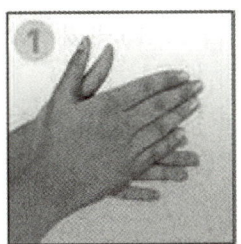 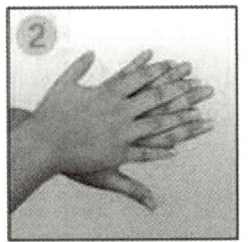 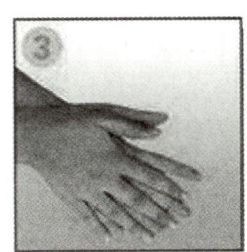
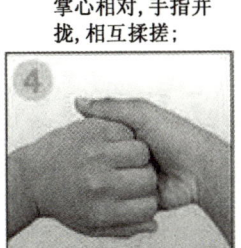 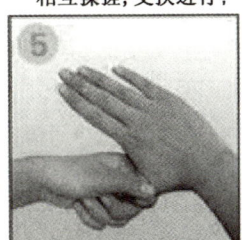 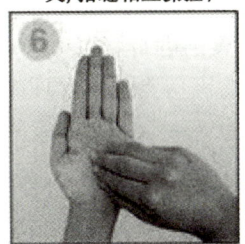

图 10-1　六步洗手法

齿时由上向下刷,刷下排牙齿时由下往上刷,刷咬合面时应左右来回横刷。最后教孩子洗净刷牙用具并用毛巾擦干嘴巴。为有效祛除牙菌斑,每次刷牙时间不宜少于3分钟。在孩子学刷牙时,家长可以让孩子配合儿歌进行刷牙动作,以提高学习的兴趣,同时给予鼓励和表扬。

漱口歌
手拿花花杯,
喝口清清水,
抬起头,闭着嘴,
咕噜咕噜吐出水。

项目五　学前儿童饮水环节的卫生保健

1. 保证学前儿童足够的饮水量。不要让儿童感到口渴时才饮水。在夏季、早晨、午睡起床后,或儿童患病时,还要注意增加他们的饮水量。

2. 喝白开水。学前儿童应尽量以白开水为饮料,减少或不喝甜饮料。不可让儿童喝生水。生水中可能含有病原微生物,喝生水容易感染寄生虫病和各种传染病。

3. 渴了就喝,主动饮水。教师应按时提醒儿童喝水,每次尽可能喝足量;还应帮助儿童养成渴了就喝、主动饮水的好习惯。

4. 餐前不宜大量饮水。餐前大量饮水可稀释、中和胃酸,不利于食物消化,还使胃有饱胀感,影响食欲。

5. 在剧烈运动以后,应让儿童喝少量的淡盐水,但不宜马上喝大量的水,否则水会在胃部妨碍膈肌运动,水分吸收入血液后会增加循环血量而加重心脏负担。

6. 托幼机构内应设专门的饮用水供应点,随时供给儿童饮用。儿童喝水的茶具应该专用,茶具要保持清洁,经常消毒,防止疾病传播。

7. 教师和保育员应有意识地指导学前儿童先洗手再拿自己的杯子接水,慢慢走回自己的座位坐下。开始喝时要小口尝试,避免烫嘴,若水较烫,应等凉了后再喝;喝水时不说笑、不洒水、不玩水;喝完后将杯子放回原位。

项目六　学前儿童进餐环节的卫生保健

1. 餐前准备

托幼机构要制定合理的进餐制度,学前儿童进餐必须定时定量。学前儿童胃排空时间为3~4小时,两餐间隔时间不少于3.5小时,不超过4~5小时,保证他们进餐时既有食欲,又不至于过分饥饿。

进餐前半小时内不做剧烈运动,教师可组织学前儿童进行安静的游戏,或对当日的菜肴做简要介绍,激发儿童的食欲。为学前儿童创设舒适、安静、愉快的进餐环境。餐前不批评儿童,指导学前儿童如厕、洗手。

2. 进餐时做好组织工作

按时开饭,进餐时间不应少于30分钟。要考虑学前儿童的实际情况以及当天的状态为他们盛饭,采取少盛多添的方式。尤其是对于胃口小的学前儿童或者是体弱儿,应先盛适量的饭、菜,鼓励他们吃完一份,再适当添一点。进餐时,引导学前儿童两脚放平,身体坐正,靠近桌子,左手扶碗,右手拿勺,一口饭一口菜,安静地吃完自己的一份饭菜。教师要仔细观察学前儿童进餐时的情绪、进餐速度、进餐量以及对食物的偏好,发现问题及时处理。不催促吃饭,不比赛吃饭,不在就餐过程中处理问题或批评他们。注意培养学前儿童良好的进餐习惯和卫生习惯,如嘴巴里含着食物时不说话或嬉笑打闹、细嚼慢咽、不撒饭、不挑食、不偏食、不敲碗筷等。

3. 餐后整理

教育学前儿童吃完后把餐具放在指定的地方,把椅子放好,轻轻地离开餐桌。组织学前儿童擦嘴、漱口、洗手。

学前儿童进餐完毕,应适当休息。可以引导他们在教室内进行安静活动,也可以带领他们进行散步活动。

项目七　学前儿童如厕环节的卫生保健

1. 依据年龄特点、情绪、饮食及气候等因素提醒学前儿童大小便。

2. 根据如厕间蹲位、小便斗数量分组组织学前儿童排便,避免拥挤。

3. 学前儿童排便时确保有一位老师在如厕区,帮助有需要的孩子并注意观察他们大小便有无异常,大便时间5~10分钟为宜。

4. 大小便后使用卫生纸擦拭,大便需从前往后擦(根据年龄与实际情况决定是否协助)。

5. 检查学前儿童衣物是否提拉整齐,注意腹部、腰部、膝盖的保暖。

6. 提醒并督促学前儿童用正确的方式清洗双手。

7. 用过的便器、便池及时冲洗消毒,教师清洗双手。

项目八　学前儿童午睡环节的卫生保健

一、午睡前的准备工作

（一）创设良好的睡眠环境

创设良好的睡眠环境,空气新鲜、温度适宜、光线柔和、寝具舒适。

在睡眠之前开窗通风,用半干半湿的拖把拖干净地面,然后用干拖把将地面拖干。卧室内选用的窗帘厚度适宜,能够遮光。

保教人员要根据季节变化为幼儿选择合适的床品。比如,春秋季选择春秋被、被褥;冬天选择加厚棉被和加厚棉垫,床单、被褥要勤洗晒;夏天铺席子,席子每天都要用温水擦拭,一周消毒一到两次,给幼儿盖毯子或者是空调被。要定期让家长将被子、被褥带回去晒。

（二）做好睡眠前的准备活动

组织学前儿童阅读绘本、散步等安静活动或者放一些轻音乐,避免学前儿童过于兴奋;提醒全体学前儿童排尿、排便,预防尿床及睡眠不安的情况发生;保持学前儿童情绪轻松愉快,睡前不批评、不吓唬学前儿童,不讲激烈、刺激的故事;睡前还要检查学前儿童口中是否有食物或异物,是否带小玩具上床睡觉;组织学前儿童按顺序脱下外衣、鞋袜,并摆放整齐。

二、午睡过程中的卫生保健

（一）培养良好的午睡习惯

当学前儿童安静躺下,闭上眼睛,应检查每个床铺,看看孩子有没有盖好被子,有没有闭上眼睛,是否在被子下面玩等,并及时地纠正,让学前儿童安静入睡。

引导学前儿童独自睡、安静入睡,不和其他儿童讲话。睡觉的时候应有良好的睡眠姿势,不趴着睡,不蒙头睡。对于入睡困难,或不愿意午睡的儿童应妥善安排,如安静地玩区角游戏。做好午睡情况记录。

（二）及时处理各种状况

要及时处理学前儿童睡眠中出现的一些问题。比如有儿童尿床,保教人员要及时给幼儿清洗干净,换上干净的衣裤,换好被褥,让其继续睡。有儿童惊哭,应轻轻走过去,拍拍哄哄,在儿童床边陪伴一会;如果儿童是因为做噩梦惊哭,可以轻声叫醒他,安抚好他的情绪后,再让他继续睡觉。如果有儿童要起床小便,要帮助做好保暖工作,同时提醒孩子轻起轻回,不要影响其他小朋友休息。

三、午睡后的卫生保健

保育老师领取午点,清洁桌面并消毒,为学前儿童吃点心做准备工作;整理床铺,做好通风和消毒工作。

值班教师唤醒学前儿童,主动向学前儿童问好;鼓励学前儿童自己叠被子,收拾枕头;引导和协助学前儿童穿衣服、洗脸、喝水;组织学前儿童吃午点,为女童整理头发。同时,要检查幼儿的面色、精神,发现异常及时通知保健老师。

案例分析

又到了进餐环节,陈老师刚把饭菜分好就开始催促了:"今天的饭菜很香,很好吃,小朋友们都要快快吃,看谁吃得最快。"孩子们开始吃饭了,陈老师边喂孩子边说:"谁第一个吃完饭,我等下给他玩最好玩的玩具。"个别孩子吃完了,陈老师马上又接着说:"看,××吃得最快了,全部都吃完了,老师最喜欢他了。×××,你要赶紧吃了,大家都吃快点了,要大口大口地吃。"

请你结合所学知识对陈老师的做法进行分析。

国考真题

参考答案

1. 为了准备"六一"表演,教师提前一个月组织学前儿童反复训练,甚至缩短学前儿童的午睡时间和游戏时间。该教师的做法(　　)。(2014年下半年)

　　A. 不正确,不利于学前儿童身体健康
　　B. 不正确,不利于有个个性发展
　　C. 正确,有利于提高学前儿童素质
　　D. 正确,有利于学前儿童全面发展

2. 对幼儿如厕,教师最合理的做法是(　　)。(2017年下半年)
　　A. 要求排队如厕　　　　B. 允许幼儿按需自由如厕
　　C. 控制幼儿如厕次数　　D. 控制幼儿如厕的间隔时间

3. 活动区活动结束了,可是曼曼的"游乐园"还没搭完,她跟老师说:"老师,我还差一点儿就完成了,再给我5分钟好吗?"老师说:"行,我等你。"一边说,一边指导其他幼儿收拾玩具……该教师的做法体现了幼儿园一日生活安排应该(　　)(2016年下半年)

　　A. 与幼儿积极互动
　　B. 根据幼儿的活动需要灵活调整
　　C. 按照作息时间按部就班地进行
　　D. 随时关注幼儿的活动

4. 什么是幼儿园一日生活常规?试述培养幼儿一日生活常规的意义和方法。(2018年下半年)

拓展链接

"五个一"策略有效抚慰个别学前儿童情绪

对于个别学前儿童的情绪问题,教师可采用抱一抱、哄一哄、说一说、查一查、定一定这"五个一"策略,逐渐改善学前儿童的不良情绪,使其尽快融入集体生活中。

抱一抱:对于哭闹的学前儿童,教师先把他抱在怀里,给予安抚。

哄一哄:想方设法转移学前儿童的注意力,减少其哭闹的频率。

说一说:引导学前儿童和教师说说话、聊聊天,在说话和聊天的过程中,逐渐帮助学前儿童恢复良好的情绪。

查一查:通过给家长打电话或发短信,了解学前儿童哭闹的真正原因。

定一定:和家长共同商讨解决学前儿童哭闹的方法,达成共识。

小脚印让我们变勇敢

小班学前儿童初入园时,由于从家庭来到幼儿园这个陌生的环境,在生活上、情感上和心理上均依赖成人的照顾,不安全感就产生了,尤其是惧怕幼儿园厕所的蹲坑。有的学前儿童一天尿湿裤子好几回;有的学前儿童在幼儿园从不大便,但经常离开幼儿园还没到家就告诉爸爸妈妈憋不住了;有的学前儿童因憋大便而经常拉在裤子里。

如何让孩子们不害怕上厕所呢?

我们认为,营造适合学前儿童的如厕环境势在必行。既然孩子们害怕蹲坑,我们就在每个厕坑的两边选适中的位置用环保油漆画上了可爱的小脚印,孩子们看了既喜欢又感到新奇,都争着去踩自己喜欢的小脚印。这样一来既减轻了孩子们的心理压力,又激起了孩子们主动上厕所的欲望,而且当孩子们把自己的小脚和厕坑边的小脚印对准后蹲下来大小便时,不会弄到外面来,真的是一举多得。

后来,我们还试着用学前儿童喜爱的小动物形象来营造"厕所文化";如厕后,我们还为他们播放了一些轻松的音乐,以缓解紧张情绪。孩子们在如厕时有了愉快的笑容,憋大便、拉裤子的现象渐渐消失了。

模块十一 学前儿童教育活动与游戏活动的卫生保健

模块概要

本模块主要阐述了学前儿童在教育、游戏和体育活动时,教师如何做好相应的卫生保健工作,同时利用自然因素对学前儿童进行锻炼,以增强学前儿童机体的抵抗力,磨炼意志,提高对自然环境的适应能力。

微课 33

学前儿童教育活动与游戏活动的卫生保健

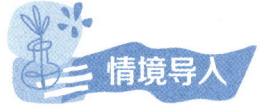

情境导入

某日,小李老师带着孩子们去户外散步,当走到草地上时,孩子们看到钻洞的玩具器械个个兴冲冲地跑过去玩,看到孩子们那么开心,老师也就没阻止,一起玩起了钻洞洞的游戏。过了几分钟,老师听到了哭声,看到冰冰趴在草地上哭,老师跑过去问:"冰冰,怎么啦?"并检查她的身体,发现她的手臂有肿块,医生说孩子的手骨折了。这件事发生后的几天里,草地上静悄悄,大家都认为"少活动,少出事"。那么,组织学前儿童教育、游戏和体育活动应该如何做好卫生保健工作呢?

《托幼机构工作规程》中指出,托幼机构保育和教育的主要目标之一,是促进学前儿童身体正常发育和机能的协调发展,增强体质,培养良好的生活习惯、卫生习惯和参加体育活动的兴趣。体育与游戏活动能促进儿童身体生长发育,提高身体素质,提高基本活动能力和运动技能,增强体质,但必须根据学前儿童年龄特点,运用形式多样的活动方法,才能达到活动目的,收到良好的锻炼效果。相反,如违反学前儿童身心发展的规律,过于追求活动的效果,不仅不能促进健康,增强体质,而且还有可能发生身体损伤,损害健康。而体育与游戏活动的卫生问题是直接影响学前儿童身体正常发育、身心全面发展的关键因素之一。

一、学前儿童教育活动卫生

托幼机构的教育活动是教师与学前儿童的双边活动,构成这种活动的基本成分是教师的教、儿童的学和教学过程的环境。托幼机构的教学活动应遵循卫生学原理,保证学前儿童生理和心理的健康。

第一,选择符合学前儿童身心发展特点、能引起他们求知欲和学习兴趣的内容。根据有意注意时间的长短,确定教学的时间,一般小班15~20分钟、中班20~25分钟、大班25~30分钟。大班后期,为适应小学学习做准备,可稍做延长。尽可能采用符合学前儿童思维和学习特点的直观手段和游戏的方法,提供学前儿童动手操作和探究的机会。不宜长时间地从事某一种活动,以免引起大脑皮质和视觉器官的过度紧张和疲劳。

第二,提供给学前儿童的学习材料和教师使用教学材料应符合卫生要求。比如,学前儿童阅读的图书应选择色彩鲜明、图像符号清晰、纸张坚韧洁白、无反光的读物且应经常进行消毒。绘画写字时所用的铅笔、蜡笔等用具应无毒、安全。铅笔以圆形笔杆为宜,笔杆不宜过细,以免造成绘画、写字困难。

第三,托幼机构的教学环境应有足够的照度,一般不得低于50勒(克斯)。阅读和作业时,光线必须从左上方射入,以免发生阴影。不要让学前儿童在直射的阳光下阅读和作业。学前儿童的眼睛与书本之间的距离保持在35~40厘米,书本不要平放在桌面上,应使书本与视线有一定的角度,最好呈直角,以免引起眼和颈部肌肉的疲劳。绘画和写字时,持续时间不宜过长。一般而言,持续绘画和写字的时间不宜超过5~10分钟。

第四,要教育学前儿童在学习中保持正确的坐姿,不歪头,不耸肩,脊柱正直,头不过于前倾,前胸距桌的边缘约一拳,大腿放平,足着地,使身体的重心稳妥地落在坐骨和依靠背的支撑点范围内,以减轻维持坐姿的肌肉疲劳。在绘画和写字时,要训练学前儿童掌握正确的控笔方法,笔杆放在拇指、食指和中指的三个指梢之间,食指在前,拇指在左后,中指在右下,食指应比拇指低,手指尖距笔尖约3厘米,笔杆和纸张应成60度左右的倾斜。

第五,由于学前儿童呼吸系统发育不够完善,尤其是声带发育不成熟,在唱歌时,要特别注意预防呼吸系统疾病以及声带的疲劳和损伤,具体注意事项如下:

(1)要选择适合其年龄特征的、音域合适的歌曲,太高或太低的音域都会使儿童感到困难,造成声带疲劳。

(2)唱歌时的环境应保持空气清洁、新鲜、湿润,温度不低于20 ℃。

(3)冬季不要安排户外唱歌,也不能在唱歌后立即进入寒冷的空气中,以免诱发呼吸道炎症。

(4)唱歌前,室内应预先开窗通风,并且清扫地面,避免尘埃被吸进呼吸道,刺激黏膜而导致疾病发生。

(5)唱歌时还应保持正确的姿势,最好采取立姿,以保持胸腔和腹肌的充分活动。正确的唱歌姿势是:身体重心均匀地分配在两腿上,重心稍微往前一点,挺胸,两肩稍向后,双手自然下垂在身体的两侧,头部保持正直。

(6)持续唱歌的时间不宜过长,一般以4~5分钟为宜。唱歌一段时间后应稍作休息,应避免长时间地大声唱歌或喊叫。当咽喉部疲乏或有炎症时,禁止其唱歌,直至学前儿童唱歌的机能完全恢复为止。

二、学前儿童游戏活动卫生

游戏最符合学前儿童身心发展的特点,最能满足学前儿童的需要,有效地促进学前儿童发展,拥有其他活动所不能替代的教育价值,托幼机构应该以游戏作为基本活动。

教师在组织游戏活动中应该注意以下问题:

第一,游戏前查看学前儿童衣着、装备是否适宜。学前儿童游戏前,应根据游戏类型、内容和气温情况及时增减衣服,以免着凉或受热。在户外进行冰雪游戏时,要让儿童穿上雨鞋等防湿保暖的鞋子和带紧口袖的罩衣,防止因弄湿衣服而受凉感冒,游戏前先活动身体,等待全身开始暖和时再接触冰雪。

第二,保证游戏安全进行,查看场地的安全性和游戏用的玩具数量是否适宜。在安排学前儿童游戏时,应注意游戏场地通风良好、空气新鲜、采光或照明充足。对于一些活动量大的游戏,应尽量安排在户外进行,使儿童在游戏时得到充足的阳光和新鲜的空气。游戏场地应平整,周围无危险物,附近也不存在会导致意外的物品。儿童在游戏中使用的玩具和材料要定期检查、维修和消毒,以预防意外伤害和疾病的传播。在玩泥、沙游戏时,要教育儿童注意不要把泥、沙弄到眼、鼻、耳、口中,若不慎将沙土弄进眼时,切不可用手揉擦,以免眼结膜等受伤而引起感染。

第三,交代游戏名称,明确游戏目的、规则、玩法,提高游戏的趣味性。以清晰明确的指导语告诉儿童可以游戏的区域以及游戏时应遵守的规则。教师要示范讲解游戏的玩法和规则,使儿童理解游戏规则。教师还可以选择儿童进行游戏规则的示范,在示范之后,儿童有了参照的对象,有利于儿童对规则的理解。

第四,根据学前儿童的年龄特点设计游戏活动。教师设计游戏活动时,应根据学前儿童年龄特点,估计学前儿童活动能力,因地制宜,合理地设计活动内容。比如小班的孩子,在跑、跳及运动器械的运用等方面还缺乏一定的能力,在设计活动的时候应该多考虑慢走、爬、钻等适合小班儿童的活动内容,以游戏的形式来完成,以免运动量过大或超负荷等给孩子带来的运动损伤及心理负担。

第五,保证游戏时间。户外游戏活动时间,春、夏、秋季每天不少于3~4小时,夏季太阳过大时,可选择树荫下或凉棚下活动;冬季不少于2小时,其中1小时为体育活动,气温在零下10 ℃时,也要到户外活动1~2次,每次10分钟左右。集体活动时间不要过长。

游戏内容不宜太恐怖剧烈,以免儿童过度紧张,不易恢复;儿童在游戏中的各种要求也要适合其身心特点。环境整洁、适宜,根据游戏需要安排时间。角色游戏、表演游戏、结构游戏等开展时间40~60分钟。户外游戏时要注意动静交替,避免疲劳。

三、学前儿童体育活动的卫生保健

体育活动是促进学前儿童全面发展的重要组成部分。体育锻炼能促进儿童的生长发育,增强体质,提高对疾病的抵抗能力,培养勇敢坚强的心理品质。但由于学前儿童有着不同于成人的身心特点,故学前儿童的体育锻炼不仅有着特殊的意义,而且有着特殊的卫生要求。

(一) 学前儿童体育锻炼的卫生原则

1. 持之以恒原则

经过持续的锻炼可使学前儿童大脑皮质建立起有关的联系,当周围环境发生变化时能灵活准确地调节有关的器官迅速做出相应的反应,保持机体与外界环境的平衡。经过多次反复的练习,大脑皮质建立了巩固而复杂的条件反射,形成动力定型,从而达到增强体质、减少疾病的目的。所以,体育锻炼必须经常进行。学前儿童正是长身体的时候,每天至少要有1小时以上的户外体育锻炼。

2. 全面锻炼原则

体育锻炼的目的,是促进身体的骨骼、肌肉及身体内脏器官的生长发育,发展匀称丰满的体型。只有坚持身体全面锻炼,才能达到这一目的。学前儿童身体各个器官、系统的发育均不成熟,又处在生长发育旺盛时期,而大多数的体育运动项目只对身体的某一方面有特别的促进作用;学前儿童神经系统对机体的调节功能也不够完善,身体的平衡性和灵敏性都比较差,因此,为了使其素质得到均衡的提高,运动项目要多样化,要使身体在力量、速度、灵敏、耐力、柔韧、弹跳等方面都得到发展,才能达到全面促进儿童身体发展的目的。

3. 循序渐进原则

循序渐进是指体育锻炼的要求、内容、方法和运动负荷等都要根据个体的实际情况,由易到繁,运动负荷从小到大,逐步提高。科学研究表明,人体各器官的功能是一个逐步发展、逐步提高的过程,即锻炼效果是一个缓慢的由量变到质变的逐渐积累的复杂过程。对于学前儿童来说,其接受能力不及成人,学习生疏而复杂的动作需要一定的时间逐步适应,如果突然承担很大体力负荷或突然进入高难度动作的训练,容易导致过度疲劳或因神经系统及某些器官的高度紧张而发生运动创伤,同时,随着学前儿童年龄的增长,体育锻炼的内容和要求也需要相应地发生变化,以便更有利于学前儿童身体的发展。因此,体育锻炼要根据学前儿童的生理特点循序渐进地进行,逐步提高各种因素对人体的刺激强度,逐步延长锻炼时间,锻炼的方式由简单到复杂。这样才能使人体各种器官逐渐对锻炼产生良好适应,达到锻炼身体的目的。

4. 个别性原则

个别性原则是指体育锻炼应结合学前儿童年龄特点,注意个体差异,不同健康状况的学前儿童选择的锻炼方法、时间、强度都应有所区别。因此,在组织活动时,要随时观察儿童的反应,对体弱儿的体育锻炼应较健康儿缓慢,时间应短并要仔细观察。如发现异常,要分析原因,并做适当调整。心脏病及肾脏病患儿一般不宜进行锻炼。

5. 准备活动和整理活动的原则

准备活动是指运动前所进行的身体练习,其作用是提高身体机能,提高神经系统的兴奋性,增强新陈代谢,从而提高运动水平。整理活动是指正式运动后所做的旨在加速机能恢复的较轻松的身体练习,是利用轻松的肌肉活动使机体氧吸收量仍保持在较高水平,以加速乳酸分解,促进体力恢复。

锻炼前的准备活动和运动结束时的整理活动是进行一般性体育项目所必需的。锻炼开始时做适当的准备活动,运动量逐渐增加,使心血管系统有足够时间提高其活动水平,同时消除肌肉、关节的僵硬状态,以减少外伤的发生。锻炼后的整理活动可使神经系统由紧张恢复到安静,以防止"运动性休克"的发生。通常可为学前儿童选择慢跑、散步、放松体操等活动达到这一目的。

6. 运动与休息适当交替原则

体育锻炼者在身体活动时增加了运动强度,其身体会产生疲劳。根据"超员恢复"的原理,人体机能的提高是通过"负荷—疲劳—恢复—提高"这样一个循环往复的过程而实现,因此,要想从锻炼中获得最大收益,在下次锻炼之前必须注意休息,以使体力得以恢复。学前儿童的神经系统和运动系统都易产生疲劳,故锻炼过程中必须安排适当的休息,避免因运动时间过长而导致身体机能不能及时恢复,防止因生理负荷过重而引起的运动创伤。

(二) 学前儿童体育锻炼的基本构成及注意事项

学前儿童体育锻炼的基本任务是增强儿童体质,发展基本动作技能。体育锻炼的形式以游戏为主。

学前儿童的体育活动是有目的、有计划、系统地调动儿童参加体育锻炼的积极性,提高其对环境的适应能力;培养他们坚强、勇敢的个性品质;学习基本动作和基本体操,发展学前儿童动作的协调性、灵活性。

1. 学前期体育活动的基本构成

(1) 开始部分,3~8分钟。一是迅速将儿童组织起来,明确任务和要求;二是做准备活动,使大脑皮质的兴奋性逐渐提高,为儿童进入运动状态做好准备。例如,可做一些上下肢的肢体动作或跳跃、慢跑等练习,以调动儿童身体运动的积极性。

(2) 基本部分,小班10~12分钟,中班16~18分钟,大班20~22分钟。这部分活动持续时间较长,要注意让儿童练习和休息交替进行,并注意安全,避免运动伤害。

(3) 结束部分,2~3分钟。此时应做一些放松运动,降低儿童大脑皮质的兴奋程度,使之尽快消除疲劳,将运动状态逐渐恢复到安静状态,最后做好结束动作。

2. 组织学前儿童体育活动应注意以下几点

(1) 体育活动的内容要因年龄而异。体操、户外自由活动、体育游戏等对学前儿童的身体锻炼都有好处。学前期的体育活动,应着重发展儿童大肌肉群的协调运动能力,多进行增强背肌、颈部肌肉、肩胛带和腹肌的运动以及提高儿童的心肺机能、增强身体的平衡性和反应的灵敏性方面的运动。出于儿童骨骼、肌肉和韧带较为柔软的考虑,在组织体育活动时,还应注意培养他们正确的姿势。

(2) 学前儿童的体育活动应有合适的运动量。运动量过小,达不到体育锻炼的目的,运动量过大,容易造成过度疲劳,影响学前儿童身心发展。体育活动的运动量取决于活动的强度、密度和时间。活动强度指的是在单位时间内完成的功,常用脉搏的变化来表示,一般认为学前儿童在运动时的平均脉搏为140次/分左右为适当。活动密度指的是儿童实际运动的时间和活动总时间的比值,一般来说,强度大的体育活动,活动密度不能过高,活动时间也不宜过长;相反,强度小的体育活动,可适当增加活动密度或活动时间。而在适宜的时间范围内,低强度、高密度、形式多样化的活动有利于达到锻炼目的。

学前儿童体育活动运动量是否恰当,还可以通过观察儿童在活动中和活动后的面色、出汗量、呼吸、动作、注意力、食欲以及情绪等情况来判断。如果学前儿童在活动中精神振奋、心情愉快、注意力集中,活动后睡眠良好、食欲增加,没有出现面色苍白、大量出汗、恶心呕吐等现象,一般认为运动量是适当的。

(3) 要注意预防运动创伤。第一,学前儿童体育活动所用设备和器具在材料性质、内部构造及大小比例等方面部应符合儿童的身心特点及卫生要求,不能有损坏,还要有必要的防护设备;第二,体育活动的环境条件要保持良好,如阳光充足,温度适宜,地面干燥防滑等;第三,引导学前儿童掌握必要的动作要领,在儿童运动时做好必需的保护;第四,在体育活动前要做好准备工作,防止肌肉拉伤和扭伤;第五,体育活动中,要避免在大运动量运动后立即停止活动,防止因脑部和脏器缺血、缺氧而引起的头晕、疲劳甚至休克等。

(4) 注意合理补充营养。学前儿童期营养不良,会影响其正常发育,机能减弱,抵抗力下降,因此必须为学前儿童提供合理、科学的营养和膳食,防止学前儿童营养不良或营养过度。在日常生活中,应吃较易消化的食物,供给的食物要多样化,养成不偏食、不挑食的习惯。

四、合理利用"三浴"增强学前儿童机体的抵抗力

利用自然因素进行空气浴、日光浴和水浴锻炼是学前儿童体育锻炼的有效形式。空气、日光和水这些自然资源取之不尽,利用这些因素进行锻炼,不需要特殊器材,又易被儿童接受,可增强儿童机体的抵抗力,磨炼意志,提高对自然环境的适应能力。

1. 空气浴

空气中的氧是维持人体新陈代谢与生命的必需物质。空气浴主要是利用气温和人体表面的温差进行反复刺激,从而增强身体的调节机能和适应性。空气浴既可使学前儿童呼吸到新鲜空气,又可增强其机体对外界环境的适应能力。当儿童的身体暴露在空气中时,体内外温差对身体构成刺激,皮肤血管收缩调节散热,增强其对寒冷的反应性。许多事实证明,衣着过多的儿童,呼吸系统疾病发病率反而高。

安排空气浴必须考虑气温、湿度和风速等条件。空气浴应从夏季开始进行,再逐步过渡到秋冬季锻炼。空气浴场地要求自然绿化,空气新鲜。夏季避免阳光直射,可结合冲淋或游戏进行;冬季可结合体操与舞蹈进行。要注意气温的变化,遇大雾、大风、严寒时空气浴应暂时停止。在锻炼过程中,观察学前儿童有无打喷嚏、寒战、脸色苍白等情况,及时调整。具体做法加下:

(1) 逐步暴露皮肤。开始时可穿衣到户外接触新鲜空气,然后逐步暴露皮肤,循序渐进地进行。当儿童裸身时,人体对气温变化更为敏感,而穿衣不易达到空气浴锻炼的目的。

(2) 在无风的正常气象条件下进行。对健康人来说,空气大致可分为温暖的(20～27 ℃)、凉爽的(14～20 ℃)和偏冷的(7～14 ℃),人体对空气的感觉不仅仅决定于空气的温度,还与湿度、气流有关。风吹时增加了身体的散热,与无风时锻炼的强度不同。学前儿童的适应力、抵抗力都较低,空气浴宜在无风的正常气象条件下进行。

(3) 从气温较高时开始锻炼。气温越低,时间越长,刺激越大。对于学前儿童来说,必须遵守循序渐进的锻炼原则。故而从气温较高的夏季开始,这样机体能较好地逐步适应热、温、冷空气。空气浴宜选择在绿化好、无日光直射、空气清新的场所进行。出生后2～3个月的婴儿就可开始空气浴,白天可在户外睡眠1～2小时(寒冷天气除外)。空气浴的气温,对于3岁以下的学前儿童来说应不低于15 ℃,对于3～6岁的儿童来说应不低于12 ℃。每次空气浴的持续时间依个体特点而定,从几分钟到1小时不等,冬季20～25分钟为宜。

(4) 注意年龄特点及个体差异。年龄较小、体质较差、营养不良者开始锻炼时要特别谨慎。

2. 日光浴

阳光中的紫外线能使皮肤中的7-脱氢胆固醇转变为维生素D,因而具有抗佝偻病的作用,日光中的红外线能使机体周围血管扩张、血流通畅,因而具有促进机体新陈代谢的作用。宜采用在散射光与反射光下进行日光浴,应避免日光照射过强,一般安排在上午10点钟进行,气温24～26 ℃为宜。日光浴场地要清洁平坦、空气新鲜干燥,避开大风。锻炼时,身体尽量裸露,胸背交替照射,可以躺卧,遮盖头部,注意保护眼睛。让胸部、腹部、后背、四肢均匀地接受日光浴,每面1～2分钟,每次日光浴时间以25～30分钟为宜。

由于日光锻炼对机体的作用比空气浴强,故进行时必须注意儿童的反应。在日光浴锻炼过程中发现出汗过多、精神萎靡、头部晕痛和心跳加快者,要暂停锻炼,立即移至荫凉处休息,补充少量糖盐水。一般在开始直接日光浴前,先进行7～10天的空气浴,也可结合游戏进行日光浴。日光锻炼时应注意饮水,空腹和饭后1小时内不宜进行。要注意日光浴后儿童睡眠、食欲、情绪等是否良好,反应不良者可出现精神萎靡、头晕头痛甚至血压改变。

3. 水浴

水浴是儿童喜爱的锻炼形式,水作用于体表,使血管收缩、舒张,反复进行,可促进机体的体温调节和呼吸循环机能。水浴可从温水逐步过渡到冷水,冷水盥洗提倡长期坚持,每天用冷水洗手脸、冲淋双脚,可加强血液循环,提高对冷刺激的抵抗力,预防感冒。在同样温度下,水对体温的调节影响比空气更大,因水导热性强,为同温度空气的28～30倍,它能从体表带走大量的体热。健康儿童在水温低于20 ℃时感觉到冷,水温20～32 ℃时感觉到凉,水温32～40 ℃时感觉到温,40 ℃以上时感觉到热。利用水进行锻炼,开始时宜从温水逐渐过渡到冷水。

具体做法:

(1) 冷水洗脸、洗手脚。适用于2岁以上儿童,开始水温35～34 ℃,两周内逐渐降到26~25 ℃,夏天可降到16 ℃。长期坚持冷水洗脸、洗手脚,能加强体内血液循环,特别是能提高鼻腔黏膜对冷刺激的抵抗力,预防感冒。

（2）擦浴。这是最温和的水锻炼,适合于体弱者及年龄较小的儿童。冷水擦身有按摩作用,选用的毛巾要松软、吸湿性强,擦浴不可用力过猛。开始前最好先有两周时间的干擦准备,即用柔软的厚毛巾分区轻轻摩擦全身,到发红为止,但要防止擦伤皮肤。6~12个月的婴儿擦浴的水温,开始时可为34~35 ℃,以后每隔几天降低温度,逐渐降低到25~26 ℃。擦时应将上肢、胸、脂、背、下肢等部位轮流擦到,每擦一次均用另一条干毛巾吸干,然后干擦至皮肤发红,总时间约为6分钟。

（3）淋浴。淋浴是较强烈的冷水锻炼,因其既利用了水的温度,又利用了水的冲力,刺激性强。水温在开始时为33 ℃左右,以后逐渐降至28~20 ℃。淋浴时可先用湿毛巾擦拭全身,再依次冲淋上肢、背部、下肢、胸、腹等部位(但不宜用冲击量较大的水流冲淋头部),边淋边擦,时间为20~40秒,淋后用干毛巾擦干,使皮肤发红。儿童如有寒战、躲闪、面色苍白等情况,应立即停止或适度调高水温。

（4）游泳。游泳是综合性的锻炼。它结合了水、空气和日光三种自然因素,2岁以上健康儿童可进行此项锻炼。可在气温25 ℃左右、水温不低于23 ℃、晴朗无风的天气进行,空腹及饭后1.5小时内不宜游泳。初次下水的时间不要超过5分钟,以后可逐渐延长至15分钟,儿童离开水后要立即擦干全身,穿好衣服,并做些跑步、跳跃动作。托幼机构组织学前儿童游泳时,教师必须加强照顾,特别注意安全,如有面色发青、寒战、腿部抽筋者要立即上岸进行调整和护理。一般在水质较好、水温较高的浅水区进行,禁止在受污染的水域游泳。

学前儿童游戏活动的组织

（一）营造游戏氛围

营造良好的游戏氛围,吸引幼儿主动参与是游戏活动顺利开展的前提。教师要通过游戏环境的创设烘托良好的游戏氛围。在游戏开始前,教师应根据活动的要求创设相适宜的游戏场景,使幼儿能够融入游戏之中。

（二）讲解游戏规则

使幼儿理解游戏的玩法和规则是继续进行科学游戏的基础。教师要示范讲解游戏的玩法和规则,使幼儿理解游戏规则。教师还可以选择幼儿进行游戏规则示范,在示范之后,幼儿有了参照的对象,有利于幼儿对规则的理解。

（三）组织游戏活动

游戏各环节的组织是科学游戏活动目标达成的重要保证。观察为先,科学分析。

从教育的视角来观察分析幼儿的活动行为,教师在观察时尽量采取自然的方式,以便让幼儿展现真正的游戏状态和水平,从而获取真实准确的信息。此外,找准时机,适时介入。教师在游戏中不适宜的介入会影响游戏价值的发挥,教师介入的频率过高,会影响幼儿在游戏中的创造性以及解决问题的能力。因此,教师应当在深入观察幼儿的基础上,选择恰当的介入时机,并选择合适的指导方法针对幼儿进行指导。最后,科学指导,支持探究。教师学会站在幼儿的角度来看待幼儿的游戏,明确教师在游戏活动中的角色,根据幼儿年龄特点进行指导。

教师切不可以自己的角度去度量幼儿游戏的正确与否;教师应明确自身在幼儿游戏中的角色,教师作为幼儿发展的脚手架,在幼儿发展中起着支持幼儿发展的作用。

项目一 组织体育活动时开展卫生保健工作

组织大班学前儿童开展体育活动"扔沙包",活动过程如下:

1. 开始部分

(1) 两两拉手排好队到户外活动场地,进行队列练习。

(2) 进行热身运动。

2. 基本部分,约 20 分钟

(1) 学习集体玩沙包。

(2) 请学前儿童分成 3~4 组,每组一个沙包,探索集体玩沙包的方法。

(3) 请学前儿童说说自己想到的玩法。

(4) 教师讲解集体玩沙包的玩法。

(5) 学前儿童分组用刚才学习的方法扔沙包,教师提醒学前儿童注意躲避,小心预防运动创伤,一旦被砸中了,就自觉下场。

3. 扔沙包比赛

学前儿童分组扔沙包,教师负责帮助学前儿童看时间,提醒学前儿童遵守游戏规则。

4. 放松活动

组织学前儿童坐下拍打腿部和上肢肌肉。

项目二 组织幼儿进行日光浴工作流程

1. 进行日光浴(或晒太阳)时间,选择在上午 9:00~12:00 时,或者下午 3:00~6:00 时,气温以 20~24 ℃最为适宜。

2. 在进行日光浴时,组织幼儿采取坐位或卧位。

3. 让幼儿先晒背部和下肢,再晒胸部和腹部。

4. 日光浴的时间刚开始 5～10 分钟,慢慢增加 3～5 分钟,以增至每天 20～30 分钟为适宜。

5. 锻炼时尽量让幼儿少穿衣物,但要避免头部直接被阳光曝晒。可以让幼儿戴白色布帽或草帽。

案例分析

以儿童生长发育中出现明显的重要变化为分界线,以儿童年龄发展特征为依据来划分儿童游戏的类型,这是一种被广泛接受的游戏分类方法,是以儿童发展阶段为参照系统的分类方法,随着儿童年龄的增长,他们使用游戏材料的方式不同,游戏的类型也不同。例如,在幼儿园,小、中、大班的游戏内容是有区别的。请分析一下,如何根据学前儿童的不同年龄特点设计游戏活动?

国考真题

1. 从儿童发展角度,简述学前儿童户外运动的价值。(2016 年上半年)

2. 问答题:体育活动中与活动后,教师分别可以从哪些方面判断幼儿的活动量是否合适?(2021 年上半年)

参考答案

参考文献

[1] 郦燕君. 学前儿童卫生保健[M]. 北京:高等教育出版社,2007:150-200.
[2] 韦小明,王丽莉. 学前儿童卫生学[M]. 南京:南京大学出版社,2013.
[3] 王练. 学前卫生学[M]. 北京:高等教育出版社,2011.
[4] 张徽. 幼儿卫生与保健[M]. 上海:华东师范大学出版社,2014.
[5] 张兰香. 学前儿童卫生保健[M]. 北京:高等教育出版社,2016:200-269.
[6] 周勤慧. 学前儿童卫生与保健[M]. 武汉:华中科技大学出版社,2016.
[7] 陆颖. 学前儿童卫生与保健[M]. 西安:陕西师范大学出版总社有限公司,2014.
[8] 李季湄. "3~6岁儿童学习与发展指南"实施问答[M]. 北京:北京师范大学出版社,2014.
[9] 史慧静. 学前儿童卫生与保育[M]. 上海:复旦大学出版社,2013.
[10] 黄爱民. 幼儿园带量食谱的制定[J]. 中国食物与营养,2006,12(1):56-58.
[11] 天津市教委. 幼儿园一日生活指南. 2013.
[12] 马洁,韩玛,姬静璐. 学前儿童卫生与保健[M]. 北京:北京师范大学出版社,2017.
[13] 华炜. 学前儿童心理健康教育[M]. 北京:中国人民大学出版社,2014.
[14] 刘金花. 儿童发展心理学(第三版)[M]. 上海:华东师范大学出版社,2013.
[15] 鲁道夫·谢弗. 儿童心理学[M]. 北京:电子工业出版社,2016.

附 录

附录一 儿童体重身高标准值

表1 中国7岁以下男童体重标准值(KG)

年龄	−3SD	−2SD	−1SD	中位数	1SD	2SD	3SD
出生	2.26	2.58	2.93	3.32	3.73	4.18	4.66
1个月	3.09	3.52	3.99	4.51	5.07	5.67	6.33
2个月	3.94	4.47	5.05	5.68	6.38	7.14	7.97
3个月	4.69	5.29	5.97	6.70	7.51	8.40	9.37
4个月	5.25	5.91	6.64	7.45	8.34	9.32	10.39
5个月	5.66	6.36	7.14	8.00	8.95	9.99	11.15
6个月	5.97	6.70	7.51	8.41	9.41	10.50	11.72
7个月	6.24	6.99	7.83	8.76	9.79	10.93	12.20
8个月	6.46	7.23	8.09	9.05	10.11	11.29	12.60
9个月	6.67	7.46	8.35	9.33	10.42	11.64	12.99
10个月	6.86	7.67	8.58	9.58	10.71	11.95	13.34
11个月	7.04	7.87	8.80	9.83	10.98	12.26	13.68
1岁	7.21	8.06	9.00	10.05	11.23	12.54	14.00
1岁3个月	7.68	8.57	9.57	10.68	11.93	13.32	14.88
1岁半	8.13	9.07	10.12	11.29	12.61	14.09	15.75
1岁9个月	8.61	9.59	10.69	11.93	13.33	14.90	16.66
2岁	9.06	10.09	11.24	12.54	14.01	15.67	17.54
2岁3个月	9.47	10.54	11.75	13.11	14.64	16.38	18.36
2岁半	9.86	10.97	12.22	13.64	15.24	17.06	19.13
2岁9个月	10.24	11.39	12.68	14.15	15.82	17.72	19.89
3岁	10.61	11.79	13.13	14.65	16.39	18.37	20.64
3岁3个月	10.97	12.19	13.57	15.15	16.95	19.02	21.39

(续表)

年龄	−3SD	−2SD	−1SD	中位数	1SD	2SD	3SD
3岁半	11.31	12.57	14.00	15.63	17.50	19.65	22.13
3岁9个月	11.66	12.96	14.44	16.13	18.07	20.32	22.91
4岁	12.01	13.35	14.88	16.64	18.67	21.01	23.73
4岁3个月	12.37	13.76	15.35	17.18	19.30	21.76	24.63
4岁半	12.74	14.18	15.84	17.75	19.98	22.57	25.61
4岁9个月	13.12	14.61	16.34	18.35	20.69	23.43	26.68
5岁	13.50	15.06	16.87	18.98	21.46	24.38	27.85
5岁3个月	13.86	15.48	17.38	19.60	22.21	25.32	29.04
5岁半	14.18	15.87	17.85	20.18	22.94	26.24	30.22
5岁9个月	14.48	16.24	18.31	20.75	23.66	27.17	31.43
6岁	14.74	16.56	18.71	21.26	24.32	28.03	32.57
6岁3个月	15.01	16.90	19.14	21.82	25.06	29.01	33.89
6岁半	15.30	17.27	19.62	22.45	5.89	30.13	35.41
6岁9个月	15.66	17.73	20.22	23.24	26.95	31.56	37.39

表2 中国7岁以下女童体重标准值(KG)

年龄	−3SD	−2SD	−1SD	中位数	1SD	2SD	3SD
出生	2.26	2.54	2.85	3.21	3.63	4.10	4.65
1个月	2.98	3.33	3.74	4.20	4.74	5.35	6.05
2个月	3.72	4.15	4.65	5.21	5.86	6.60	7.46
3个月	4.40	4.90	5.47	6.13	6.87	7.73	8.71
4个月	4.93	5.48	6.11	6.83	7.65	8.59	9.66
5个月	5.33	5.92	6.59	7.36	8.23	9.23	10.38
6个月	5.64	6.26	6.96	7.77	8.68	9.73	10.93
7个月	5.90	6.55	7.28	8.11	9.06	10.15	11.40
8个月	6.13	6.79	7.55	8.41	9.39	10.51	11.80
9个月	6.34	7.03	7.81	8.69	9.70	10.86	12.18
10个月	6.53	7.23	8.03	8.94	9.98	11.16	12.52
11个月	6.71	7.43	8.25	9.18	10.24	11.46	12.85
1岁	6.87	7.61	8.45	9.40	10.48	11.73	13.15
1岁3个月	7.34	8.12	9.01	10.02	11.18	12.50	14.02
1岁半	7.79	8.63	9.57	10.65	11.88	13.29	14.90

(续表)

年龄	−3SD	−2SD	−1SD	中位数	1SD	2SD	3SD
1岁9个月	8.26	9.15	10.15	11.30	12.61	14.12	15.85
2岁	8.70	9.64	10.70	11.92	13.31	14.92	16.77
2岁3个月	9.10	10.09	11.21	12.50	13.97	15.67	17.63
2岁半	9.48	10.52	11.70	13.05	14.60	16.39	18.47
2岁9个月	9.86	10.94	12.18	13.59	15.22	17.11	19.29
3岁	10.23	11.36	12.65	14.13	15.83	17.81	20.10
3岁3个月	10.60	11.77	13.11	14.65	16.43	18.50	20.90
3岁半	10.95	12.16	13.55	15.16	17.01	19.17	21.69
3岁9个月	11.29	12.55	14.00	15.67	17.60	19.86	22.49
4岁	11.62	12.93	14.44	16.17	18.19	20.54	23.30
4岁3个月	11.96	13.32	14.88	16.69	18.79	21.25	24.14
4岁半	12.30	13.71	15.33	17.22	19.42	22.00	25.04
4岁9个月	12.62	14.08	15.78	17.75	20.05	22.75	25.96
5岁	12.93	14.44	16.20	18.26	20.66	23.50	26.87
5岁3个月	13.23	14.80	16.64	18.78	21.30	24.27	27.84
5岁半	13.54	15.18	17.09	19.33	21.98	25.12	28.89
5岁9个月	13.84	15.54	17.53	19.88	22.65	25.96	29.95
6岁	14.11	15.87	17.94	20.37	23.27	26.74	30.94
6岁3个月	14.38	16.21	18.35	20.89	23.92	27.57	32.00
6岁半	14.66	16.55	18.78	21.44	24.61	28.46	33.14
6岁9个月	14.96	16.92	19.25	22.03	25.37	29.42	34.40

表3 7岁以下男童身高(长)标准值(cm)

年龄	月龄	−3SD	−2SD	−1SD	中位数	+1SD	+2SD	+3SD
出生	0	45.2	46.9	48.6	50.4	52.2	54	55.8
	1	48.7	50.7	52.7	54.8	56.9	59	61.2
	2	52.2	54.3	56.5	58.7	61	63.3	65.7
	3	55.3	57.5	59.7	62	64.3	66.6	69
	4	57.9	60.1	62.3	64.6	66.9	69.3	71.7
	5	59.9	62.1	64.4	66.7	69.1	71.5	73.9
	6	61.4	63.7	66	68.4	70.8	73.3	75.8

(续表)

年龄	月龄	－3SD	－2SD	－1SD	中位数	＋1SD	＋2SD	＋3SD
	7	62.7	65	67.4	69.8	72.3	74.8	77.4
	8	63.9	66.3	68.7	71.2	73.7	76.3	78.9
	9	65.2	67.6	70.1	72.6	75.2	77.8	80.5
	10	66.4	68.9	71.4	74	76.6	79.3	82.1
	11	67.5	70.1	72.7	75.3	78	80.8	83.6
1岁	12	68.6	71.2	73.8	76.5	79.3	82.1	85
	15	71.2	74	76.9	79.8	82.8	85.8	88.9
	18	73.6	76.6	79.6	82.7	85.8	89.1	92.4
	21	76	79.1	82.3	85.6	89	92.4	95.9
2岁	24	78.3	81.6	85.1	88.5	92.1	95.8	99.5
	27	80.5	83.9	87.5	91.1	94.8	98.6	102.5
	30	82.4	85.9	89.6	93.3	97.1	101	105
	33	84.4	88	91.6	95.4	99.3	103.2	107.2
3岁	36	86.3	90	93.7	97.5	101.4	105.3	109.4
	39	87.5	91.2	94.9	98.8	102.7	106.7	110.7
	42	89.3	93	96.7	100.6	104.5	108.6	112.7
	45	90.9	94.6	98.5	102.4	106.4	110.4	114.6
4岁	48	92.5	96.3	100.2	104.1	108.2	112.3	116.5
	51	94	97.9	101.9	105.9	110	114.2	118.5
	54	95.6	99.5	103.6	107.7	111.9	116.2	120.6
	57	97.1	101.1	105.3	109.5	113.8	118.2	122.6
5岁	60	98.7	102.8	107	111.3	115.7	120.1	124.7
	63	100.2	104.4	108.7	113	117.5	122	126.7
	66	101.6	105.9	110.2	114.7	119.2	123.8	128.6
	69	103	107.3	111.7	116.3	120.9	125.6	130.4
6岁	72	104.1	108.6	113.1	117.7	122.4	127.2	132.1
	75	105.3	109.8	114.4	119.2	124	128.8	133.8
	78	106.5	111.1	115.8	120.7	125.6	130.5	135.6
	81	107.9	112.6	117.4	122.3	127.3	132.4	137.6

表4 7岁以下女童身高(长)标准值(cm)

年龄	月龄	−3SD	−2SD	−1SD	中位数	+1SD	+2SD	+3SD
出生	0	44.7	46.4	48	49.7	51.4	53.2	55
	1	47.9	49.8	51.7	53.7	55.7	57.8	59.9
	2	51.1	53.2	55.3	57.4	59.6	61.8	64.1
	3	54.2	56.3	58.4	60.6	62.8	65.1	67.5
	4	56.7	58.8	61	63.1	65.4	67.7	70
	5	58.6	60.8	62.9	65.2	67.4	69.8	72.1
	6	60.1	62.3	64.5	66.8	69.1	71.5	74
	7	61.3	63.6	65.9	68.2	70.6	73.1	75.6
	8	62.5	64.8	67.2	69.6	72.1	74.7	77.3
	9	63.7	66.1	68.5	71	73.6	76.2	78.9
	10	64.9	67.3	69.8	72.4	75	77.7	80.5
	11	66.1	68.6	71.1	73.7	76.4	79.2	82
1岁	12	67.2	69.7	72.3	75	77.7	80.5	83.4
	15	70.2	72.9	75.6	78.5	81.4	84.3	87.4
	18	72.8	75.6	78.5	81.5	84.6	87.7	91
	21	75.1	78.1	81.2	84.4	87.7	91.1	94.5
2岁	24	77.3	80.5	83.8	87.2	90.7	94.3	98
	27	79.3	82.7	86.2	89.8	93.5	97.3	101.2
	30	81.4	84.8	88.4	92.1	95.9	99.8	103.8
	33	83.4	86.9	90.5	94.3	98.1	102	106.1
3岁	36	85.4	88.9	92.5	96.3	100.1	104.1	108.1
	39	86.6	90.1	93.8	97.5	101.4	105.4	109.4
	42	88.4	91.9	95.6	99.4	103.3	107.2	111.3
	45	90.1	93.7	97.4	101.2	105.1	109.1	113.3
4岁	48	91.7	95.4	99.2	103.1	107	111.1	115.3
	51	93.2	97	100.9	104.9	109	113.1	117.4
	54	94.8	98.7	102.7	106.7	110.9	115.2	119.5
	57	96.4	100.3	104.4	108.5	112.8	117.1	121.6
5岁	60	97.8	101.8	106	110.2	114.5	118.9	123.4
	63	99.3	103.4	107.6	111.9	116.2	120.7	125.3
	66	100.7	104.9	109.2	113.5	118	122.6	127.2
	69	102	106.3	110.7	115.2	119.7	124.4	129.1
6岁	72	103.2	107.6	112	116.6	121.2	126	130.8
	75	104.4	108.8	113.4	118	122.7	127.6	132.5
	78	105.5	110.1	114.7	119.4	124.3	129.2	134.2
	81	106.7	111.4	116.1	121	125.9	130.9	136.1

附录二 儿童每日膳食中蛋白质的推荐摄入量(g/d)

年龄(岁)	蛋白质	
	男	女
0~1	2~4 克/千克体重	2~4 克/千克体重
1~2	35	35
2~3	40	40
3~4	45	45
4~5	50	45
5~6	55	50
6~7	55	50
7~8	60~65	60

中国营养学会妇幼分会《中国孕期、哺乳期妇女和 0~6 岁儿童膳食指南》

附录三 儿童膳食能量推荐摄入量(RNIs)

年龄(岁)	RNI			
	MJ/d		Kcal/d	
	男	女	男	女
0~	0.4 MJ/(kg*d)		95 kcal/(kg*d)	
0.5~	0.4 MJ/(kg*d)		95 kcal/(kg*d)	
1~	4.60	4.40	1100	1050
2~	5.02	4.81	1200	1150
3~	5.64	5.43	1350	1300
4~	6.06	5.85	1450	1400
5~	6.70	6.27	1600	1500
6~	7.10	6.70	1700	1600

注:* 为 AI,非母乳喂养应增加 20%,1 kacl=4.184 kJ。
d 表示按日计算,换算式为:1 kcal=4.184 kJ
中国营养学会《中国居民膳食营养素参考摄入量(DRIs)》